Health Book
健康大讲堂系列

GOLDEN DIET
FOR FUTURE MOTHER

准妈妈黄金饮食法则

李 宁 主编
北京协和医院营养保健专家

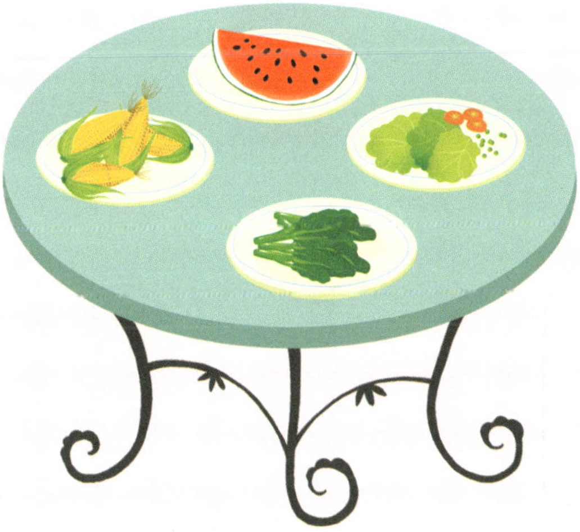

重庆出版集团 重庆出版社

图书在版编目（CIP）数据

准妈妈黄金饮食法则／李宁 主编．－重庆：重庆出版社，2009.3

（健康大讲堂系列）

ISBN 978-7-229-00499-6

Ⅰ．准… Ⅱ．李… Ⅲ．①孕妇－营养卫生－基本知识 ②孕妇－妇幼保健－食谱 Ⅳ．R153.1 TS972.164

中国版本图书馆 CIP 数据核字（2009）第 030240 号

Health 健康大讲堂 | 05

准妈妈黄金饮食法则

出 版 人：罗小卫　　**策　　划**：华章同人

责任编辑：陈建军　　**特约编辑**：冷寒风　赵卫平　苏俊祎

装帧设计：韩少杰　夏　鹏　　**制　　作**：（www.rzbook.com）

重庆出版集团 重庆出版社 出版

（重庆长江二路205号）

廊坊市兰新雅彩印有限公司 印刷

重庆出版集团图书发行公司 发行

邮购电话：010-85869375/76/77转810

E-MAIL：sales@alphabooks.com

全国新华书店经销

开本：787mm×1092mm　1/16　印张：14　字数：198千字

版印次：2009年5月第1版　2009年5月第1次印刷

定价：29.80元

如有印装质量问题，请致电023-68706683

FOREWORD

序 饮食调养，撑起孕期保护伞

从女人多了“妈妈”头衔的那一刻起，她的生活就进入了另一个全新的世界。当得知自己怀孕的时候，除了欣喜之外，准妈妈们最大的心愿就是平安健康地度过充满期待的10个月。那么准妈妈们如何顺利度过这段日子呢？怎样才能生一个聪明健康的宝宝呢？

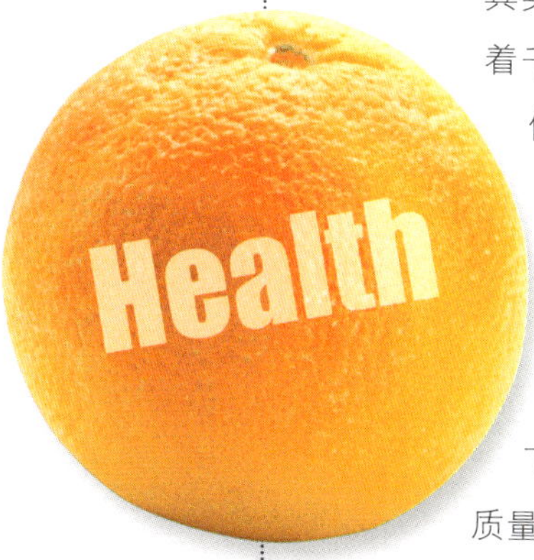

其实，关于健康妊娠的疑惑，都与“准妈妈”们的营养水平有着千丝万缕的联系。过去，我们常说，要想孩子更聪明，必须做早期教育，不能让孩子输在起跑线上，那么这个起跑线究竟在哪里呢？

准妈妈在怀孕前做好生理、心理、营养各方面的准备，是宝宝健康成长、顺利出生的关键，这样看来这个起跑线应该是在孕前。举例来说：女性在营养不足的情况下，其卵细胞的质量会受到影响，怀孕时就会影响到胎儿的质量。孕前及怀孕早期如果母体内叶酸的水平过低，可能会影响胎儿的神经系统发育，导致脊柱裂儿或无脑儿的出生率增加；如果严重贫血还会妨碍胎儿大脑的发育。

既使保证了孕前营养，在怀孕期间如果营养不足也会使准妈妈的身体健康受到损害，而且可能会发生比较严重的妊娠反应及骨质过度流失等情况。所以，我们还要重视女性怀孕期间的营养准备工作，让她们在摄入合理均衡的营养、强化补充重要的营养素的同时，避免食物中污染物及有害物的摄入，保证妈妈、宝宝都能健康顺利地度过40周。

本书除了在为准妈妈营养保驾护航的同时，还在多方面给予准妈妈以保健指导，让准妈妈的孕期过得更加平安、健康。

在这里，我们衷心地希望本书能为您的孕程提供帮助，并祝您如愿以偿地得到一个健康、活泼、聪明、漂亮的小宝宝。

北京协和医院营养保健专家

Contents 目录

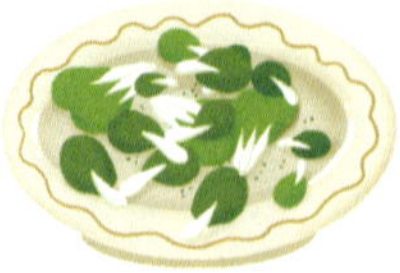

■孕中期营养食谱

■孕晚期营养食谱

Part 3 出现孕期不适 饮食调理有高招

■妊娠呕吐

Part 4 产后营养好 妈妈宝宝都健康

产后调养须知

产后哺乳常识

不同体质产妇的恢复与调养

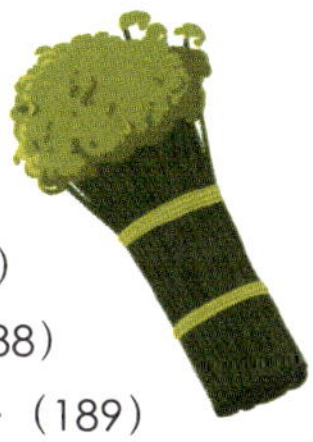

产后调养食谱

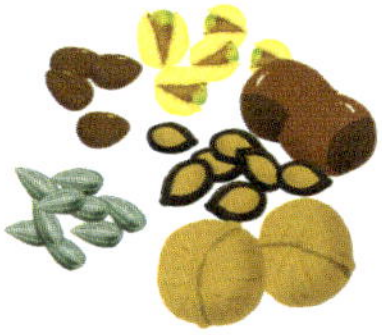

恢复身材食谱

Part

1 孕前饮食决定健康妊娠

Message

◆孕前饮食原则
◆补充叶酸
◆最佳受孕时期
◆准爸爸孕前准备

想要孕育一个健康、聪明的宝宝，准妈妈就要在孕前这个起跑线上做好各项准备工作。因此，要制订一个合理的孕前饮食计划，迎接即将到来的完美孕产40周。

孕前女性的营养与保健

●孕前饮食何时开始

准备怀孕的夫妻要提前3个月到1年对饮食进行健康调整。对男性和女性来说，饮食与生育能力密切相关。只要坚持均衡饮食，不仅能提高孕育宝宝的概率，而且还能提高孕育健康宝宝的概率。孕前的营养供给方案应参照平衡膳食的原则，结合受孕的生理特点进行饮食安排。

●什么是良好的孕前饮食

所谓良好的孕前饮食是指不吃刺激性食物；不挑食和偏食，食物种类要多、要杂、要粗、要原味、要多变化；荤、素搭配适当；奇怪或少见的及加工过度的食物最好不吃；要合理分配三餐，不可暴饮暴食。

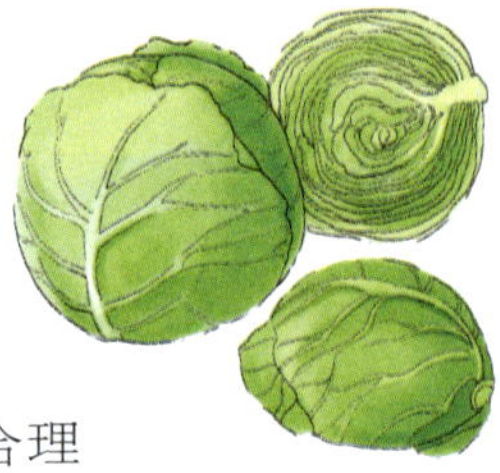

●孕前饮食原则

◆【保证热能的充足供给】适当吃一些热量高的食物，以维持合理及稳定的体重。

◆【保证优质蛋白质的充足供给】男女双方应每天在饮食中摄取优质蛋白质50～70克，保证受精卵的正常发育。

◆【保证脂肪的供给】脂肪是机体热能的主要来源，其所含的必需脂肪酸是构成机体细胞组织不可缺少的物质。增加优质脂肪的摄入对怀孕有益。

◆【补充足够的无机盐和微量元素】钙、铁、锌、铜等起到构成骨骼、制造血液、提高智力、维持体内代谢平衡的作用。

◆【供给适量的维生素】维生素有助于精子、卵子及受精卵的发育与成长。

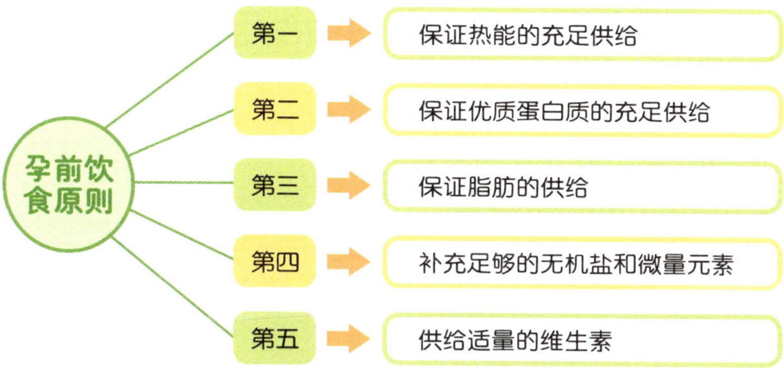

●补充叶酸，越早越好

很多妇女在得知怀孕后才开始补充叶酸，而那个时候通常已是受精后的一两个月了。其实叶酸对于早期胎儿脑部和脊髓的发育是十分重要的，可以预防脑部和脊髓缺陷的发生。因此专家建议妇女在计划怀孕期间就要开始补充叶酸。

目前市场上唯一得到国家卫生部门批准的、预防胎儿神经管畸形的叶酸增补剂是“斯利安”片，每片400微克。此外，孕妇如果在怀孕前长期服用避孕药、抗惊厥药等，可能会干扰叶酸等维生素的代谢，因此，计划怀孕的女性最好在孕前6个月停止用药，并补充叶酸等维生素。

对于曾经生下过神经管缺陷婴儿的妇女，再次怀孕时最好到医院检查，并遵医嘱增加每日的叶酸服用量，直至孕后12周。

孕前避免食物污染

食物从其原料生产、加工、包装、运输、储存、销售直至食用前的整个过程中，都有可能不同程度地受到农药、金属、霉菌毒素等有害物质的污染，女性食用这种食物，就会对自身及后代的健康产生严重危害。因此，孕前女性在日常生活中尤其应当重视饮食卫生，防止食物污染。应尽量选用新鲜天然食品，避免食用含食品添加剂、色素、防腐剂物质的食品。食用蔬菜要充分清洗干净，水果应去皮后再食用，以避免农药污染。女性日常应尽量饮用白开水，避免饮用各种咖啡、果汁等饮品。在家庭炊具中应使用铁锅或不锈钢炊具，避免使用铝制品及彩色搪瓷制品，以防止铝元素、铅元素对人体细胞的伤害。

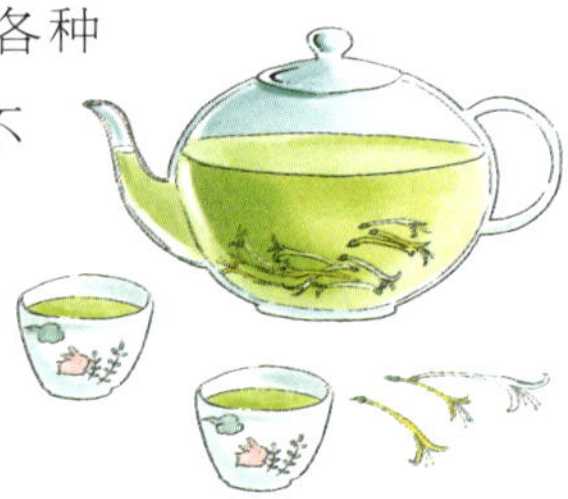

受孕的最佳年龄和季节

最佳受孕年龄（24～27岁）

从生理上看，女性生殖器官一般在20岁以后才逐渐发育成熟，骨骼的发育成熟则要到24岁左右。所以，女性在24～27岁生育比较合理，最好不超过30岁，特别不要超过35岁。因为妇女年龄过大，卵细胞发生畸变的可能性增加，受孕后胎儿畸形率也会上升，不利于优生。

女性育龄分析

不宜受孕年龄	最佳受孕年龄	高危受孕年龄
24岁以前	24～30岁	35岁以上

最佳受孕季节（春末或秋初）

◆【春末（3～4月份）】正是春暖花开的季节，此时气候温和、适宜，风疹病毒感染和呼吸道传染病较少流行。孕妇的饮食起居易于调适，使胎儿在最初阶段有一个安定的发育环境，对于预防畸胎最为有利。此外，春季日照充足，能为孕妇提供良好日照条件，促进孕妇对钙、磷的吸收，有利于胎儿骨骼的生长和发育。太阳光照射到皮肤上，能促进人体血液循环，还能消毒杀菌，对孕妇的身体健康也大有益处。

◆【秋初（9～10月份）】受孕较为合适。由于此时正值秋高气爽，气候温暖舒适，孕妇的睡眠、食欲不受影响，又是水果的黄金季节，对孕妇的营养补充和胎儿的大脑发育十分有利。而且孕妇的预产期正是春末夏初，气候温和，有利于产妇身体康复和促进乳汁的分泌。

怀孕的征兆

当精子和卵子结合成受精卵后，准妈妈体内将发生一系列的细微变化。随着这些变化，会出现许多症状和迹象，根据这些迹象就可以判断是否受孕。

最早表现出来的迹象

身体变化	主要表现
闭经	月经停止来潮，是怀孕的最重要迹象。如果准妈妈月经周期一直很有规律，没有采取可靠的避孕措施，不存在生活环境的骤变、情绪剧烈的波动和过度劳累等情况，若月经过时不来，尤其是过期10天以上，怀孕的可能性极大
乳房变化	此时准妈妈会觉得乳房胀痛、逐渐增大，乳头感到刺痛，乳晕变大、色泽加深，有时在乳房皮下还可见静脉扩张
尿频	平时排尿很正常的女性，由于怀孕后子宫增大，压迫膀胱，而频频产生要小便的感觉。
恶心呕吐	一般在停经40天左右，大部分孕妇都会出现恶心呕吐，尤其早晨空腹时更为明显。多数人会有食欲不振、消化不良等症状，有些孕妇还会突然特别厌恶某种气味，觉得不可忍受，有些则表现出对某种食物的特别偏爱，如喜欢酸辣食物等。
倦怠嗜睡	怀孕时，准妈妈虽然身体健康，却总感到疲惫、乏力，整天昏昏欲睡，提不起精神。
基础体温升高	础体温是指清晨醒来，在身体还没有活动的情况下，立即用口表测出来的体温。基础体温上升后，月经到期未来，基础体温便可持续不降，因此，如基础体温升高长达16天之久，则受孕的可能性较大。

孕前准爸爸须知

准爸爸的营养准备

蛋白质

对准爸爸来说，蛋白质是细胞的重要组成部分，也是生成精子的重要原材料，合理补充富含优质蛋白质的食物，有益于协调男性内分泌功能以及提高精子的数量和质量，但不能超量摄入。蛋白质物质摄入过量容易破坏体内营养的摄入均衡，造成维生素等多种物质的摄入不足，并造成酸性体质，对受孕十分不利。

脂肪

对准爸爸来说，性激素主要是由脂肪中的胆固醇转化而来，脂肪中还含有精子生成所需的必需脂肪酸，如果缺乏，不仅影响精子的生成，而且还可能引起性欲下降。肉类、鱼类、禽蛋中含有较多的胆固醇，适量摄入有利于性激素的合成，有益男性生殖健康。

矿物质、微量元素

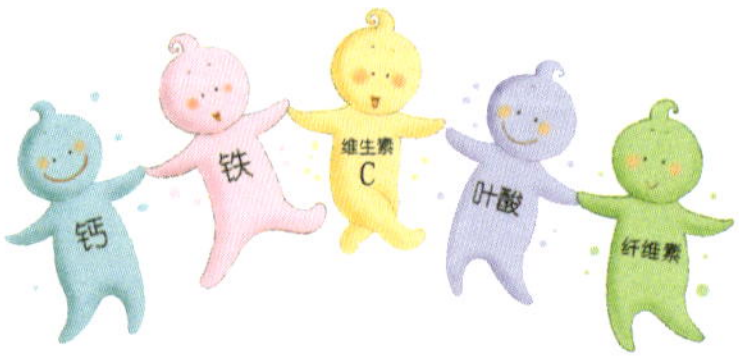

矿物质和微量元素对男性生育力具有同样重要的影响。最常见的就是锌、硒等元素，它们参与了男性睾丸酮的合成和运载的活动，同时帮助提高精子活动的能力以及受精等生殖、生理活动。准爸爸体内锌缺乏，会引起精子数量减少，畸形精子数量增加以及性功能和生殖功能减退，甚至不育；缺硒会减少精子活动所需的能量来源，使精子的活动力下降。建议准爸爸适当吃些含锌、硒较高的食物，如：贝壳类海产品、动物内脏、谷类胚芽、芝麻、海带、墨鱼、虾、紫菜等。

维生素

一些含有高维生素的食物，对精子的生成、提高精子的活性具有良好效果。缺乏这些维生素，常可造成精子生成的障碍。男性如果长期缺乏蔬果当中的各类维生素，就可能妨碍性腺正常的发育和精子的生成，从而使精子减少或影响精子的正常活动能力，甚至导致不育。

准爸爸应忌哪些饮食

过咸的饮食

适度的咸味养肾，但过度食用咸味饮食就易伤肾。因此，饮食上宜清淡，适当食用植物油、鱼类、花生、蔬菜、芝麻等，可以补肾益精，避免性功能衰退。

肥腻的饮食

肥腻的食物容易损伤脾胃，一旦脾胃失常，就会导致男性精气不足，性欲减退。豆制品、海鱼等有利于精子的形成和增强精子活力，可适量食用。

寒凉的饮食

寒凉的食物会导致肾阳不足，命门大衰，性功能衰退。菱角、猪脑、粗棉子油均不宜食用。

戒掉坏习惯——健康受孕第一步

准爸爸应在准备怀孕前一年到半年就要减少人工甜味佐料、咖啡因、酒精的摄入量，因为喝酒、食用大量含有人工添加剂的食物都会影响受孕。

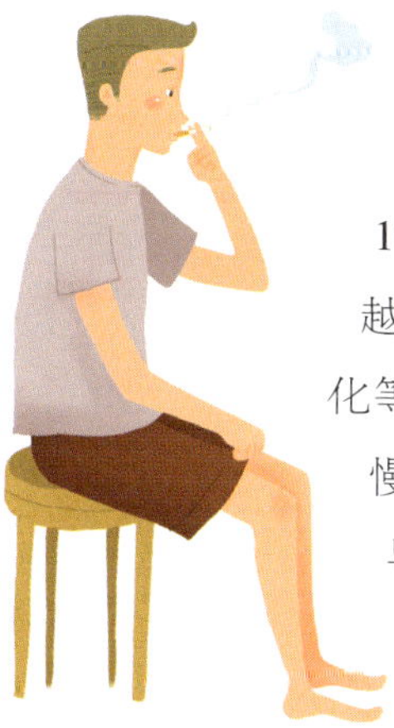

对准爸爸来说，吸烟者中正常精子数减少10%，且精子畸变率增加，吸烟时间越长，畸形精子越多，精子活力越低。同时，吸烟还会引起动脉硬化等疾病，导致阴茎血液循环不良，阴茎勃起速度减慢。而过量或长期饮酒，会加速体内睾酮的分解，导致男性血液中睾酮水平降低，出现性功能减退、精子畸形和阳痿等。因此，为了下一代的健康出生，应尽量做到戒烟禁酒。

Part 2

十月怀胎怎么补 营养同步要讲究

Message

◆孕早期营养需求及保健
◆孕中期营养需求及保健
◆孕晚期营养需求及保健
◆传统中医安胎有术
◆孕期营养宜忌
◆临产前饮食原则

孕产全程准妈妈饮食是否合理直接影响到宝宝在妊娠不同阶段的生长与发育。只有科学合理、丰富多样的膳食才能为宝宝的未来发育建立良好的基础，同时也使准妈妈自身受益。

孕早期（1～3个月）营养需求及保健

孕早期母体变化及胎儿发育

第一个月

◆【孕妈妈变化】每月如期而至的月经不再出现，其他症状暂时还不明显。

◆【胎宝宝成长】胚胎的身体开始增长，折成圆筒状，头尾弯向腹侧，外形像海马，血液循环建立，胎盘雏形形成，此时胚胎身长0.4厘米，重量增加至0.5～1克。

第二个月

◆【孕妈妈变化】头晕、乏力、嗜睡、流涎、恶心、呕吐、喜食酸性食物、厌油腻等早孕反应表现明显。多数孕妇会有尿频、乳房增大、乳房胀痛、腰腹部酸胀等症状，有人还会感觉到身体发热。这时孕妇子宫增大，大小如鹅蛋。

◆【胎宝宝成长】胎宝宝的生长发育已由分化前期进入分化期，脑、脊髓、眼、听觉器官、心脏、胃肠、肝脏初具规模，胚体身长已长到3厘米，重量增加到4克，已经能够分辨出头、身体和手足。

■第三个月

◆【孕妈妈变化】下腹部还未明显隆起，但子宫已增长到如握拳大小。增大的子宫开始压迫膀胱和直肠，由此出现排尿间隔缩短、排尿次数增加、总有排不净尿的感觉，还容易出现毫无原因的便秘或腹泻。乳房除了胀痛外，开始进一步长大，乳晕和乳头色素沉着更明显，颜色变黑。有的孕妈妈的耳朵、额头或嘴周围会长出斑点。

◆【胎宝宝成长】胎宝宝身长增长到10厘米，重量增加到40克，整个身体中头显得格外大，面颊、下颌、眼睑及耳郭已发育成形，眼睛及手指、脚趾清晰可辨。胎宝宝的心脏、肝脏、胃肠、肾脏、输尿管更加发达，胎宝宝自身形成了血液循环，但骨骼和关节尚在发育中。外生殖器分化完毕，可辨认出胎宝宝的性别。脊髓等中枢神经已非常发达。

●确认怀孕后如何跟进营养

孕早期的膳食营养强调营养全面、合理搭配，避免营养不良或过剩。合理摄取营养的重要方法就是平衡膳食，既使摄入的能量适宜，又使营养素之间的比例恰当，同时供给含有各种维生素、微量元素及无机盐的食品。

妊娠初期，准妈妈易发生食欲不振、轻度恶心和呕吐，此时孕妇应**注意吃些容易消化、清淡少油腻的食物和符合口味的食物，避免食用过分油腻和刺激性强的食物。**可将每日饮食调整为少量多餐，每天加两三次辅食；为了补充足够的钙质，应多进食牛奶及奶制品；多吃粗粮、甘薯等含糖较多的食物，以提高血糖、降低酮体；鱼类营养丰富，滋味鲜美，易于消化，特别适合妊娠早期食用，因此可多吃鱼。孕妇在每天清晨早孕反应严重时，尽量吃一些烤面包、馒头片、稀饭、豆浆等易消化食物。多饮水，保持心情舒畅，克服恶心、呕吐等妊娠反应，坚持进食，以保证孕早期的营养需要。

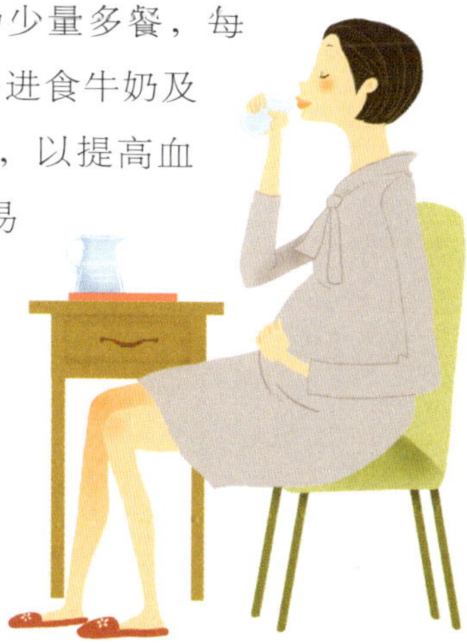

吃得多不如吃得好

妊娠早期，胎儿各器官、内脏正处于分化形成阶段，胎儿生长速度缓慢，需要的热能和营养物质增加不显著，不需要特殊的补给。但这期间准妈妈往往容易发生轻度的恶心、呕吐、食欲不振、厌油、烧心、疲倦等早孕反应，这些反应会影响孕妇正常进食，进而妨碍营养物质的消化、吸收，导致妊娠中、后期胎儿营养不良。

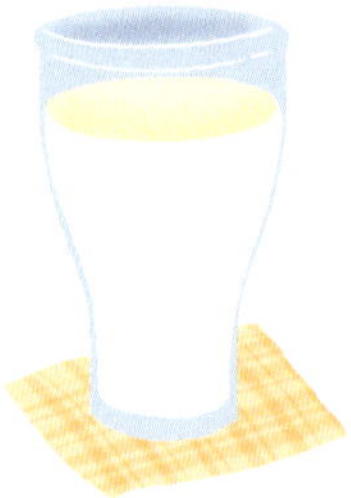

因此，这个阶段的膳食要重质量，以高蛋白、富营养、少油腻、易消化吸收为其原则。一日可少食多餐，以瘦肉、鱼类、蛋类、豆浆、面条、牛奶、新鲜蔬菜和水果为佳。可选择孕妇平常喜好的食物，但不宜食用油炸、辛辣等不易消化和刺激性食物，以防消化不良或便秘而造成先兆流产。

优质蛋白适当补

妊娠早期蛋白质摄入量应不低于未孕妇女的摄入量，优质蛋白应不低于蛋白质总摄入量的50%，方可满足孕妇的需要。优质蛋白质主要来源于动物性蛋白质如蛋、肉、鱼、奶类及植物蛋白质大豆。其他蛋白质不是优质蛋白，在人体内的吸收利用率不如动物蛋白质高。因此，在补充蛋白质时，要将多种食物进行搭配，有效地补充蛋白质。

蛋白质与其他许多营养素一样，有一个最佳的补充量，孕期高蛋白饮食，可影响孕妇的食欲，增加胃肠道的负担，并影响其他营养物质摄入，使饮食营养失去平衡。因此，对于蛋白质的摄入应持适量、适度的原则，切不可盲目多补、滥补。

摄入“完整食品”，确保无机盐和维生素

无机盐在人体内所占的比重虽小，却是必不可少的，对孕妇和胎儿来说，如果缺乏无机盐时会产生一系列疾病，甚至引起更严重的后果。

要确保摄入足够的无机盐和维生素，最好的方法就是生活中注意不偏食，孕妇尽可能以“完整食品”（指未经细加工过的食品，或经部分精

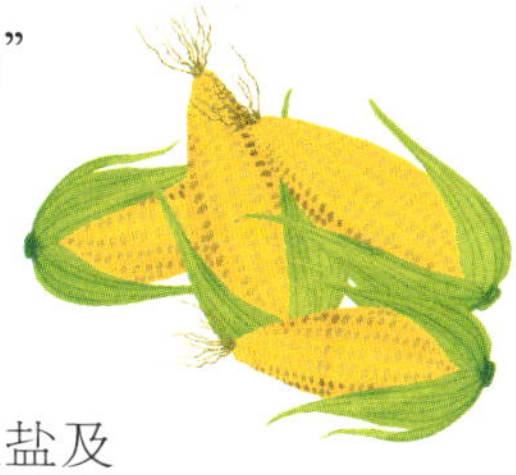

制的食品）作为热能的主要来源，因为“完整食品”中含有人体所必需的各种微量元素如铬、锰、锌及维生素B_1、维生素B_6、维生素E等。适量食用粗粮，包括玉米、紫米、高粱、燕麦、荞麦、麦麸以及黄豆、青豆、赤豆、绿豆、红薯，可以补充无机盐及维生素。

由于加工简单，粗粮中保存了许多细粮中没有的营养。比如，糖类含量比细粮要低，含膳食纤维较多，并且富含B族维生素，这些营养成分在精制加工过程中常常被损失掉，如果孕妇偏食精米、精面，则易患营养缺乏症。因此孕妇的膳食宜粗细搭配、荤素搭配，不要吃得过精，以免造成某些营养元素吸收不够。

●准妈妈吃什么来调胃

怀孕早期，由于胎盘分泌的某些物质有抑制胃酸分泌的作用，能使胃酸显著减少，消化酶活性降低，从而使准妈妈产生恶心欲呕、食欲下降、肢软乏力等症状，而酸味能刺激胃分泌胃液，有利于食物的消化与吸收，所以多数孕妇都爱吃酸味食物来调胃。

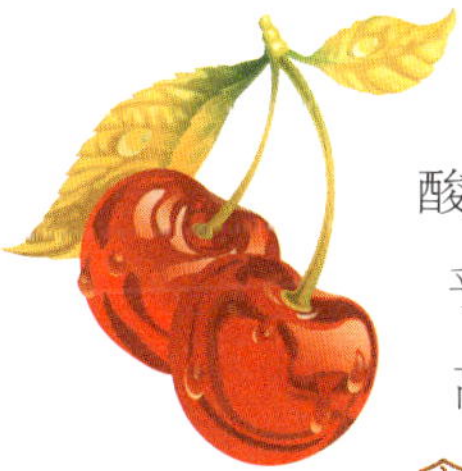

然而，准妈妈食酸应讲究科学，不可食用人工腌渍的酸菜、醋制品。因为这些食物虽然有一定的酸味，但维生素、蛋白质、矿物质、糖分等多种营养几乎丧失殆尽，而且腌菜中的致癌物质亚硝酸盐含量较高，过多食用对母体、胎儿健康无益。所以，**喜吃酸食的孕妇，最好选择既有酸味又营养丰富的番茄、樱桃、杨梅、石榴、橘子、酸枣、葡萄、青苹果等新鲜水果，这样既能改善胃肠道不适症状，也可增进食欲，加强营养，有利于胎儿的生长。**

另外，对于酸酸的山楂，虽然其富含维生素C，但是无论是鲜果还是干片，准妈妈都不能多吃，因为山楂或山楂片有刺激子宫收缩的成分，有可能引发流产和早产，尤其是妊娠3个月以内的早孕妇女及既往有流产、早产史的准妈妈更不可贪食山楂。

孕早期要保持水电解质平衡

孕早期时，孕妇容易发生妊娠反应，由于早期胎儿不需太多额外营养，所以大多数情况下不会影响胎儿的发育，但有些妊娠反应特别剧烈的准妈妈由于频繁呕吐，不仅将胃内食物吐出，而且还将胆汁等内容物也吐出，从而导致体内水、钠、钾等营养素丢失。如未能及时纠正，就会出现水电解质平衡失调，使母体的健康受到严重损害，胎儿的健康也难以得到保障。这种情况下应尽快就诊，必要时在医生的帮助下采取肠内营养和肠外营养综合治疗，防止出现水电解质紊乱和酮症酸中毒。

小心妊娠反应造成营养不良

准妈妈怀孕3个月前后，是胎宝宝智力发展的关键时期，而且心、脑、口、牙、耳、腭等器官的分化，均在3个月内形成，因此，妊娠3个月是胎儿的营养关键期。然而，有半数以上的准妈妈在妊娠6～12周时，会出现程度不等的妊娠反应，如食欲不振、挑食、恶心、呕吐等。在妊娠反应的影响下，一些孕妇常出现机体营养失衡，面黄肌瘦，体重急剧下降等营养不良症状，以至影响到胎儿的营养状况。

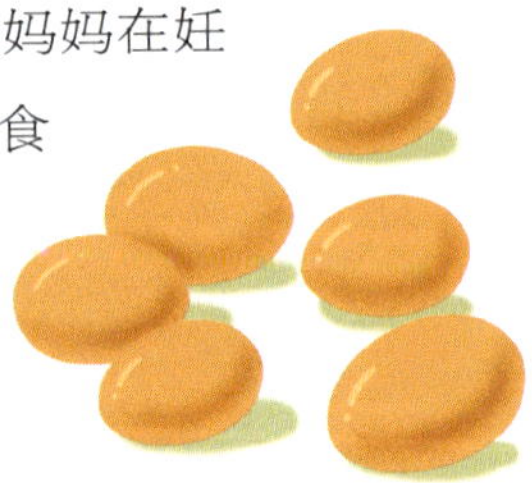

妊娠反应是正常的妊娠生理现象，一般孕妇往往不需治疗而自愈。但从优生角度说，妊娠反应会对优生存在潜在危害。因此，要尽量减免妊娠反应对优生造成的不良影响。

具体来说，准妈妈要放松心情，不要过多考虑妊娠反应问题。白天多做户外活动，分散自己的注意力，有助于减轻妊娠反应的严重程度；日常饮食可采用少吃多餐的办法，吃了吐、吐了还要吃。注意多吃一些对胎儿发育特别是大脑发育有益的食物，如蛋、鱼、肉、牛奶、动物肝脏、豆制品、核桃、开心果、海带、牡蛎以及蔬菜水果等，以确保胎儿对蛋白质、维生素、无机盐等各种营养素的充分摄入；如妊娠反应严重可考虑就医。

认清六种“流产”食物

序号	食物	说明	图
NO.1	螃蟹	味道鲜美，但其性寒凉，有活血祛淤之功，故对孕妇不利，尤其是蟹爪，有明显的堕胎作用。	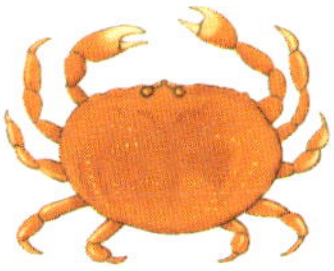
NO.2	甲鱼	虽然具有滋阴益肾的功效，但是甲鱼性味咸寒，有较强的通血络、散淤块作用，因而有一定堕胎之弊，尤其是鳖甲的堕胎之力比鳖肉还强。	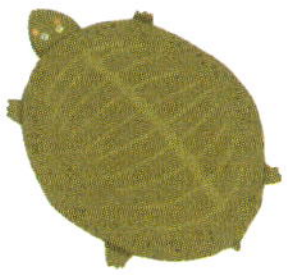
NO.3	薏米	是一种药食同源之物，薏仁对子宫平滑肌有兴奋作用，可促使子宫收缩，因而有诱发流产的可能。	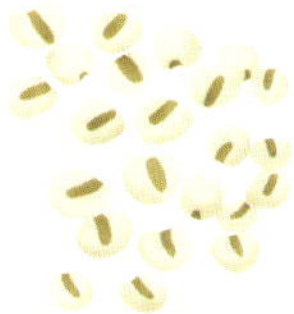
NO.4	马齿苋	既是草药又可作菜食用，马齿苋汁对于子宫有明显的兴奋作用，能使子宫收缩次数增多、强度增大，易造成流产。	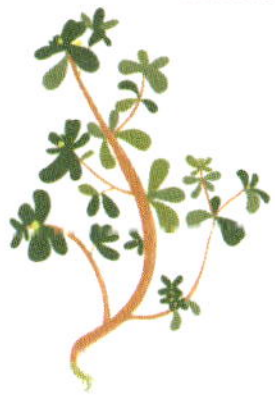
NO.5	芦荟	怀孕中的妇女若饮用芦荟汁，会导致骨盆出血，甚至造成流产。	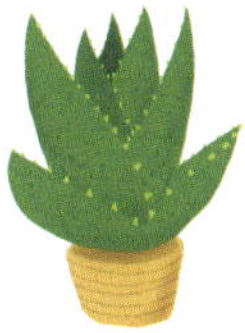
NO.6	山楂	孕妇应少吃山楂，因其具有活血化淤、促进子宫收缩的作用，吃太多会增加流产的概率。	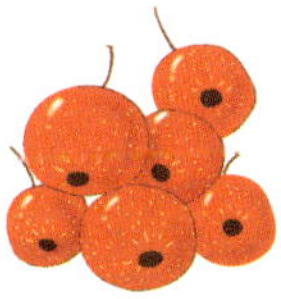

孕早期保胎须知

除有流产、早产、多胎怀孕等怀孕并发症的孕妇之外，医师通常会劝告孕妇每天从事固定量的运动，以维护健康及体力。一般的体操、游泳与温和的球类运动都是在容许范围内的，野外踏青、郊游也不会有问题。太过激烈或危险的运动，如踢足球、打篮球、攀岩、百米短跑等则要避免。

怀孕并不是生病，因此一般性的工作可以照常，但是有下列情形时，工作最好停止或转换其他工作：**有流产、早产现象，或前置胎盘造成阴道出血时，必须停止工作；有妊娠毒血症、怀双胞胎或胎儿体重过轻时，最好多休息；工作场所含有毒物时，最好调换工作场所，远离放射线剂量高的工作场所，如核能电厂、放射线检验室或治疗室；**美容师、教师或护理人员因工作的性质常需久站，容易发生静脉曲张，应尽量减少站立的时间。

此外，孕妇要注意护肤品的使用，如尽量少用香熏美容护肤，尤其是怀孕3个月内的孕妇最好不用，因为香精油可能造成胎儿流产。孕妇可以化淡妆，但绝不能浓妆艳抹，因为化妆品中可能含有对人体不利的成分，进而对胎儿造成危害。

怎样定期进行产前检查

准妈妈从怀孕开始，直到生产为止，会经历各种大大小小的检查项目。准妈妈只有按时做产检，日后才能将胎儿顺利产出。不可因人为疏忽或刻意不来，而影响自身及胎儿的安危。

准妈妈产检时间表（一）

第1次产检	第2次产检	第3次产检	第4次产检	第5次产检
12周	13～16周	17～20周	21～24周	25～28周

第1次产检——12周

准妈妈在孕期第12周时正式开始进行第1次产检。一般医院会给妈妈们办理“孕妇健康手册”。日后医师为每位准妈妈做各项产检时，也会依据手册内记载的检查项目分别进行并做记录。检查项目主要包括：

◆【测量体重和血压】医师通常会问准妈妈未怀孕前的体重数，以作为日后准妈妈孕期体重增加的参考依据。整个孕期中理想的体重增加值为10～12.5千克。

◆【听宝宝心跳】医师运用多普勒胎心仪来听宝宝的心跳。

◆【验尿】主要是验准妈妈的尿糖及尿蛋白两项数值，以判断准妈妈本身是否可能血糖有问题、肾功能健全与否、是否有发生子痫的危险等。

◆【身体各部位检查】医师会针对准妈妈的甲状腺、乳房、骨盆腔来做检查。

◆【抽血】主要是验准妈妈的血型、血红蛋白、肝功能、肾功能及梅毒、乙肝、艾滋病等，好为未来做防范。

◆【检查子宫大小】对检测以后胎儿的成长是否正常作准备。

◆【做“胎儿颈部透明区”的筛检】即可早期得知胎儿是否为罹患唐氏综合征的高危险群。这项检查主要是以超声波来看胎儿颈部透明区的厚度，如果厚度大于2.5（或3）以上，胎儿罹患唐氏综合征的概率就会较高，这时医师会建议准妈妈再做一次羊膜穿刺，来看染色体异常与否。

■第2次产检——13～16周

准妈妈要做第2次产检。除基本的例行检查外，准妈妈在16周以上，可抽血做唐氏综合征筛检，并看第1次产检的抽血报告。16～20周开始进行羊膜穿刺，主要是看胎儿的染色体异常与否。

■第3次产检——17～20周

准妈妈要做第3次产检。在孕期20周做超声波检查，主要是看胎儿外观发育上是否有较大问题，医师会仔细量胎儿的头围、腹围、看大腿骨长度及检视脊柱是否有先天性异常。

■第4次产检——21～24周

准妈妈要做第4次产检。大部分妊娠糖尿病的筛检，是在孕期第24周做。如准妈妈有妊娠糖尿病，在治疗上，要采取饮食调整，如果调整饮食后还不能将餐后血糖控制在理想范围，则需通过注射胰岛素来控制，孕期不能使用口服的降血糖药物来治疗，以免造成胎儿畸形。

第5次产检——25～28周

准妈妈要做第5次产检。此阶段最重要的是为准妈妈抽血检查乙型肝炎，目的是要检视准妈妈本身是否携带乙型肝炎病毒，如果准妈妈的乙型肝炎两项检验皆呈阳性反应，一定要在准妈妈生下胎儿24小时内，为新生儿注射疫苗，以免让新生儿遭受感染。此外，要再次确认准妈妈前次所做的梅毒反应，是呈阳性还是阴性反应。曾注射过德国麻疹疫苗的女性，由于是将活菌注射于体内，所以，最好在注射后3～6个月内不要怀孕，因为可能会对胎儿造成一些不良影响。

准妈妈产检时间表（二）

第6次产检	第7次产检	第8次产检	第9次产检	第10次产检
29～32周	33～35周	36周	37周	38周

第6次产检——29～32周

准妈妈要做第6次产检。医师要陆续为准妈妈检查是否有水肿现象。由于大部分的子痫前症，会在孕期28周以后发生，如果测量结果发现准妈妈的血压偏高，又出现蛋白尿、全身水肿等情况时，准妈妈须多加留意，以免有子痫前症的危险。另外，准妈妈在37周前，要特别预防早产的发生，如果阵痛超过30分钟以上且持续增加，又合并有阴道出血或出水现象时，一定要立即送医院检查。

第7次产检——33～35周

准妈妈要做第7次产检。到了孕期34周时，准妈妈要做一次详细的超声波检查，以评估胎儿当时的体重及发育状况，并预估胎儿至足月生产时的重量。一旦发现胎儿体重不足，准妈妈就应多补充一些营养素；若发现胎儿过重，准妈妈在饮食上就要稍加控制，以免日后需要剖宫生产，或在生产过程中出现胎儿难产情形。

第8次产检——36周

从36周开始，准妈妈愈来愈接近生产日期，此时所做的产检，以每周检查1次为原则，并持续监视胎儿的状态。

■ 第9次产检——37周

37周进行第9次产检。由于胎动愈来愈频繁，准妈妈宜随时注意胎儿及自身的情况，以免胎儿提前出生。

■ 第10次产检——38周

从38周开始，胎位开始固定，胎头已经下来，并卡在骨盆腔内，此时准妈妈应有随时准备生产的心理。有的准妈妈到了42周以后，仍没有生产迹象，就应考虑让医师使用催产素。

准妈妈服药注意事项

从优生优育的角度来看，误服药物对胎儿是否造成影响显得尤为重要。至今为止，药物对胎儿的实际致畸作用及潜在的毒副作用是难以估计和预测的。目前来看，预测时不仅要从药物的药理作用及作用机制出发，而且还要从服药时间及有关症状来加以考虑。

01 从药理来看

◆ **【应完全避免使用的药物】**雄激素、雌激素、乙烯雌酚、口服避孕药、孕酮，因为这些药物可使女胎儿男性化，男胎儿发育不良或死胎、早产和腭裂等；秋水仙碱、环磷酰胺等可使染色体断裂；四环素类药物会导致骨及牙釉质发育不全；烟碱有致畸作用。以上药物避免使用。

◆ **【对胎儿可能产生损害的药物】**制酸药、阿司匹林、苯氧苯丙酸、速尿、庆大霉素、消炎痛、铁、锂、烟酰胺、口服降血糖药、磺胺甲唑、弱安定类药、甲氧苄氨嘧啶、大剂量维生素C和大剂量维生素D等。这些药物应尽可能避免或减少使用。

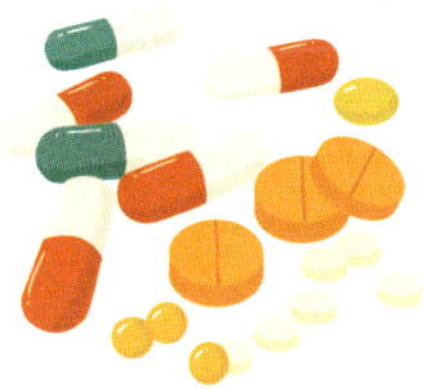

02 从服药时间来看

◆ **【安全期】**服药时间发生在孕3周以内，称为安全期。由于此时囊胚细胞数量较少，一旦受有害物的影响，细胞损伤则难以修复，不可避免地会造成自然流产。此时服药不必为生畸形儿担忧。若无任何流产征象，一般表示药物未对胚胎造成影响，可以继续妊娠。

◆【高敏期】孕3～8周内称高敏期。此时胚胎对于药物的影响最为敏感，致畸药物可产生致畸作用，但不一定引起自然流产。此时应根据药物毒副作用的大小及有关症状加以判断，若出现与此有关的阴道出血，不宜盲目保胎，应考虑中止妊娠。

◆【中敏期】孕8周～孕5个月称为中敏期。此时是胎儿各器官进一步发育成熟的时期，对于药物的毒副作用较为敏感，但多数不引起自然流产，致畸程度也难以预测。此时是否中止妊娠应根据药物的毒副作用大小等因素全面考虑，权衡利弊后再作决定。继续妊娠者应在妊娠中、晚期做羊水、B超等检查，若是发现胎儿异常应予引产；若是染色体异常或先天性代谢异常，应视病情轻重及预后，或及早终止妊娠，或予以宫内治疗。

◆【低敏期】孕5个月以上称低敏期。此时胎儿各脏器基本已经发育，对药物的敏感性较低，用药后不常出现明显畸形，但可出现程度不一的发育异常或局限性损害。因此，服药必须十分慎重。

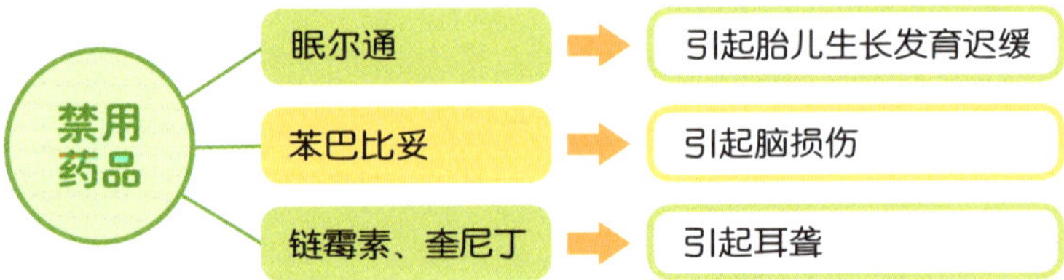

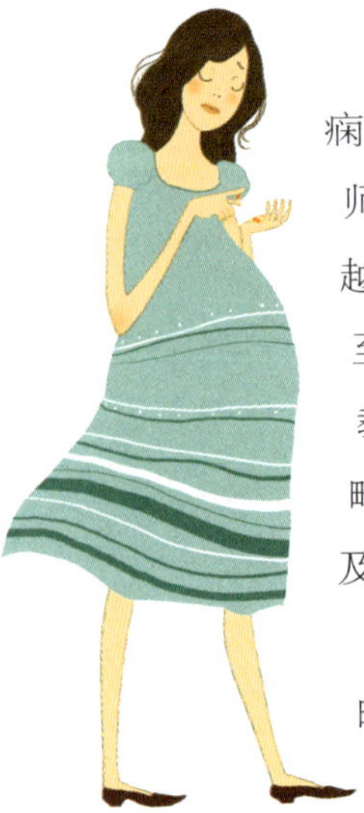

如果准妈妈有其他内科疾病，如甲状腺亢进、气喘、癫痫、糖尿病、红斑狼疮等，应该等疾病在稳定状况下，经医师同意后再计划怀孕。因为任何内科的疾病，在产前控制得越好，怀孕中就越不容易恶化，也较不会影响胎儿的健康。至于有需要在怀孕期间持续服药控制病情者，也要向医师请教此药物是否会影响胎儿的正常发育，切勿因害怕药物导致畸胎而自行断药，这样不但会使母亲病情加重，更会间接危及胎儿的健康。

另外，若准妈妈有病必须用药时，可选用通常认为无致畸作用的老药，由于对新药致畸性尚未充分了解，一般应避免使用。

孕中期（4～7个月）营养需求及保健

孕中期母体变化及胎儿发育

第四个月

◆【孕妈妈变化】下腹部开始出现隆起，子宫已如婴孩头大小，乳房增大，并且乳周发黑的乳晕更为清晰。白带、腹部沉重感及尿频现象依然持续存在。

◆【胎宝宝成长】头渐渐伸直，脸部已有了人的轮廓和外形，下颌骨、面颊骨、鼻梁骨等开始形成，耳郭伸长，皮肤逐渐变厚而不再透明。肌肉继续发育，内耳等听觉器官已基本完善，对子宫外的声音刺激开始有所反应。胎宝宝身长18厘米，体重已达160克。

第五个月

◆【孕妈妈变化】下腹部明显突出，子宫底高度与肚脐相平。乳房比以前膨胀得更为显著，臀部显得浑圆，有些孕妈妈常会有胃内积食的不消化感和口干舌燥，甚至出现耳鸣、下肢水肿等。在第5个月孕月末开始，准妈妈可以感觉到胎动。

◆【胎宝宝成长】胎儿的头已占全身长的1/3，头部及身体上呈现出薄薄的胎毛，手指脚趾长出指甲，并呈现出隆起，耳朵的入口张开；牙床开始形成；头发、眉毛齐备；由于皮下脂肪开始沉积，皮肤变成半透明，但皮下血管仍清晰可见；骨骼和肌肉也越来越结实。胎宝宝已会吞咽羊水。如果用听诊器可听到心音。身长已增长到18～25厘米，体重已达250～300克。

第六个月

◆【孕妈妈变化】子宫进一步增大，子宫底的高度在耻骨联合上方18～20厘米，乳房越发变大，乳腺功能发达，挤压乳房时会流出一些黏性很强的黄色稀薄乳汁。由于血液中水分增多，孕妈妈可能发生贫血，因钙质被胎儿大量摄取，出现牙齿疼痛或口腔炎，不少人还出现了孕妈妈特有的尿糖现象。

◆【胎宝宝成长】胎宝宝已经有28厘米长，体重增加到700克左右，骨骼发育良好，皮肤发红有褶皱，但比以前结实了。胎宝宝在子宫羊水中姿势自如地游泳并会用脚踢子宫，这时，如果子宫收缩或受到外方压迫，胎宝宝会猛踢子宫壁，把信息传递给妈妈。胎宝宝开始吸吮手指。

第七个月

◆【孕妈妈变化】子宫底达到耻骨上21～24厘米。胎儿日渐增大使孕妈妈心脏负担逐渐加重，血压开始升高，心脏跳动加快，孕妈妈的呼吸变得急促。长大的子宫容易压迫下半身，出现静脉曲张、痔疮及便秘。

◆【胎宝宝成长】胎宝宝满面皱纹，有了明显的头发，脑组织开始出现皱缩样，大脑皮质已很发达，胎儿内耳与大脑发生联系的神经通路已接通，因此对声音的分辨能力进一步提高；视网膜开始发育；有了浅浅的呼吸和很微弱的吸吮力。胎儿身长35厘米，体重可超过1000克。

妊娠13～28周，补充营养的最佳时期

妊娠中期，孕妈妈开始较大量地储存蛋白质、脂肪、钙等营养素，为分娩时消耗所需和泌乳作物质上的准备。本期孕妇的增重可达5～6千克，因此，妊娠中期孕妇对热能和各种营养素的需要应有明显增加。主要营养素摄入量的具体数值参见下表：

每日营养增加摄入量

热能	蛋白质	钙	铁	维生素B_1	维生素B_2
200卡路里	15克	200毫克	10毫克	0.6毫克	0.6毫克

这一时期孕妇妊娠反应基本消失，胃口大增，因此食物的品种应更加多样化。为了保证热能的供给，应增加一定量主食的摄入；多摄入肉、鱼、蛋等动物性食品以获得优质蛋白质；动物内脏能提供铁、锌、维生素A、B族维生素等，最好每周进食1～2次；每日都应进食牛奶、豆类、鱼虾和绿叶蔬菜，以获得更多的钙，预防小腿抽搐等缺钙症状的发生。

适量进食才健康

孕妇适当地改善饮食，增加营养，可以增强孕妇体质，促进胎儿发育。但若单纯地追求营养，会使孕妇出现血压偏高，胎儿过大，造成孕妇分娩期延长，甚至难产。因此，孕妇应适量进食，避免发生营养过剩。

脂肪摄入不可少

孕期的脂肪摄入很重要，它直接影响胎儿的生长发育，特别是脑的发育。大脑质量的50%～60%是脂肪，而且绝大部分是不饱和脂肪。

不饱和脂肪主要来源于植物类食物。**富含植物脂肪的食物有：芝麻、花生仁、核桃仁等坚果，大豆及其制品等。**其中核桃所含脂肪的主要成分是亚油酸甘油脂，这种油脂正是胎儿大脑和视觉功能发育所必需的营养成分，如果孕妇没有足够的供给，胎儿就无法形成健康大脑，而且神经系统一旦形成，就再也无法修补，将导致孩子成人以后，出现注意力缺陷、多动性障碍、冲动、焦虑、发脾气、睡眠不好、记忆力差等症状，因此适量的优质脂肪是准妈妈孕期营养中必不可少的成分。

六大基础营养素，为宝宝健康护航

妊娠中期，早孕反应消失，食欲增加，正是通过食物摄入各种营养成分的最佳时期。

钙

钙在保证胎儿骨骼及牙齿的健康发育上是很重要的，妊娠8周左右，胎儿骨骼和牙齿开始发育。准妈妈将需要两倍于正常时的钙摄取量。钙的来源包括牛奶、酸乳以及多叶的绿色蔬菜。

铁

胎儿为了出生后需要，会在体内预先储藏铁质，而准妈妈在此期间身体会产生额外的血液，也需要铁质以制造携氧的血红蛋白。源自动物的铁比来自植物的铁质更容易被人吸收。还要将富含铁的食物与富含维生素C的食物合起来吃，以利于铁的吸收。

蛋白质

蛋白质是胎儿生长发育的基本原料，对大脑的发育尤为重要。蛋白质含量较多的食物主要有畜禽肉类、鱼类、蛋类、干豆类、奶类、谷类、薯类等。一定比例的谷类蛋白和豆类蛋白两者搭配食用，可使食物中的氨基酸得到互补，增加蛋白质的利用率。

维生素C

维生素C有助于构成一个强健的胎盘，使胎儿能抵御感染，并帮助铁的吸收。新鲜的水果和蔬菜中含有维生素C，维生素类需要每日提供，因为它不能在体内储存。食物的长期储藏以及烹调会失去大量的维生素C，所以最好吃新鲜产品。

叶酸

叶酸是胎儿中枢神经系统发育所必需的，尤其是在妊娠最初数周内更为需要。准妈妈体内不能储存叶酸，并且妊娠期间叶酸的排出量大于平时好几倍，所以重要的是每天都要适量供给。新鲜的深绿色多叶蔬菜是叶酸良好的来源，但要蒸吃或生吃，因为经过烹调，大量叶酸会被破坏。

纤维素

便秘是妊娠期常见的症状，而纤维素有助于防止这个症状的发生。准妈妈不能过分依靠麦麸类食品去摄取纤维素，因为会妨碍吸收其他营养素，可以多吃其他富含纤维素的食品，如水果和蔬菜等。

孕中期主打营养素：碘、锌、钙、维生素D

怀孕第4个月左右，胎儿的甲状腺开始起作用，制造自己的激素。而甲状腺需要碘才能发挥正常的作用。如果母体摄入碘不足，新生儿出生后会发生甲状腺功能低下，影响孩子的中枢神经系统，尤其大脑的发育。因此每周至少要吃两次碘含量最丰富的鱼类、贝类和海藻等海鲜。

锌在孕期营养中占有重要的地位，如果缺锌，准妈妈会出现味觉、嗅觉异常，食欲减退，消化和吸收功能不良，免疫力降低，最终影响胎儿健康。因此，要多摄入富含锌的食物如生蚝、牡蛎、肝脏、口蘑、芝麻等。

准妈妈怀孕的第5个月后，胎儿的骨骼和牙齿生长得特别快，是迅速钙化时期，对钙质的需求剧增。因此，牛奶、孕妇奶粉或酸奶是准妈妈每天必不可少的补钙饮品。此外，还应该多吃其他含钙量高的食物，如鱼、虾米、海带、紫菜、豆浆、豆腐、腐竹等。另外，要摄入足够的维生素D帮助钙的吸收利用。

助宝宝聪明的营养素

在孕期的营养问题中，神经系统的营养问题是第一位的，因为这些营养关系到人一生的智力水平。因此，要想生出一个聪明的宝宝，重点要关注维生素A、DHA这些和神经发育有关的营养素。

维生素A

维生素A又名视黄醇，是人体必需又无法自行合成的脂溶性维生素，孕妇缺乏维生素A会影响胎儿生长发育，引起胎儿生理缺陷，如中枢神经、眼、耳、心血管、泌尿生殖系统等异常。

一般正常的饮食中有足量的肉类、鸡蛋和新鲜蔬菜就可以满足孕妇维生素A的需要量，不必额外补充。如果孕妇早孕反应严重，胃口不佳或饮食调节不够，可适当补充。

可是维生素A在体内有蓄积作用，补充太多除引起孕妇自身出现中毒症状外，也会危及胎儿，出现大脑、心、肾等器官先天缺陷。因此，孕妇除应遵照医嘱补充维生素A外，较安全的是从植物性食物中摄取，如适量食用胡萝卜、玉米、甘薯、黄豆、南瓜、香瓜、菠菜、油菜、杏、柿子等。

DHA

DHA又名“脑黄金”，是人体大脑中枢神经和视网膜发育不可缺少的营养物质。DHA缺乏，会引发生长发育迟缓、皮肤异常鳞屑、不育、智力障碍等。胎儿期是人体积聚DHA等大脑营养最迅速的时期，也是大脑和视力发育最快的时期。孕妇摄入的DHA等营养可以通过脐带供胎儿吸收，满足胎儿的发育需要。DHA在深海鱼的脂肪组织和肝脏组织中含量最丰富。因此，孕妇及时摄入足量的深海鱼是十分必要的。

Part. 2

七种蔬菜对症吃

NO.1	姜	性温热，含挥发油脂、维生素A、维生素C、淀粉及大量纤维。有温暖、兴奋、发汗、止呕、解毒等作用，且可治伤风和感冒等。孕妇在怀孕早期出现孕吐时，可适量食姜。	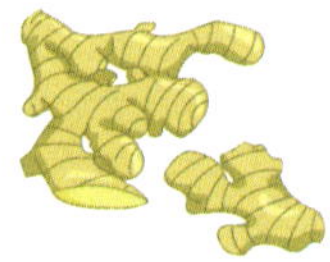
NO.2	莲藕	性温凉，含B族维生素、维生素C、蛋白质及大量淀粉质，可以去热解凉。当孕妇出现喉咙痛、便秘时食用，可以缓解症状，帮助润肠排便，并能预防鼻子及牙龈出血。	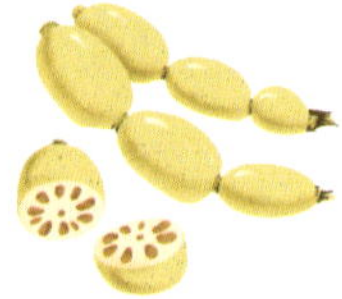
NO.3	大蒜	性温，含挥发性的蒜辣素和脂肪油。有刺激性，同时有杀菌作用，对感冒、腹泻以及肉类食物中毒有很大的功效。孕妇适量食用，可以防止饮食不洁而引起的胃肠道不适。	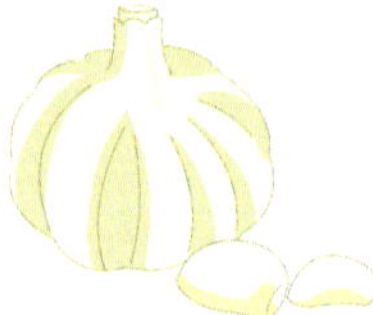
NO.4	菜心	性温，含维生素A、B族维生素、维生素C、矿物质，叶绿素及蛋白质。对油性皮肤，色素不平衡，暗疮及粗糙皮肤有益。是孕期妈妈保持美丽的秘密武器。	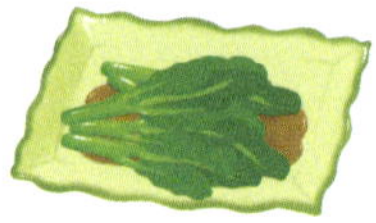
NO.5	茄子	性寒，含维生素B_1、维生素B_2、胡萝卜素、蛋白质、脂肪及铁、磷、钠、钙等矿物质。可散血止痛、利尿解毒，预防血管硬化及高血压，患有妊高症的孕妇可适量食用，帮助平稳度过孕期。	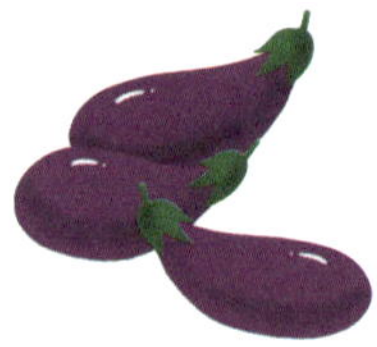
NO.6	丝瓜	性温凉，含B族维生素、氨基酸、糖类、蛋白质和脂肪。对筋骨酸痛很有疗效，可祛风化痰、凉血解毒及利尿作用，对孕妇手脚水肿、腰腿疼痛都有一定功效。	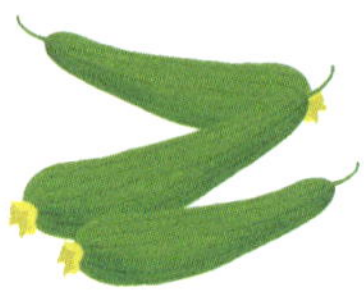
NO.7	菠菜	性热，含维生素A、维生素C、大量叶绿素及丰富的铁质。能平衡内分泌功能、消除疲劳。适合贫血、产前产后的妇女。但菠菜中的草酸会伤胃，食用时必须用热水焯过或鲜奶泡过，而且不可过量，应适量摄取。	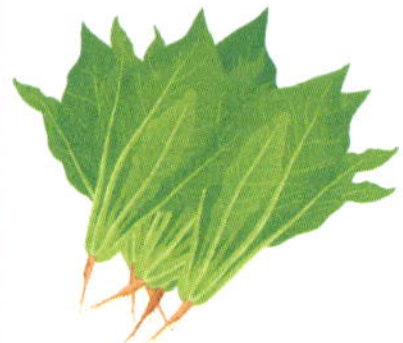

孕中期保胎须知

孕期不宜脱毛

女性怀孕期间，体内雌激素和孕激素水平要比未怀孕时多，内分泌也会有细微变化，有些人怀孕后毛发可能会比往常明显。这时，绝对不能使用脱毛剂脱毛，也不宜用电针脱毛，可以用专用脱毛刀刮除。因为脱毛剂是化学制品，会影响胎儿健康；而电针脱毛产生的电流刺激会使胎儿受到伤害。

孕期不宜祛斑

孕妇在孕期脸上会出现色斑加深的现象，这是内分泌变化的结果，也是正常的生理现象而非病理现象。生产后色斑一般都会慢慢自然淡化。孕期祛斑不但效果不会好，还由于很多祛斑霜都含有铅、汞等化合物以及某些激素，长期使用会影响胎儿发育，有发生畸胎的可能。

孕妇不要蒸桑拿

因为超过50℃的高温会使怀孕3个月的孕妇流产的可能性增加，怀孕7个月后则有早产的可能。

孕妇不能涂指甲油

因为指甲油里含有一种叫“酞酸酯”的物质，这种物质若被人体吸收，不仅对人的健康有害，而且容易引起孕妇流产或生出畸形儿。

孕妇绝对不能染发

染发剂中的化学成分较多，渗入皮肤后可能对胎儿的成长不利。

孕中期乳房护理

孕中期乳房护理是很重要的，此时如护理不当，可影响产后哺乳。

乳房增大引起的不适

怀孕期乳房在体内激素的刺激下，乳腺管增生、乳腺泡发育，乳房组织发育增大。孕妇常有触痛、胀痛和下坠等不适感。此时，穿戴合适

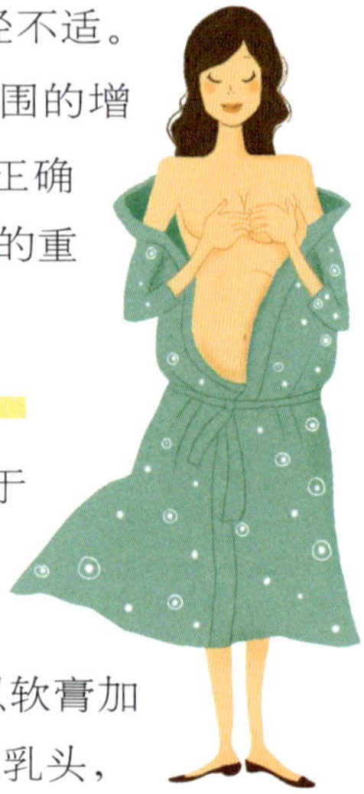

的乳罩可支托乳房，避免乳头与内衣的接触，可减轻不适。合适的乳罩应该具备可以随意松紧的特点；随着胸围的增大，乳罩大小需要相应调整；乳罩支持乳头所在的正确位置应是乳头连线在肘与肩之间的水平位，防止乳房的重量将乳罩往背部方向牵拉。

正确清洁乳头

清洁乳房不仅可以保持乳腺管的通畅，又有助于增加乳头的韧性，减少哺乳期乳头皲裂等并发症的发生。怀孕4个月时可从乳头内挤出一种淡黄色的黏液，称初乳。初乳易在乳头处形成结痂，应该先以软膏加以软化，然后用温水拭除。如果使用肥皂或酒精清洗乳头，除去了乳头周围皮脂腺所分泌可保护皮肤的油脂，乳头过于干燥，很容易发生皲裂而受损害。所以计划母乳喂养的孕妇，不主张使用肥皂和酒精来清洁乳头。

纠正乳头内陷

正常的乳头为圆柱形，突出于乳房平面，呈一结状。如果乳头内陷，可致产后哺乳发生困难，甚至无法哺乳，乳汁淤积，继发感染而发生乳腺炎。故对乳头内陷者，应该于怀孕5～6个月时开始设法纠正。具体做法是以双手大拇指置于靠近凹陷乳头的部位，用力下压乳房组织，然后逐渐向乳晕的位置向外推。每日清晨或入睡前做4～5次，待乳头稍稍突起后，用手指轻微提起使它更突出。每次清洗乳房，软毛巾擦干后，以手指捏住乳头根部轻轻向外牵拉，并揉捏乳头数分钟，长期坚持，可克服乳头内陷。

准妈妈是否需要做“母血筛查”

纵然当今科技已发展到克隆时代，但对“先天愚型儿”的治疗却无能为力。因为先天愚型是人体的第21号染色体增加了一条所引起的一种常染色疾病。防止此类疾病发生的办法，就是在怀孕期间进行产前筛查和必要的产前诊断，尽早发现并采取相应措施（如终止妊娠）。

其实，怀孕的孕妇都有可能生出“先天愚型儿”。它的发生具有偶然性，事前毫无征兆，没有家族史，没有明确的毒物接触史，发生率会随孕妇年龄的增高而升高。20岁的孕妇有1/1540的概率生出先天愚型儿、30岁的孕妇有1/960的概率，而34岁的孕妇则增至1/430。

母血产前筛查是通过定量测定母血中某些特异性生化指标，结合孕妇的孕周、年龄等参数，并运用电脑统计分析软件计算出孕妇怀有“先天愚型儿”的风险。进而再对高风险的孕妇采取必要的临床诊断，以期达到最大限度避免和减少“先天愚型儿”发生的可能性。通过母血产前筛查，不仅可以提示准妈妈腹中宝宝发生先天愚型的风险率，而且还可以了解到胎儿的其他情况，如神经管畸形（如无脑儿、开放性脊柱裂等）、18三体综合征、死胎等其他出生缺陷。

遗传学及优生专家建议，女性受孕后最好在第8～9孕周时去做母血筛查，尤其是35岁以上的孕妇。这种检查安全、无创伤，筛查率可达到60%～80%。经母血筛查后，如果怀疑是先天愚型儿，再经羊水诊断便能确诊，准确率达到99%，可及时终止妊娠。因此，母血产前筛查是准妈妈必需进行的产前检查。

产前筛查的方法和影响因素

产前筛查是减少残疾儿出生，提高人口素质的一个重要方面。由于唐氏综合征（又称为21号染色体三体）是严重的先天智力障碍疾病，占整个新生儿染色体病的90%，故作为产前筛查重点。

通常来说，唐氏综合征患儿的出生率随孕妇年龄的增加迅速上升，由于卵子随着年龄的增长而老化，特别是在35岁后老化加速，加之易受到病毒感染及放射线、噪声、微波辐射、环境污染和有害物质的影响而受损，形成畸形受精卵的概率大为增加。因此，孕妇在生活中除了注意避开各种影响卵子的因素外，要在妊娠两个月左右去医院做母血筛查。

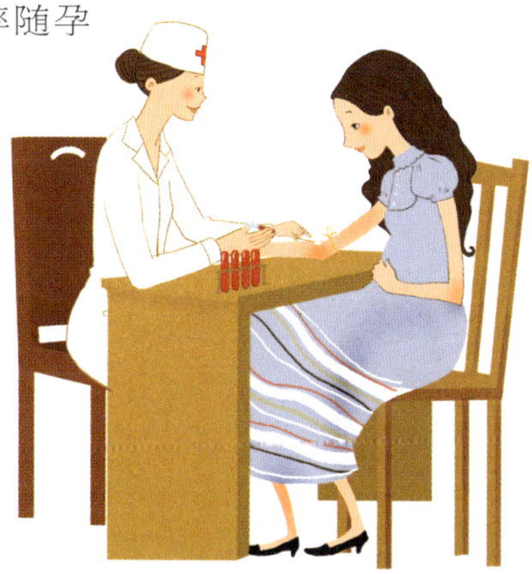

检查时，通常医生会先取血样，检测三种化学物质：甲胎蛋白（AFP）和两种妊娠激素。两种激素分别是雌三醇和人绒毛膜促性腺激素。有时，医生还会检测第四种物质：抑制素-A，能够提高唐氏综合征的检出率。

高水平的甲胎蛋白和开放性神经管缺陷相关，如果母亲大于35岁，这个检查能检出约80%的唐氏综合征、18三体征和开放性神经管缺陷的胎儿，假阳性率约22%。如果母亲小于35岁，这个检查能检出约65%的唐氏综合征，假阳性率约5%。但筛查不等于确诊，可能出现少量的假阳性和假阴性，对高危孕妇最后确诊还需作胎儿染色体检查。筛查方法会受到很多方面的影响。

■孕周

目前所有的筛查标记物值都随孕周而变化，在做产前筛查前都要做正常孕妇不同孕周生化标记物值的中位数(MoM)，以其为计算危险度的正常标准。

■年龄

孕妇年龄大于35岁，筛查效率有所提高，超过40岁后，在适当提高假阳性率情况下，筛查效率可达到100%。

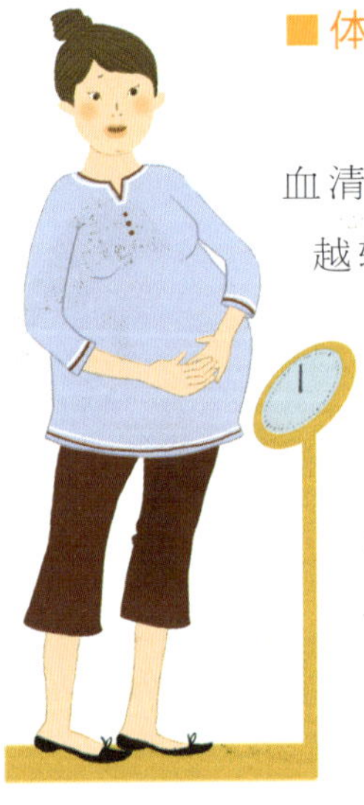

■体重

孕妇体重也是一个影响因素，它能明显地影响血清标记物水平。怀有唐氏综合征胎儿的孕妇体重越轻，血清中AFP和游离b-HCG值偏离正常MoM越远，反之就越近。将孕妇体重作为一个调节因素，参与筛查危险度的计算，能提高筛查效率。另外，血清标记物中位数水平和分布可随人种、糖尿病等改变。

为了更准确，在计算孕妇怀有唐氏综合征胎儿的危险度时，应尽可能地将所有影响因素包括在内。

孕晚期（8～10个月）营养需求及保健

孕晚期母体变化及胎儿发育

第八个月

◆【孕妈妈变化】子宫底的高度上升到25～27厘米，感到腰痛和足跟痛；经常出现便秘和烧心感；乳房、腹部以及大腿的妊娠纹增多，由于激素的作用，乳头周围、下腹、外阴部的颜色日渐加深，身体的水肿加重。

◆【胎宝宝成长】胎儿指甲已长至指尖，皮肤淡红，并变得光滑，皮下脂肪日渐增多，但皮肤的褶皱仍然很多。胎宝宝身长已长到40～44厘米，体重增加至1400～2100克。

第九个月

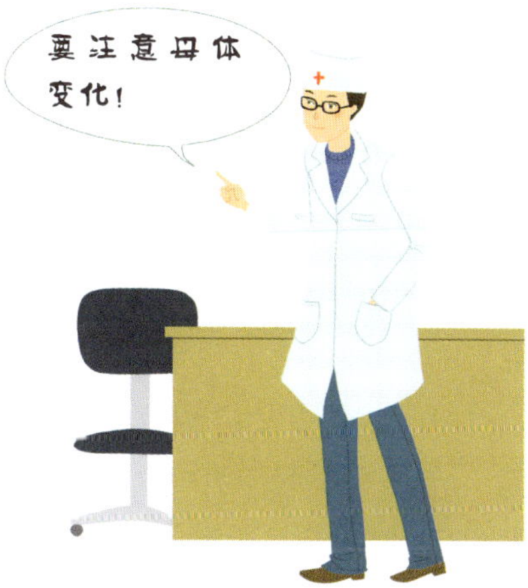

◆【孕妈妈变化】子宫底的高度为28～30厘米，已经升到心口窝，使得孕妈妈常常感到喘不过气来，并且心跳加快，食欲开始减退，尿频更加明显了，好多地方还长出静脉瘤。孕妈妈因行动笨拙，很容易导致腰椎间盘突出。

◆【胎宝宝成长】胎儿生殖器官基本形成，内脏近乎完全形成，肺和胃肠的功能很发达，具备了一定的呼吸和消化功能。胎儿身长为42～45厘米，体重2200～2500克。

第十个月

◆【孕妈妈变化】孕妇子宫底的高度为30～35厘米，胎儿的先露部下降到准妈妈的骨盆入口处，孕妇子宫颈变软，缩短，轻度扩张，身体开始为分娩准备。

◆【胎宝宝成长】身长50～55厘米，体重3000～3500克。皮肤红润，皮下脂肪发育良好，额部发际清晰。

妊娠29～40周，孕晚期的营养保证

妊娠第29周至分娩前为孕晚期阶段。此时期胎儿生长迅速，大脑发育达到高峰，肺部迅速发育，皮下脂肪大量堆积，体重增加较快，对能量的需求也达到高峰。为了迎接分娩和哺乳，孕晚期准妈妈的饮食营养较孕中期应有所增加和调整。**首先，要多吃含矿物质丰富的食物，**特别是含铁和钙丰富的食物；**其次，要增加蛋白质的摄入，**以防止产后出血，增加泌乳量；**再次，要补充必需的脂肪酸和DHA；**最后，要吃含有丰富维生素、无机盐和膳食纤维的食物。

对于患有脚气病、手足抽搐症、骨质软化症的孕妇，饮食上应多加含钙丰富的食品及富含维生素B_1的食物；患营养不良性水肿的孕妇应吃高蛋白食物；患糖尿病的孕妇可增加主食中粗杂粮的比例，尽量少吃糖。

胎儿不过大，能量供给要适当

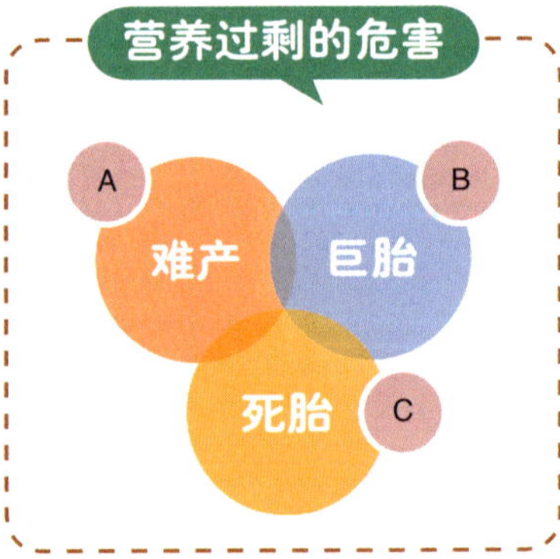

孕妇适当地改善饮食，增加营养，可以增强孕妇体质，促进胎儿发育。但若营养过剩，危害匪浅。

一是容易发生难产，胎儿体重越重，难产率越高；二是容易出现巨大胎儿，分娩时使产程延长，易影响胎儿心跳而发生窒息。出生后，由于胎儿期脂肪细胞的大量增殖，引起终身肥胖；三是围产期胎儿死亡率高。

因此，孕妇注意监测自身体重变化，每周体重增加不超过0.5千克，妊娠全程增加体重12千克左右。饮食上做到合理安排，每餐最好只吃七八分饱，并可实行少吃多餐，由三餐改为五餐。

孕晚期推荐饮食：体积小、营养高

7个月以后是胎儿生长发育最迅速的时期，胎儿储存营养素最多，所以妊娠晚期营养素的供给量应达到或超过中期的水平。这一时期在膳食组成

上可选择体积小、营养价值高的食物，以少食多餐为原则，每日餐次可增至5餐。蛋白质每天要比孕前增加20克，可在中期膳食基础上再增加摄入优质蛋白质，每天比孕前增加400毫克，因此要多进食含钙丰富的食物。

防产时出血，补锌有道

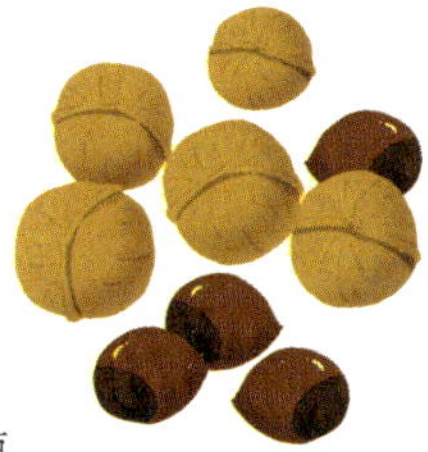

产妇能否顺利分娩与其妊娠后期饮食中锌的含量密切相关。因为锌可以增强子宫有关酶的活性，促进子宫肌收缩，把胎儿驱出子宫腔。当缺锌时，子宫肌收缩力弱，无法自行驱出胎儿，因而需要借助产钳、吸引等外力，才能娩出胎儿，严重缺锌则需剖宫产。因此，孕妇缺锌，会增加分娩的痛苦。此外，子宫肌收缩力弱，还有导致产后出血过多及并发其他妇科疾病的可能，影响产妇健康。

补锌的最佳方法是合理调配膳食，多吃些含锌较多的食物，如猪肝、猪肾、瘦肉、鱼、紫菜、牡蛎、蛤蜊、黄豆、绿豆、蚕豆、花生仁、核桃仁、栗子等，特别是牡蛎，每百克含锌为100毫克，居诸品之冠，堪称锌元素宝库。

减少盐分摄取很必要

这一时期的孕妇易出现水肿（以下肢为主），膳食中应控制盐的摄入量，一般每天摄入盐6克左右。减少盐的食入可在某种程度上预防妊娠高血压综合征，但饮食中如果突然减少盐，可导致饭菜乏味，因而要逐渐减少使味觉习惯。

对有明显下肢水肿的孕妇，应避免食用咸肉、咸鱼、咸菜、榨菜、酱菜等含盐高的食品。

产前检查为何要测量骨盆

自然分娩时，胎儿从母体娩出必须通过骨盆。除了由子宫、子宫颈、阴道和外阴构成的软产道外，骨盆是产道的最重要的组成部分。分娩的快慢和顺利与否，都和骨盆的大小与形态是否异常有密切的关系。

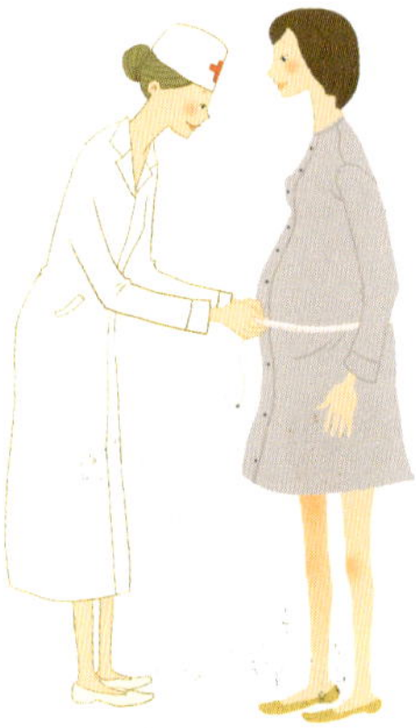

骨盆的大小与形态均非常重要。骨盆形态正常，但各条径线均小于正常径线最低值2厘米以上，可发生难产；若骨盆形态轻微异常，但各径线均大于正常低值径线，则可能经阴道顺利分娩。因此，产前检查时一定要进行骨盆测量，特别是初产妇尤为重要。但是妇女每次怀孕，胎儿的大小都不一样，即使骨盆大小正常，但是胎儿过大，胎儿与骨盆不相称也会造成难产；若胎儿过小，即使骨盆偏小些，也可能顺利分娩。

因此，为了弄清骨盆的大小和形态，了解胎儿和骨盆之间的比例，产前检查时要测量骨盆。临床上，通常首先进行骨盆外测量。

骨盆外测量正常值

髂前上棘	髂嵴间径	耻骨外径	大转子间	坐骨结节	耻骨弓角
23～26厘米	25～28厘米	＞18.5厘米	28～31厘米	8.5～10厘米	≥90°

如骨盆外测量各径线或某径线异常，应在临产时行骨盆内测量，并根据胎儿大小、胎位、产力选择正常的分娩方式。

有的医院在初诊时就测量骨盆，大多数的医院在妊娠28～34周测量骨盆，也有的医院在妊娠37～38周时，还要做一次鉴定，其中包括外阴消毒后的骨盆内测量或是经肛门测量骨盆，必要时进行X线骨盆测量，以判断胎儿是否能经阴道分娩。

孕晚期可能出现的异常情况

泌尿系统感染

怀孕后受孕激素的影响，输尿管会增长增粗，管壁平滑肌松弛，蠕动减少减弱。到孕后期，膨大的子宫压迫膀胱和输尿管，这些都会造成尿流不畅和尿潴留。潴留的尿液不仅对泌尿道的黏膜有刺激，而且还容易使细菌滋生，使孕后期的妇女很容易发生泌尿系统感染。因此，准妈妈要特别注意保持外阴部的清洁，睡觉时应采取侧卧位，以减轻对输尿管的压迫，使尿流通畅。另外加强营养，增强体质也很重要。

■胎位不正

胎位不正的原因有很多，如产妇羊水过多，经产妇腹部肌肉松弛、子宫肌瘤、双角子宫、前置胎盘、多胞胎等情况，都有可能引起胎位不正。其实，3个月前的胚胎处于浮游状态，无时无刻不在变换姿势。而6个月之前的胎儿，约有一半胎位不正，直到32周以后，胎位不正的比例才降到10%。所以，胎位不正在怀孕8个月前颇为常见，父母无须担心，因为大部分宝宝在8个月后，便会很规矩地转正。如怀孕8个月之后，胎位仍然不正，就要引起警惕。臀位是胎位不正中最常见的情况，而且经由阴道生产的危险性高，所以，建议此类产妇以剖宫产较为安全。

■胎儿窘迫

胎儿窘迫就是胎儿缺氧窒息的现象。正常胎儿心跳速率每分钟为120～160次。胎儿心跳速率过慢或过快，或是心跳有变异性不良，就有产生胎儿窘迫的可能。常见有两类，一类是子宫壁肌肉收缩引起血液循环暂时停止所导致的急性窘迫；一类是过期妊娠、妊娠高血压综合征或糖尿病引起胎盘功能不全所导致的慢性窘迫。

大部分的胎儿窘迫，可通过改变母亲卧位进行纠正，如以左侧卧来改善，另外通过大量的点滴注射或者氧气吸入都对此有帮助。如果这些方法并不见效，最终办法只能是选择剖宫产。

■胎盘早剥

当孕晚期的准妈妈出现下腹部撕裂样疼痛，并伴有阴道流血就要怀疑胎盘早剥的可能。其可能的发病原因为准妈妈患有妊娠高血压综合征、慢性高血压病或有腹部外伤。所以在孕后期，患有高血压的准妈妈或腹部受到外伤时，应及时到医院就诊，以防出现意外。

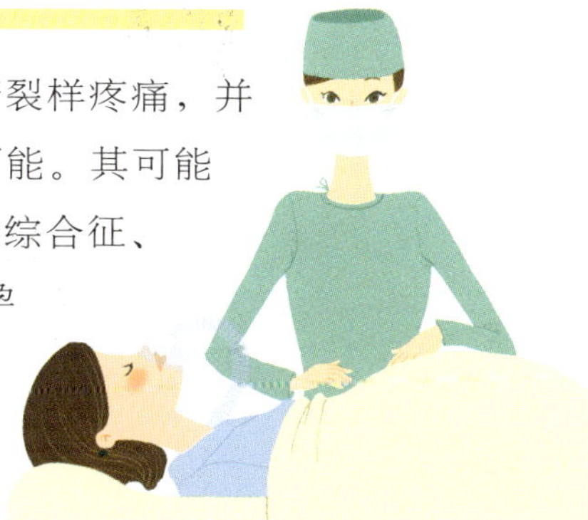

产前出血

是指怀孕28周后的阴道出血。**主要发生原因有：胎盘异常、子宫颈与阴道疾病、泌尿道感染造成的血尿、血液科疾病等。**

发生产前出血时，应尽快就医并找出出血原因。如超声波可得知有无前置胎盘，如确定无前置胎盘，则应进一步确诊是否有子宫颈或阴道疾病。另外，尿液检查及凝血功能测试也可提供进一步资讯，以明确诊断。

早产

如果子宫收缩频率每20分钟有4次以上，或1小时有6次以上，且子宫颈已经有进行性变薄扩张的情形，即是早产性阵痛，应卧床休息并配合医师指导使用安胎药。

早期破水及预防

早期破水是妊娠晚期较为常见的异常现象，对孕妇和胎儿危害较大。当孕妇进入生产阵痛前，40周以前羊膜自然破裂，称为“早期破水”。早期破水又可分为足月早期破水及早产早期破水。假设预产期是40周，在37～40周时破水，称为“足月早期破水”，即一般所指的“早期破水”。若未满37周时破水，则称为“早产早期破水”。

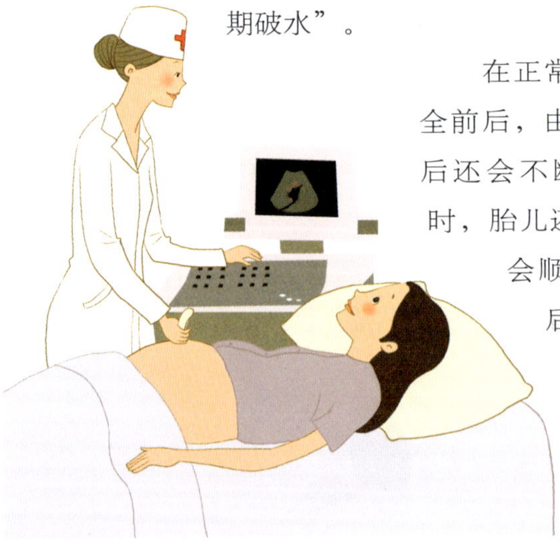

在正常情况下，破水是在宫口开全前后，由阴道流出的一股羊水，以后还会不断地向外流出。早期破水时，胎儿还没有生出来，胎儿的脐带会顺着羊水外流，当脐带脱垂后，脐带受压，从母体来的血液和氧气不能顺利进入胎儿体内，使胎儿因缺氧而发生宫内窒息，有时脐带血流被完全阻断，会

使胎儿迅速死亡。早期破水还容易拖长分娩的时间，引起感染。羊水流干了，也可以引起子宫收缩无力，分娩时间更加延长。孩子迟迟生不下来，可随时发生危险。

导致早期破水的原因很多，通常与细菌性阴道感染有关，其他的原因包括羊水过多、胎儿异常、子宫颈闭锁不全、多胎妊娠、胎膜发育不良等。但多数早期破水的准妈妈没有办法查出原因。另外有些研究表明：准妈妈如果营养不良，特别是缺乏维生素C，也比较容易发生早期破水。

六招预防早期破水

01 定期到医院接受产前检查。一般妊娠5～7个月时，一个月检查一次，妊娠7～9个月时，半个月检查一次，妊娠9个月以上，每周检查一次。

02 准妈妈要注意孕期卫生，注意保持膳食的平衡，保证充足的维生素C和维生素D的摄入，以保持胎膜的。

03 怀孕期间如果阴道分泌物比较多，有感染的现象，孕妇应该及时到医院就诊。

04 怀孕后期（最后一个月）不宜同房。

05 如果是多胞胎，要多卧床休息。

06 避免过度劳累和对腹部的冲撞。

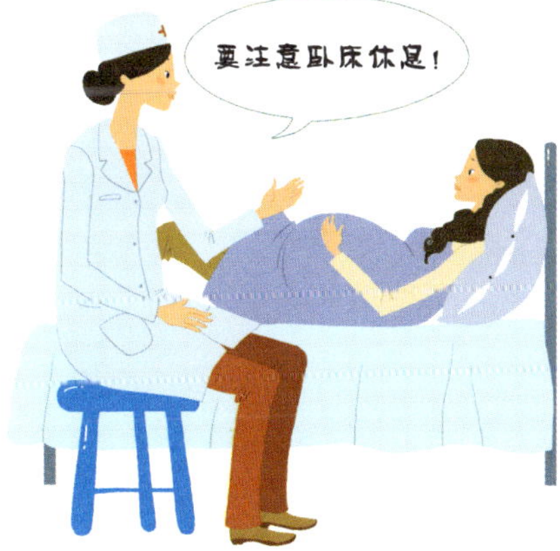

如果已经发生早期破水，要立即就医。此时，孕产妇要躺下休息，不能再起来活动。为了避免羊水流出过多和脐带脱垂，产妇躺下时，后臀部可以稍垫高一些。孕妇不能洗澡，保持阴道清洁，多喝水，每天定时测两次体温。破水24小时之后，可进行白细胞计数检查，以确定是否有感染。若是破水时间很长，产妇要吃消炎药，预防子宫发炎。医生会定期听胎心音，以观察胎儿的情况。

临产前的饮食原则

初产妇从有规律性宫缩开始到宫口开全，大约需要12小时。据产科专家研究，临产前正常子宫每分钟收缩3～5次，而正常产程需12～16小时，相当于跑完1万米所需要的能量。这些被消耗的能量必须在产程中加以补充，产妇才能有体力把孩子娩出。因此产妇在临产前要多补充些热能，以保证有足够的力量促使子宫口尽快开大，顺利分娩。

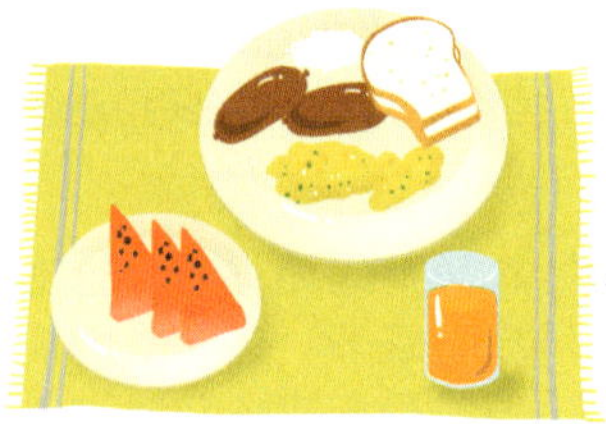

临产前，由于阵阵发作的宫缩痛，常影响产妇的胃口，产妇应学会宫缩间歇期进食的“灵活战术”。饮食以富于糖分、蛋白质、维生素、易消化吸收、少渣、可口味鲜的为好，根据产妇自己的爱好，可选择蛋糕、面汤、稀饭、肉粥、藕粉、点心、牛奶、果汁、苹果、西瓜、橘子、香蕉等多样饮食。每日进食4～5次，少吃多餐。机体需要的水分可由果汁、水果、糖水及白开水补充。如果实在因宫缩太紧，很不舒服不能进食时，也可通过输入葡萄糖、维生素来补充能量。

巧克力助产本领高

近年来，营养学家建议产妇临产时可适当吃些巧克力，因为巧克力营养全面，每100克巧克力中含有糖类50克，蛋白质15克，还有微量元素、维生素、铁和钙等。

巧克力符合产妇生理需要的三个重要特点：一是营养丰富，含有大量的糖类，而且能在很短时间内被人体消化吸收和利用，可快速产生能量，供人体消耗。二是富含产妇十分需要的微量元素和维生素、铁及钙等，可为产妇提供必要的营养。三是体积小，香甜可口，吃起来也很方便。

因此，产前让产妇适当吃些巧克力，就能在分娩过程中产生更多热能，对母亲与胎儿都是十分有益的。

传统中医安胎有术

根据怀孕月份调养

中医强调根据妊娠月份的不同，随时更换食谱针对胎儿发育的不同时期进行调养。

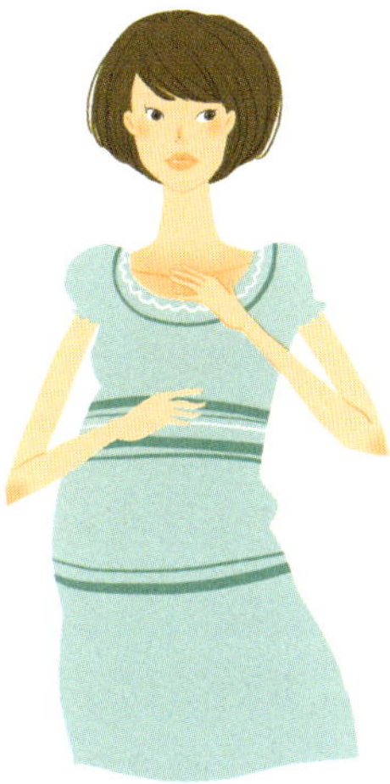

前三个月养胎气，不宜温补

根据古代医家孙思邈《千金要方》“逐月养胎法”的看法，妊娠前三个月以养胎气为主。在此时期，胎儿还未定型，不宜服食药物，最重要是调心。孕妇要保持心情愉快，不能大悲大喜，更不能动辄生气，饮食方面要饥饱适中，食物要清淡，饮食要精熟，如要补养，也应以清热、滋补为主，而不宜温补，否则易导致胎热、胎动，甚至发生流产。如果有呕吐、反胃、恶心等妊娠初期的常见反应，可用止呕和胃的食疗方法，如饮苹果汁、甘蔗生姜汁、柠檬蜂蜜汁等，还可以适当吃点柚子，也可用新鲜艾叶炒蛋后食用等，均能起到温经安胎的作用。

健康关照

中医安胎法则

中医学认为，肾主生殖，若肾气亏损，则易引发流产，中医安胎，是通过调理孕妇的脏腑、气血及冲任诸脉，使孕妇全身功能得到改善，胎儿也就自然得以安养。

中医经过长达数千年的实践，在孕胎保健方面积累了大量的有效经验，根据孕妇的体质，通过简便、有效的饮食方法，或和胃降逆，或健脾利水，或养血止血，补益冲任，以保证孕妇顺利地产下宝宝。

而胎儿在孕妇体内的生长发育期不同，其营养需求也就不同，因此孕妇的饮食不应千篇一律，要根据胎儿和胎盘的成长阶段，随季节的变化，适时调节饮食，以适应其生理性、代谢性的需要。

4～6个月助胎气，须养阴补血

妊娠四到六个月时为受孕中期，胎儿成长迅速，中医要求准妈妈要调养身心以助胎气。此时孕妇应注意动作轻柔，心平气和，因为过于劳累会导致“气衰”，过于闲适少动则会引起“气滞”。还要多晒太阳少受寒。饮食方面要做到美味及多样化，但不能太饱，并注意多吃蔬果。

此期孕妇为孕育胎儿的主要时期，常会出现阴血不足、易生内热等症，中医强调要养阴补血。食疗方面要多吃苋菜、菠菜、红萝卜、芝麻，以及豆类食物。如已出现贫血，要常吃西洋参炖瘦肉、黑豆红枣排骨汤等养血，如嫌麻烦，也可常饮党参龙眼红枣茶，以滋养气血。

后三个月应补气健脾、滋补肝肾

妊娠后三个月时，重点要放在为平稳分娩做好各项准备工作上。这时，多数孕妇会因脾气虚而不能制水，出现水肿的症状。而且此时因阴虚血热，胎热不安，也是出现早产的危险时期。此期孕妇应衣着宽松，不能坐浴，要适当活动，保持心情平静不要有大的情绪波动。饮食上讲究热饮，但不可进食燥热的食品。还要注意补气健脾，滋补肝肾以利生产。食疗方法上可以用高丽参炖燕窝，因为高丽参性能补而不燥，或白木耳炖山药和龙眼干，也可常饮党参北芪红枣茶。

临产时不可滥补

临产时，中医要求不可大量服食野山参、西洋参、高丽参等补气药，否则会造成生产时出血过多，对孕妇和胎儿造成危险。

中医安胎•顺应四季饮食

中医学认为，季节变化导致自然界气象万千，同时也影响了人体的生理、病理情况，正值特殊生理期的孕妇就更容易受到影响了。

春——减酸宜甘、清温平淡

春天时，人体阳气随万物复苏而升发，中医观点是：此时应养阳。饮食上宜选择一些助阳的食物，如在菜肴中加入葱、豉等，并“减酸宜甘”。饮食品种上，也应转变为清温平淡。孕妇还要多吃蔬菜，少食米面。

■夏——少辛辣多甘酸

夏天的暑湿之气易使人食欲降低，消化减弱。因此在膳食调配上，要少吃辛辣、燥烈的食品，以免伤阴，相应的要多吃甘酸清润的食物，如西瓜、绿豆、乌梅等，以及不油腻、蛋白质含量高的豆制品。此外，饮食要经常变换花样，改变传统的、常规的做法，以增进准妈妈的食欲。孕妇不宜过量喝冷饮，更不能饮用咖啡和可乐。

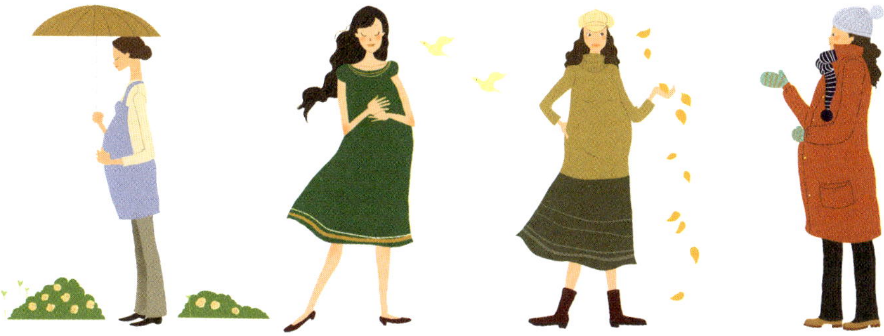

■秋——少辛辣多柔润

秋天是瓜果丰收的季节，此时人体食欲逐渐提高。但俗语说得好："秋瓜坏肚"。因此，立秋之后，孕妇不宜多食瓜果，否则容易损伤脾胃阳气。秋季气候干燥，应少用辛辣食品，如辣椒、生葱等。多食甘蔗、芝麻、凤梨、枇杷、糯米、糙米等柔润食物。

■冬——少燥热多脂肪、蔬菜

冬天因气候寒冷，人们喜欢热食，但中医提醒人们要注意不宜过食燥热之物，以免使内伏的阳气郁而化热。此时，孕妇可根据口味多食一些脂肪，如火锅、鱼、炖肉等。又因冬季绿叶蔬菜较少，故应注意摄取一定量的黄绿色蔬菜，如胡萝卜、油菜、菠菜、绿豆芽等，避免发生维生素缺乏症。

生冷食物不宜在冬季食用，因为此类食物属阴，极易损伤脾胃之阳。同时对于孕妇来说，冬季是饮食进补的最好时机。

十月怀胎怎么补 营养同步要讲究

孕妈妈的18种能量补给单

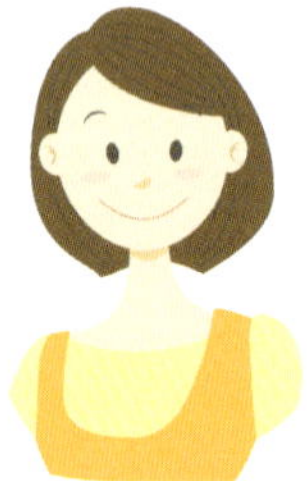

食物是人体生存的物质基础，生命活动所需要的能量以及人体生理活动所需要的营养素都来自食物。孕妈妈肩负着自己和宝宝的健康，因此日常摄入的营养素对孕妈妈来说意义更重大。

★ 18 种基本营养素

能量	蛋白质	脂肪	维生素 A	维生素 B_1	维生素 B_2
维生素 B_6	维生素 B_{12}	叶酸	维生素 C	维生素 D	维生素 E
钙	铁	锌	碘	铜	糖类

01 能量

◎能量标准

人体在生命活动过程中，一切生命活动都需要能量，如物质代谢的合成反应、肌肉收缩、腺体分泌等。而这些能量主要来源于食物。如果人体每日摄入的能量不足，机体就会运用自身储备的能量甚至消耗自身的组织以满足生命活动的能量需要。

整个怀孕期间额外增加的总能量为 80000 卡路里。孕期 4 个月以后应每天比相同体力非孕期妇女增加摄入量 200 卡路里。

◎能量自测

如何知道孕期的能量摄入是否适宜呢？一个简单的自检方法是观察中、晚期的体重变化。妊娠全程通常增加体重 12 千克左右，孕中、后期每周增重应不少于 0.3 千克，不大于 0.5 千克，能量摄入不足和过多都是无益的。

◎怎样补充能量

孕妈妈的能量来源有糖类、脂肪、蛋白质等。最主要的来源是糖类。我国以淀粉类食物为主食，人体内总热能的 60% ~ 70% 来自食物中的糖类，主要是由大米、面粉、玉米、小米等含有淀粉的食品供给的，孕妇只要正常进食，就能为身体补充足够的能量。

通常来说，孕期能量的摄入量应与消耗量保持平衡，过多摄入能量，母体体重过高，对母子双方无益。能量摄入过少，对胎儿发育和母体自身也会有很大影响。

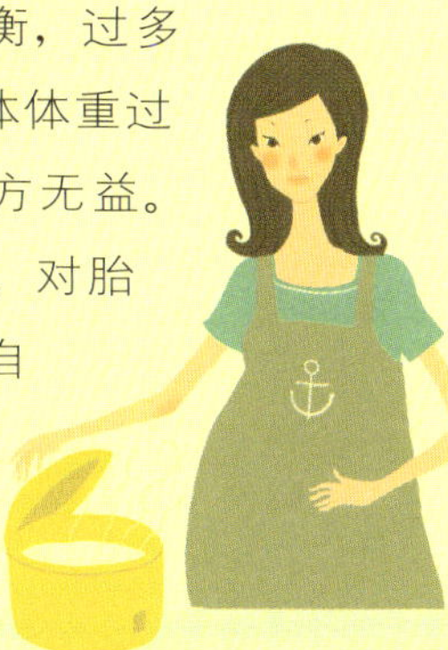

02 蛋白质

◎蛋白质标准

蛋白质的三大基础生理功能分别是：构成和修复组织、调节生理功能和供给能量。人体各组织、器官无一不含蛋白质。同时人体内各种组织细胞的蛋白质始终在不断更新，只有摄入足够的蛋白质才能维持组织的更新。

一般妇女平均每天需蛋白质约 60 克，但妇女在孕期时，蛋白质的需要量增加，以满足胎儿生长的需要。怀孕后期也需要储备一定量的蛋白质，以供产后的乳汁分泌。在怀孕的早、中、晚期，孕妇每天应分别额外增加蛋白质 5 克、15 克和 20 克。

◎蛋白质自测

孕妇随着孕期的增长，体重等都应有所增加，如果增加缓慢，甚至表现为进行性消瘦、体重减轻或水肿，并出现其他营养不良的症状，就应当及时检查饮食习惯，警惕蛋白质摄入不足。

同样，过多摄入蛋白质，人体内可产生大量的硫化氢、组织胺等有害物质，容易引起腹胀、食欲减退、头晕、疲倦等现象。

◎怎样补充蛋白质

对于孕妇来说，补充蛋白质时，要注意必须增加优质蛋白的摄入量，富含优质蛋白的食物是各种动物性食物，如各种肉、蛋、奶、大豆及豆制品等。

由于动物性蛋白质在人体内吸收利用率较高，而存在于主食、坚果中的植物性蛋白质吸收利用率较差，因此每天食用的蛋白质最好有 50% 来自动物蛋白质，50% 来自于植物蛋白质。

食用蛋白质要以足够的热量供应为前提。如果热量供应不足，肌体将消耗食物中的蛋白质来做能源。

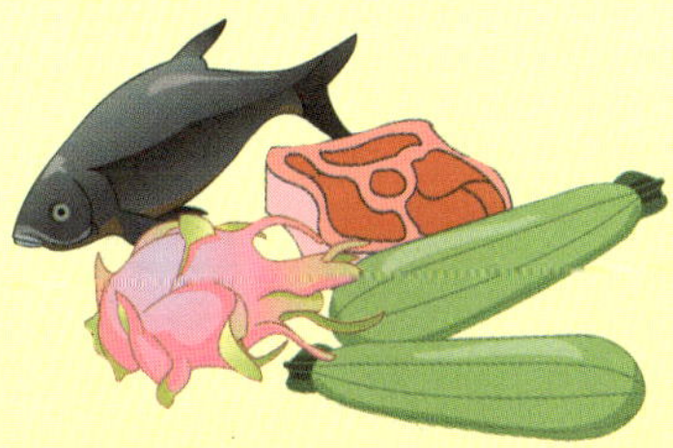

03 脂肪

◎孕妈妈的脂肪标准

脂肪是人体的重要组成部分，又是含热能最高的营养物质。脂肪是由碳、氢、氧元素所组成的一种很重要的化合物。有的脂肪中还含有磷和氮元素，是机体细胞构成、转化和生长必不可少的物质。孕妇膳食中应有适量脂肪，以保证胎儿神经系统的发育和成熟，并促进脂溶性维生素的吸收。

我国成年男子体内平均脂肪含量为10% ~ 20%，女性稍高。人体脂肪含量因营养和活动量而变动很大，饥饿时由于能量消耗可使体内脂肪减少。怀孕的妇女为保证妊娠的需要，每日以摄入50克脂肪为宜。

◎孕妈妈的脂肪自测

当孕妇脂肪摄入过多时，由于孕妇妊娠期能量消耗多，而糖的储备减少，过多的脂肪分解，因而容易引发酮血症，孕妇可表现为唇红、头晕、恶心、呕吐，还可出现严重脱水、尿中酮体阳性等症状。

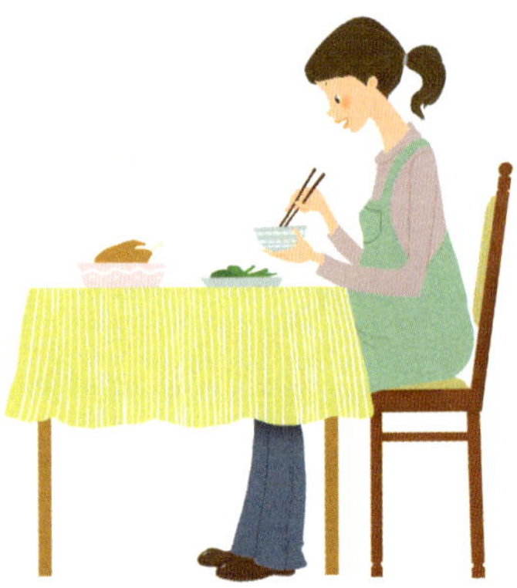

◎孕妈妈怎样补充脂肪

脂肪主要来源于动物油和植物油。植物油中如芝麻油、豆油、花生油、玉米油等既能提供热能，又能满足母体和胎儿对脂肪酸的需要，是食物烹调的理想用油。

孕妇要重视加强营养，适量吃些营养丰富的食物，以保证自身健康及优生，但不宜长期采用高脂肪饮食，因为脂肪太多会导致孕妇及胎儿肥胖、分娩困难，并引起一系列相关病症。

04 维生素 A

◎孕妈妈的维生素 A 标准

维生素 A 有助于人体细胞的增殖和生长，并能增强机体抵抗力。骨骼发育也离不开维生素 A，如果孕妇长期摄入不足，胎儿骨骼和牙齿的形成就会受到影响。妊娠期孕妇对维生素 A 的需要量增加，以用于胎儿生长发育、胎儿肝脏储存及母体为泌乳而储存的需要。母体维生素 A 缺乏与早产、宫内发育迟缓及

营养补给单

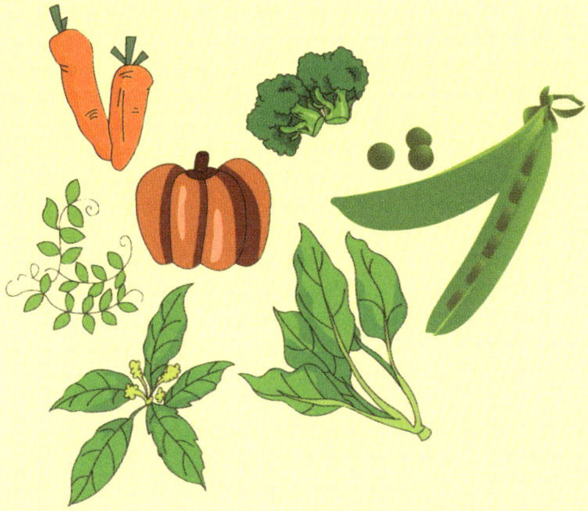

低出生体重儿相关。摄入标准为孕早期800微克视黄醇当量，中晚期为900微克视黄醇当量。

◎孕妈妈的维生素A自测

孕妇如果缺乏维生素A，就会在暗光下看不清四周的事物，出现夜盲症和干皮病。孕妇一般不主张服用维生素A制剂来补充，一旦服用过量，就会出现发热、头晕、腹泻等症状。

◎孕妈妈怎样补充维生素A

维生素A应主要依靠食物来补充，不能大量使用维生素A制剂，因为摄入过量，会产生不良后果。较安全的是从植物性食物中摄取β-胡萝卜素，或类胡萝卜素（维生素A原）。如食用胡萝卜、玉米、甘薯、黄豆、南瓜、香瓜、菠菜、油菜、杏、柿子等。

05 维生素B_1

◎孕妈妈的维生素B_1标准

维生素B_1作为一种辅酶，在能量代谢和葡萄糖转变成脂肪的过程中，以及末梢神经的传导方面发挥着重要作用。维生素B_1缺乏容易造成神经系统和循环系统的异常，主要表现为脚气病，当孕妇缺乏维生素B_1的时候，会导致胎儿患上先天性脚气病。妊娠期的维生素B_1每日供给量为1.5毫克。

◎孕妈妈的维生素B_1自测

如孕妇缺乏维生素B_1，会引起脚气病，并导致全身无力，体重减轻，食欲缺乏，出现消化障碍、便秘、呕吐等症状。

◎孕妈妈怎样补充维生素B_1

大多数食品中都含有维生素B_1，米糠、麦麸含量最高，小米、绿豆、花生中的含量也不少。因此，适当吃些粗粮，就能保证维生素B_1的足量摄入了。

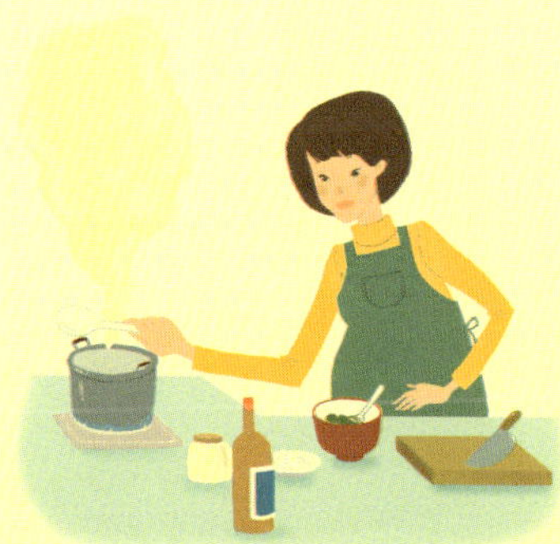

06 维生素 B_2

◎孕妈妈的维生素 B_2 标准

维生素 B_2 是红细胞形成、抗体制造、细胞呼吸作用及生长必需的。可以缓解眼睛疲劳，预防白内障，辅助糖类、脂肪、蛋白质代谢。充足的维生素 B_2 还有利于铁的吸收。孕妇如缺乏维生素 B_2，可能会导致胎儿骨骼畸形。准妈妈每日需要维生素 B_2 约为 1.6 毫克。

◎孕妈妈的维生素 B_2 自测

准妈妈如果妊娠期缺乏维生素 B_2，可引起或促发妊娠呕吐，还会于孕中期发生口角炎、舌炎、唇炎、眼部炎症、皮肤炎症等。

◎孕妈妈怎样补充维生素 B_2

为安全起见，建议从食物中补充维生素 B_2。含维生素 B_2 比较丰富的食物有：

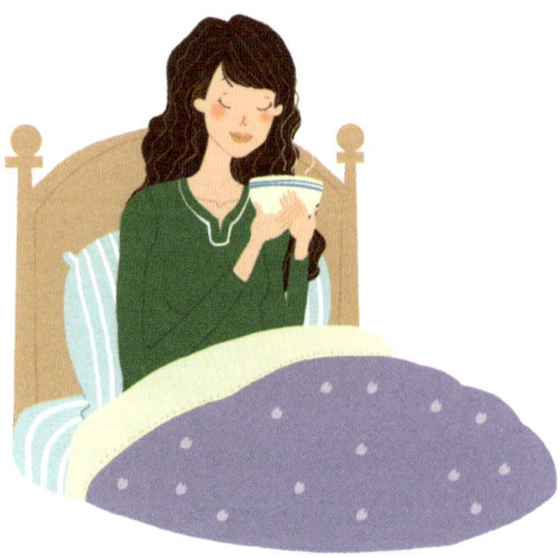

肉类（特别是内脏）、家禽、酵母、麦芽精、奶酪制品、大豆、鱼类、绿叶蔬菜、杏仁等。

维生素 B_2 耐热力很强，烹调时不必担心含量会损失。不过，维生素 B_2 对光线特别敏感，特别是紫外线。因此，不能把富含维生素 B_2 的食物放在阳光照射的地方。

07 维生素 B_6

◎孕妈妈的维生素 B_6 标准

维生素 B_6 在红细胞内为磷酸吡哆醛，后者作为机体不可缺乏的辅酶，可参与氨基酸、糖类及脂肪的正常代谢。此外维生素 B_6 还参与色氨酸转化为 5- 羟色胺的反应。并可刺激白细胞的生长，是形成血红蛋白所需要的物质。孕妇每日摄取量为 2.5 毫克。

◎孕妈妈的维生素 B_6 自测

孕妇如果缺乏维生素 B_6，就容易发生过敏性反应，如荨麻疹等。妊娠呕吐发生得特别频繁或症状严重，持续时间长时，也要怀疑维生素 B_6 摄入不足。长期大量摄入维生素 B_6 可致严重的周围神经炎，出现神经感觉异常，进行性步态不稳，手、足麻木。

营养补给单

◎孕妈妈怎样补充维生素 B_6

所有食物均含维生素 B_6，然而下列食物中维生素 B_6 最丰富：啤酒酵母、胡萝卜、鸡肉、蛋、豌豆、向日葵、麦芽、菠菜、胡桃。其次含量较高的食物有：香蕉、豆类、菜花、全谷物、糙米、糖浆、土豆、米糠、豆豉、苜蓿。

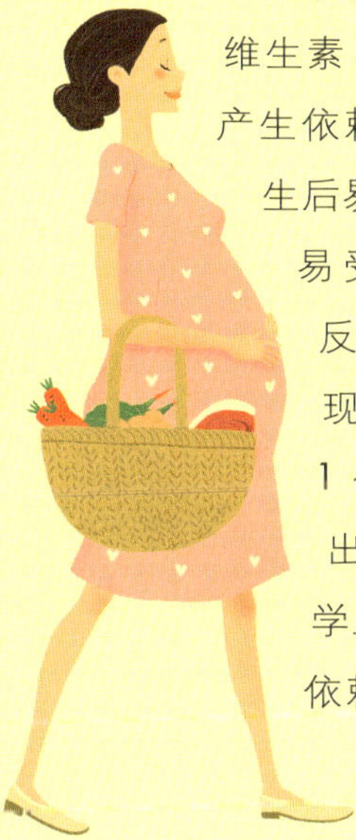

孕妇过量或长期服用维生素 B_6，胎儿容易对它产生依赖，表现在宝宝出生后易兴奋、哭闹不安、易受惊、眼球震颤、反复惊厥。有这几种现象发生的宝宝，在 1 ～ 6 个月龄时还会出现体重不增。医学上称之为维生素 B_6 依赖症，如果诊治不及时，将会留下智力低下的后遗症。

08 维生素 B_{12}

◎孕妈妈的维生素 B_{12} 标准

维生素 B_{12} 是抗贫血所需的。它可协助叶酸调节红细胞的生成并有利于铁的利用。而且消化功能的正常、食物的消化、蛋白质的合成及脂肪和糖类的代谢均需要维生素 B_{12}。此外，维生素 B_{12} 还有助于防止神经损伤，维持生育能力，促进正常的生长发育和防止神经脱髓鞘。孕妇如缺乏维生素 B_{12}，会导致胎儿神经系统损害，无脑儿的产生与此也有一定关系。妊娠期的摄入标准为 2.2 微克 / 天。

◎孕妈妈的维生素 B_{12} 自测

孕妈妈如果缺乏维生素 B_{12}，易出现疲劳、精神抑郁、发生贫血、皮肤粗糙和皮炎，还会引起恶心、食欲缺乏、体重减轻等。

◎孕妈妈怎样补充维生素 B_{12}

人类自身不能合成维生素 B_{12}，故需从膳食中获得。膳食中的维生素 B_{12} 主要来源于动物性食品，尤以动物内脏、鱼类及蛋类为多，其次为乳类。

通常情况下，人类从肉类或动物食品较丰富的膳食中，摄取的维生素 B_{12} 的量足以满足人体正常生理的需要。

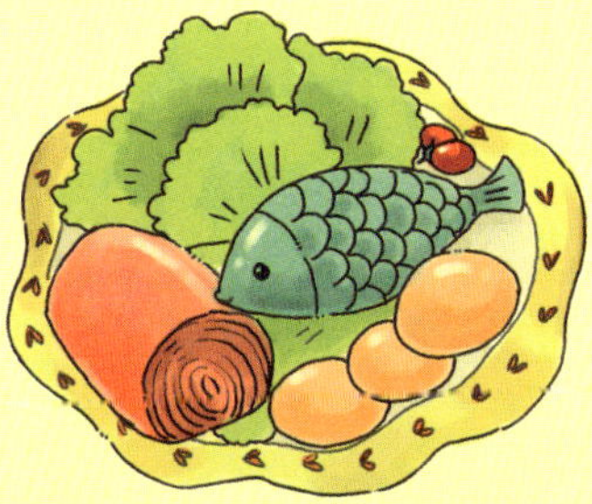

09 叶酸

◎孕妈妈的叶酸标准

妊娠期摄入叶酸的作用一是促进胎儿的正常生长，二是防止妊娠巨幼红细胞性贫血。在怀孕头4周内，孕妇如果明显缺乏叶酸，就可能导致胎儿神经管异常，并最终导致严重后果。育龄女性每天都应补充0.4毫克的叶酸，孕妇为0.8毫克。生过多胎或长期患溶血性贫血的妇女每日需额外增加0.2～0.4毫克的叶酸。

◎孕妈妈的叶酸自测

孕妇如果缺乏叶酸，就会出现巨幼红细胞贫血的表现，如头晕、乏力、面色苍白，并可出现腹泻、食欲下降等消化系统不良的症状。

◎孕妈妈怎样补充叶酸

通常医生会建议孕妇口服“斯利安”片剂，即可保证孕妇有充足的叶酸摄入量。孕妇还可以多吃些富含叶酸的水果，如樱桃、桃子、李、杏、海棠、石榴、葡萄、猕猴桃、草莓等。

对于缺乏叶酸的孕妇来说，先兆子痫、胎盘早剥的发生率增高，孕早期的叶酸缺乏则是胎儿神经管畸形的主要原因，由于畸形通常发生在妊娠的前28天，多数孕妇此时还没有意识到已经怀孕，所以妇女应于孕前1个月至孕早期3个月内每月增补叶酸。但必须指出的是，过量补充叶酸会影响微量元素锌的吸收和利用。

10 维生素C

◎孕妈妈的维生素C标准

维生素C可促进胎儿的生长。胎儿从母体获取大量的维生素C来维持骨骼、牙齿的正常发育及造血系统的功能，故应适当增加补给量。孕妇如果缺乏维生素C易贫血、出血，也可导致早产、流产。推荐孕妇每天摄入130毫克。

◎孕妈妈的维生素C自测

当准妈妈不太爱吃含维生素C丰富的食物，又经常出现头晕、易感冒、脸色苍白、关节痛、牙龈出血，就要警惕身体已严重缺乏维生素C。

◎孕妈妈怎样补充维生素C

维生素C是人体所必需的，但易从人体内快速流失，因此每日保证充足的摄入量非常重要。食物中以新鲜蔬菜、水果等含量最为丰富，如橙子、红果、鲜枣、番茄、菜花、油菜、红醋栗、青椒、甘蓝和土豆等含量最多，香蕉、桃、梨、苹果等含量次之，谷类食物含量较低。

营养补给单

⓫维生素 D

◎孕妈妈的维生素 D 标准

维生素 D 的主要功能是调节体内钙、磷代谢，维持血钙和血磷的水平，从而维持牙齿和骨骼的正常生长和发育。建议孕妇每日的摄取量是 10 微克。

◎孕妈妈的维生素 D 自测

孕妇缺少维生素 D 可引起骨软化症，表现为牙齿松动、髋关节及背部疼痛。维生素 D 摄入过多也会出现副作用，初期症状为厌食、恶心和呕吐，继而出现尿频、烦渴、乏力、神经过敏和瘙痒等症。

◎孕妈妈怎样补充维生素 D

维生素 D 可分为两种，即维生素 D_2 和维生素 D_3。维生素 D_3 主要是由人体自身合成的，人体的皮肤含有一种胆固醇，经阳光照射后，就变成了维生素 D_3。所以，如果能充分接受阳光的话，自身合成的维生素 D_3 就基本上能满足生理需要了。维生素 D_3 还可来自动物性食物，如肝类，尤其是由海产类的鱼肝中提炼的鱼肝油含量最丰富。维生素 D_2 来源于植物性食物，酵母、蕈类等含量较多。此外，维生素 D 与维生素 A、维生素 C、胆碱、钙和磷一起服用，效果最佳。

⓬维生素 E

◎孕妈妈的维生素 E 标准

维生素 E 是一种脂溶性维生素，又称生育酚，是最主要的抗氧化剂之一，有降低细胞老化、保持红细胞的完整性、促进细胞合成、抗污染和抗不孕的功效。我国推荐孕妇的每日供给量为 14 微克。

◎孕妈妈的维生素 E 自测

孕妇缺乏维生素 E，会使牙齿发黄，引发近视，还会影响胎儿的大脑功能，生出残障、弱智儿。但是孕妇长期大量服用维生素 E 也可产生恶心、呕吐、眩晕、头痛、视物模糊、皮肤皲裂、唇炎、胃肠功能紊乱、腹泻、乏力软弱等症状。

◎孕妈妈怎样补充维生素 E

维生素 E 广泛存在于动植物食品中，以植物油含量最多，尤其是小麦胚芽油、棉子油、玉米油、葵花子油、花生油及芝麻油等含维生素 E 较多。莴苣叶及柑橘皮含维生素 E 也很多。此外，猪油、牛肉以及杏仁、葵花子、松子、花生酱、甘薯、菠菜和鳄梨中也含有维生素 E。建议孕妈妈每天都要补充维生素 E，烹调食物时温度不宜过高，时间不宜过久，以免使大部分维生素 E 丢失。

⑬ 钙

◎孕妈妈的钙含量标准

怀孕前，若女性体内钙摄入不足，则当孕妇体内的钙质转移到胎儿身上时，就不能满足胎儿生长发育的需要，也影响胎儿乳牙、恒牙的钙化和骨骼的发育，出生后会使孩子出现佝偻病。新妈妈自身也易于产后出现骨软化和牙齿疏松或牙齿脱落等现象。

女性非怀孕期平均每天需要钙约800毫克，而在怀孕期间每天必须摄入1000～1500毫克的钙。

◎孕妈妈的钙含量自测

孕妇在妊娠期出现小腿抽筋、疲乏、倦怠等症状，就要高度怀疑缺钙的可能性。

◎孕妈妈怎样补充钙元素

从均衡饮食结构入手，是最安全最合理的补钙方式。孕妇可多吃些含钙丰富的食物，如奶和奶制品、动物肝脏、蛋类、豆类、硬果类、紫菜、海产品及一些绿色蔬菜，具体可每天早、晚喝牛奶各250毫升，就可补钙约600毫克，再加上多吃含钙丰富的食物，如骨头汤、鱼、虾等，就能满足孕妇的需要。

孕妇补钙要适量，摄入钙过多会影响铁等其他营养素的吸收，可致孕妇便秘和高钙血症，甚至导致结石。补钙时，要防止钙与某些食品中的植酸、草酸结合，形成不溶性钙盐，以致钙不能被充分吸收利用，所以，不要将含植酸和草酸丰富的菠菜、竹笋等与含钙丰富的食物一起烹调。

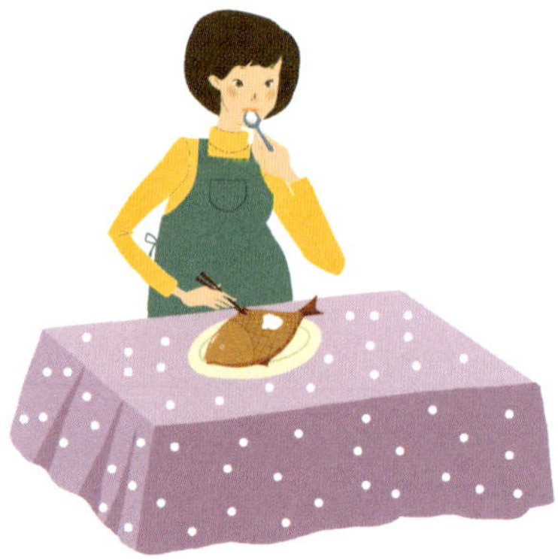

⑭ 铁

◎孕妈妈的铁含量标准

铁是人体生成红细胞的主要原料之一，孕期的缺铁性贫血，不但可以导致孕妇出现心慌气短、头晕、乏力，还可导致胎儿宫内缺氧、生长发育迟缓、出生后智力发育障碍，出生后6个月之内易患营养性缺铁性贫血等。因此，孕妇在孕期应特别注意补充铁剂，为自己和胎儿在宫内及产后的造血做好充分的铁储备。

营养补给单

在怀孕早期，每天应至少摄入15～20毫克铁；怀孕晚期，每天应摄入20～30毫克铁。

◎孕妈妈的铁含量自测

准妈妈缺铁，易发生缺铁性贫血，出现心慌气短、头晕、乏力等症状。

◎孕妈妈怎样补充铁元素

孕妇应该注意膳食的调配，有意识地食用一些含铁丰富的食品，如动物内脏、蔬菜、肉类、鸡蛋等，其中以猪肝的含铁量最高。瘦肉、紫菜、海带等也含有一定量的铁。需要注意的是：在补充含铁食物时，应避免与牛奶、茶叶同服，最好与含维生素C丰富的水果等同服，因为维生素C能够提高铁的吸收率。

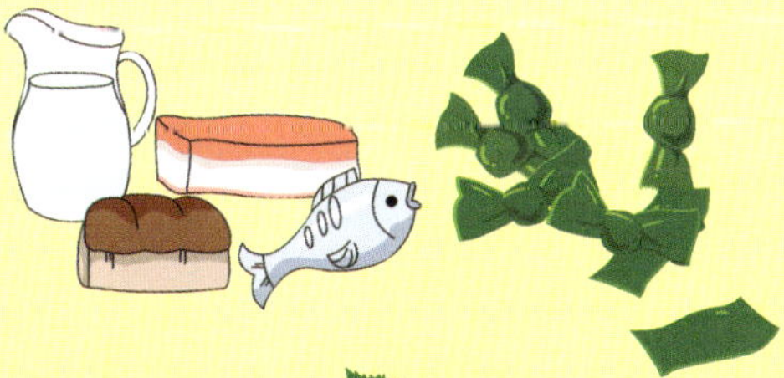

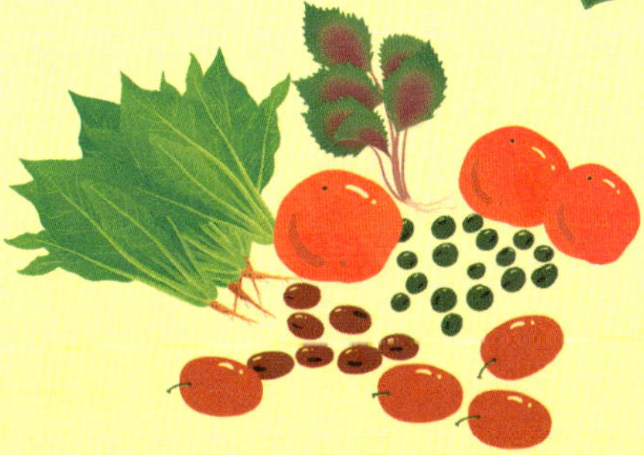

⑮锌

◎孕妈妈的锌含量标准

锌在生命活动过程中起着转运物质和交换能量的作用。怀孕期间，孕妇如不能摄入足够的锌，可导致胎儿脑细胞分化异常，脑细胞总数减少，新生儿出生体重低下，甚至出现发育畸形。同时，血锌水平还可影响到孕妇子宫的收缩。因此，孕妇缺锌，会增加分娩的痛苦，还有导致产后出血过多及并发其他妇科疾病的可能，影响产妇健康。

我国营养学会推荐中晚期孕妇每日锌供给量为20毫克。

◎孕妈妈的锌含量自测

当孕妇出现倦怠、味觉下降时，就应进行相关检查，考虑是否缺锌。

◎孕妈妈怎样补充锌元素

补锌的最佳方法是合理调配膳食，多吃些含锌较多的食物，如香蕉、植物的种子（麦胚、葵花子、各种坚果等）、卷心菜等。孕期还须戒酒，因为酒精会增加体内锌的消耗。

苹果素有“益智果”与“记忆果”的美称。它不仅富含锌等微量元素，还富含糖类、多种维生素等营养成分，孕妇每天吃1～2个苹果即可以满足锌的需要量。

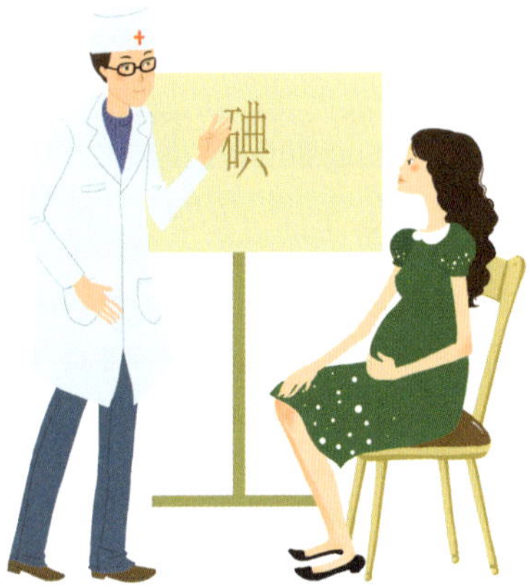

⑯ 碘

◎孕妈妈的碘含量标准

碘是人体甲状腺激素的主要构成成分。甲状腺激素可以促进身体的生长发育，影响大脑皮质和交感神经的兴奋。如果机体内含碘不足，将直接限制甲状腺激素的分泌。孕期母体摄入碘不足，可造成胎儿甲状腺激素缺乏，造成胎儿发育期大脑皮质中主管语言、听觉和智力的部分不能得到完全分化和发育，出生后甲状腺功能低下。孕妇每日摄入的碘含量为175毫克。

◎孕妈妈的碘含量自测

我们每天的食用盐中含有一定量的碘，使得一般正常人不会出现碘缺乏。因此，若每位计划怀孕的女性或已经怀孕的孕妇，在补充碘时，如查尿碘含量低于100微克/升，则要加大碘盐摄入或服用碘丸，同时必须在医生的指导下，采用正确剂量进行补充，以防止摄碘过高。因为，碘过高同样会产生副作用。

◎孕妈妈怎样补充碘元素

缺碘地区的妇女在怀孕以后，应多吃一些含碘较多的食物，富含碘的食物为海带、紫菜、海虾、海鱼等，并坚持食用加碘食盐。

⑰ 铜

◎孕妈妈的铜含量标准

铜是机体内蛋白质和酶的重要组成部分，能维持骨骼、血管和神经系统的正常功能。另外，铜还是人们熟悉的超氧化物歧化酶的重要成分，能保护人体的细胞免受过氧化物的损害。

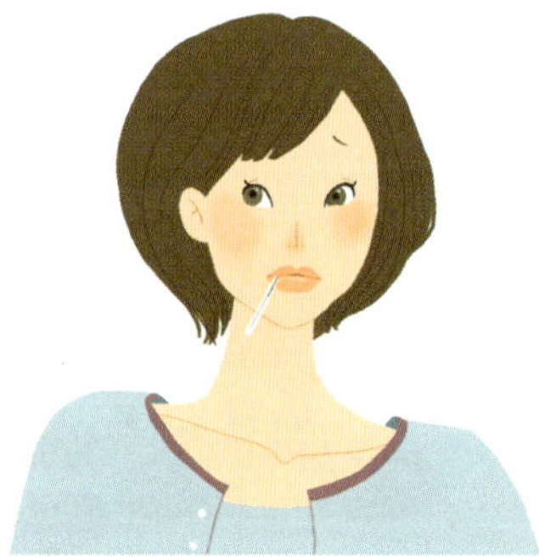

营养补给单

母体铜不足也可累及胎儿缺铜，并影响胚胎的正常分化与胎儿的健康发育，同时，如果孕妇体内含铜不足，还会使母体羊膜厚度发生异变，从而造成羊膜早破而导致早产。

世界卫生组织建议，一个成人的摄铜量，每天不应少于 2 ～ 3 毫克，孕妇还应适当增加。

◎孕妈妈的铜含量自测

如果孕妈妈在妊娠期间血中铜含量过低，往往会造成贫血、体温低、皮肤和毛发色素减少，以及不明原因的痢疾。铜摄入过量，则表现为腹痛、呕吐、腹泻、头晕、痉挛、昏睡等症状。所以孕妈妈要特别注意。

◎孕妈妈怎样补充铜元素

为了优生优育，育龄妇女特别是孕妇要注意补铜。铜在人体内不能储存，必须每日补充。补铜的途径以食补为主，含铜最多的食物包括海鲜、动物肝脏、粗粮、坚果和蔬菜以及巧克力。其他含铜的食物还包括土豆、豌豆、红色肉类、蘑菇以及木瓜、苹果等。

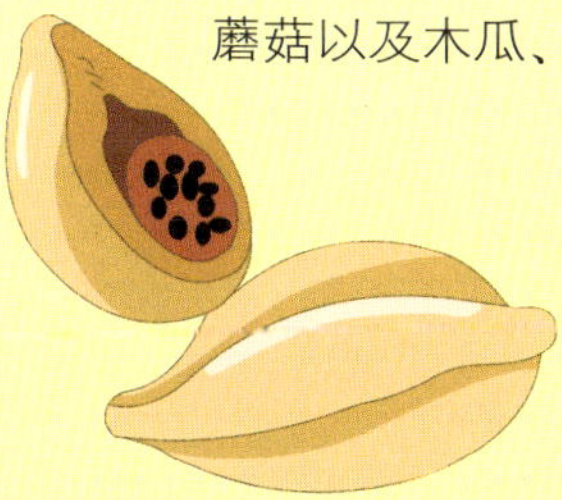

⑱ 糖类

◎孕妈妈的糖类标准

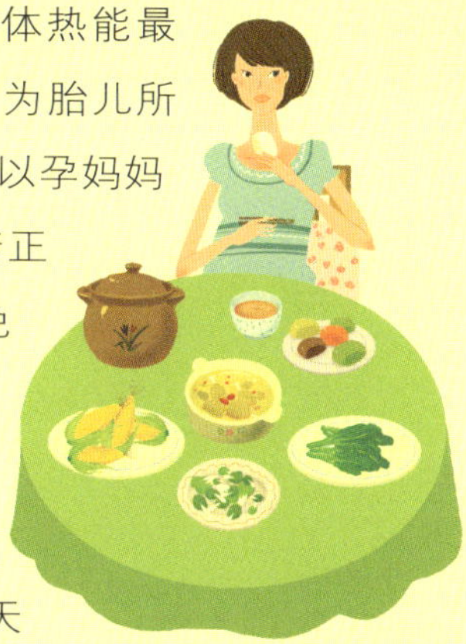

糖类是人体热能最主要的来源，为胎儿所必需物质，所以孕妈妈必须保持血糖正常水平，以免影响胎儿的代谢而影响正常生长。一般来说，孕妇每天至少要摄入 150 ～ 250 克的糖类，同时，糖类占总摄入能量的 60% 左右为宜。

◎孕妈妈的糖类自测

孕妇摄入糖类不足，能量不够，可能会使胎儿生长速度受到影响。而糖类摄入过多，有导致孕妇和胎儿超重的危险。

◎孕妈妈怎样补充糖类

平常我们吃的主食如馒头、米饭、面包等都属于糖类物质，谷类如大米、小米、玉米、薯类及各种蔬菜和水果中均含有丰富的糖类，另外白糖、红糖、水果，也属于糖类物质。因此，只要每日正常摄入主食及水果，就能补充足够的糖类。

孕早期营养食谱

Yunzaoqi Yingyang Shipu

妊娠早期的膳食要以重质量、高蛋白、富营养、少油腻、易消化吸收为原则。一日可少食多餐，以瘦肉、鱼类、蛋类、面条、牛奶、豆浆、新鲜蔬菜和水果为佳。可多选择孕妇平常喜欢吃的食物，但不宜食用油腻、油煎、炒、炸、辛辣刺激等不易消化的食物。

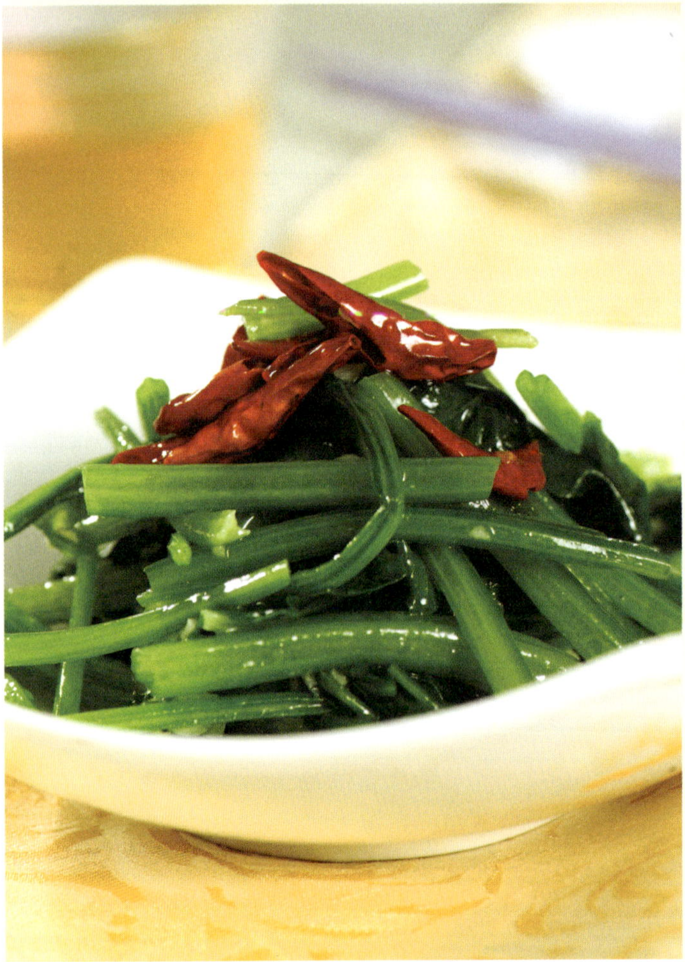

COOKING

清拌菠菜*

材料

菠菜250克。

调料

蒜末、干红辣椒段、香油、醋、盐、植物油各适量。

做法

1. 将菠菜择洗净，切段，放入沸水锅中焯水，捞出过凉，放入盘中，备用。
2. 锅置火上，倒植物油烧热，放干红辣椒段爆香，离火。
3. 将蒜末、干红辣椒油、香油、醋、盐放在菠菜段上，搅拌均匀即可。

温馨小提示

菠菜含多种营养素，有滋阴润燥、养血止血的作用。

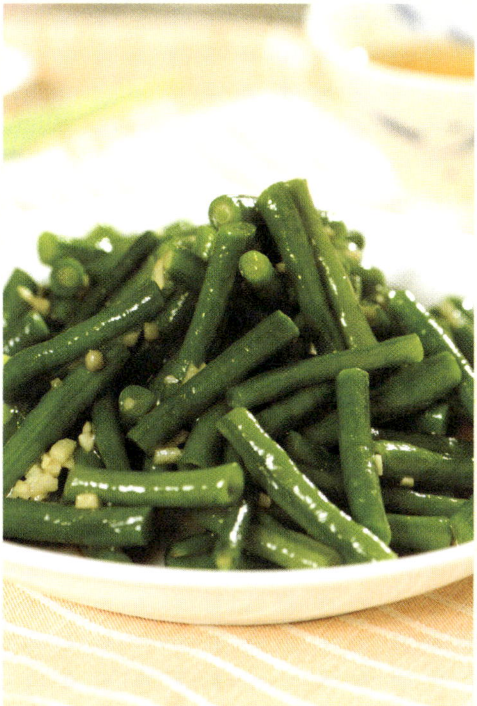

COOKING

拌蜇皮*

材料

海蜇皮300克，黄瓜丝200克，熟鸡肉丝25克，熟火腿丝、青尖椒丝、红尖椒丝各10克。

调料

盐、白糖、蒜末、醋、酱油、香油、味精各适量。

做法

1. 将白糖、蒜末、醋、盐、酱油、味精、香油调成味汁。
2. 将海蜇皮洗净，用盐腌透后切粗条，焯水，过凉；将海蜇皮、黄瓜丝、熟鸡肉丝、熟火腿丝、青尖椒丝、红尖椒丝一起放入碗中，浇上味汁拌匀，装盘即可。

COOKING

姜汁豇豆*

材料

豇豆500克。

调料

姜末、盐、醋、酱油、白糖、香油各适量。

做法

1. 将豇豆洗净，去蒂，去筋，切段；姜末、盐、醋、酱油、白糖、香油放入碗内，调成姜味汁，备用。
2. 锅置火上，倒入适量水煮沸，放入豇豆段焯熟，捞出，过凉后，倒入姜味汁，拌匀即可。

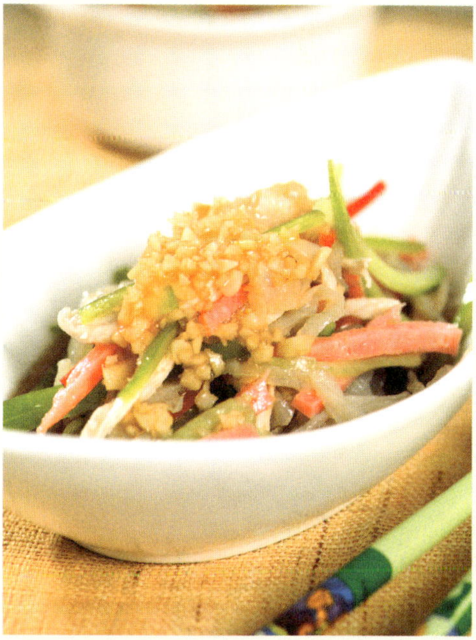

COOKING

北京泡菜*

材料

大白菜嫩心1000克，苹果、梨各100克。

调料

盐、辣椒末、葱花、蒜泥各适量。

做法

1. 将白菜心洗净，沥干，切段；苹果、梨分别去皮、核，切块，备用。
2. 将白菜段加适量盐略腌，萎蔫后沥干。
3. 将白菜段放入干净的容器里，加入辣椒末、盐、葱花、蒜泥、苹果块、梨块和适量凉开水，用重物压实，盖上盖腌渍3天，吃时取出即可。

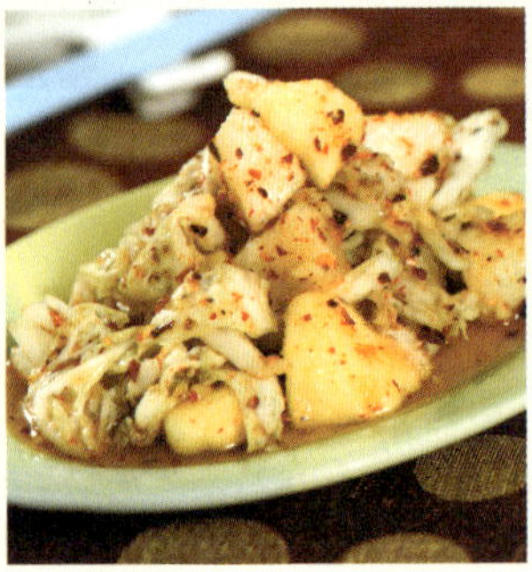

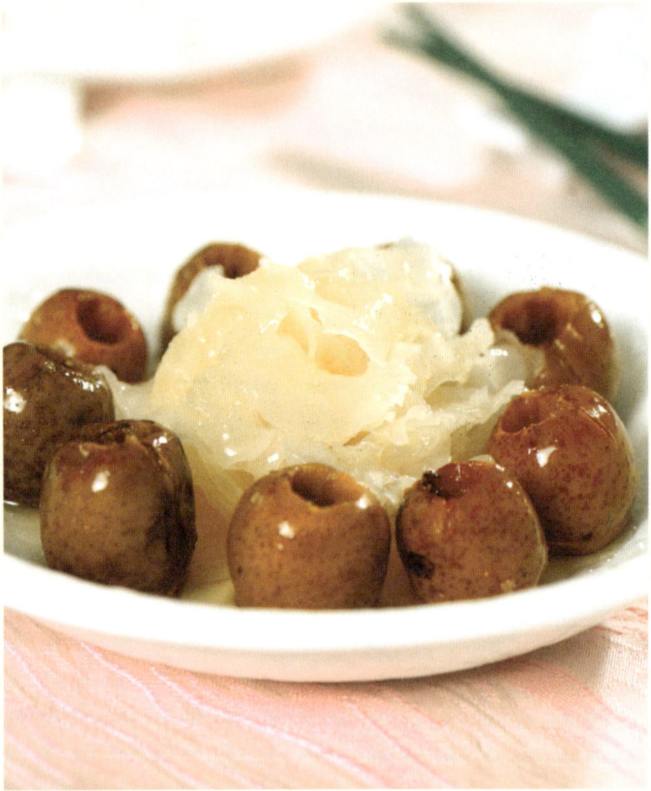

COOKING

银耳拌山楂*

材料

银耳250克、罐头山楂半罐。

调料

白糖、醋各适量。

做法

1. 将白糖、醋调成糖醋汁；将银耳泡发，去蒂，洗净，撕小朵，放入沸水锅中焯一下，捞出，沥干水，放碗中，倒入糖醋汁腌渍4小时。
2. 将银耳捞出摆在盘中，山楂围在银耳周围即可。

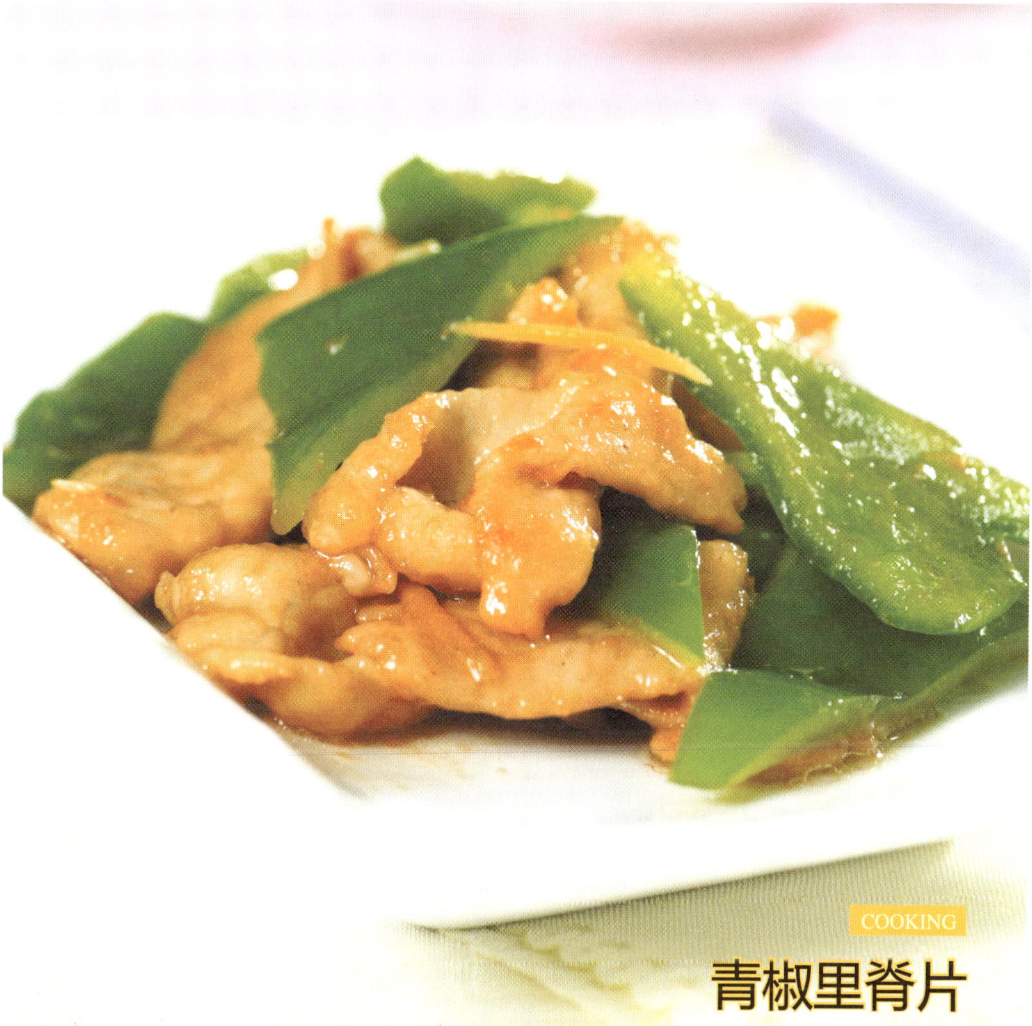

COOKING

青椒里脊片

材 料

猪里脊肉300克、青椒2个。

调 料

酱油、料酒、淀粉、植物油、葱花、姜丝、盐各适量。

做法

1. 将青椒洗净，去蒂、子，切斜片；猪里脊肉洗净，切片，加入酱油、料酒、淀粉拌匀、腌渍片刻；将部分葱花、姜丝、盐、酱油调成汁，备用。

2. 锅置火上，倒油烧热，放入剩下的姜丝、葱花煸香，放入里脊肉片炒熟，放入青椒片，加入调好的汁，炒匀即可。

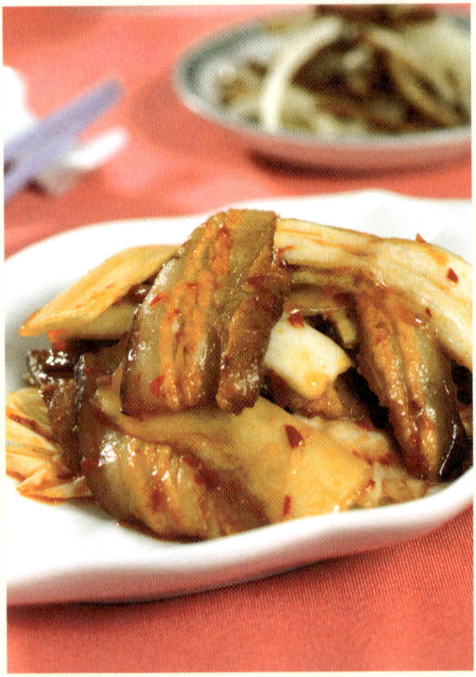

COOKING

葱白木耳*

材料

黑木耳、葱白各100克。

调料

姜末、蚝油、植物油、盐、酱油、水淀粉各适量。

做法

1. 将黑木耳洗净，放入清水中泡发后去蒂，撕小朵，焯水备用；葱白洗净，切片。
2. 锅置火上，倒油烧热，放入姜末、葱白炒香，加入盐、酱油、黑木耳、蚝油翻炒几下，用水淀粉勾芡即可。

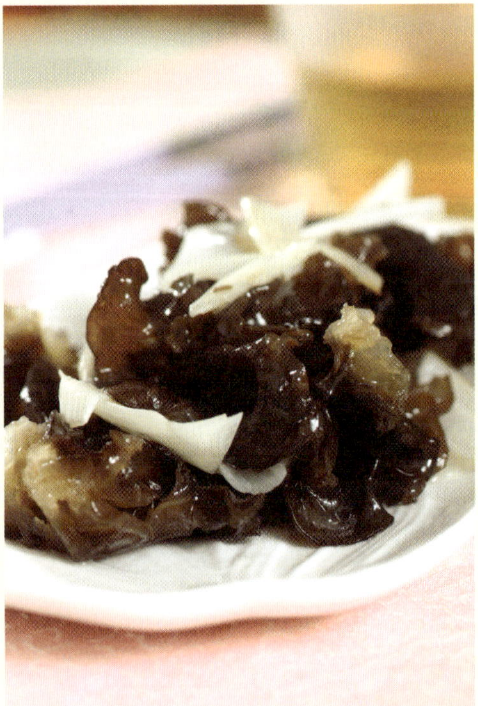

COOKING

酱炒白菜回锅肉*

材料

白菜300克、熟猪五花肉150克。

调料

植物油、葱末、姜末、豆瓣酱、料酒、酱油、味精、白糖、水淀粉各适量。

做法

1. 将白菜洗净，逐叶掰开切片；熟猪肉切大片；豆瓣酱剁碎。
2. 炒锅置火上，倒油烧热，放入葱末、姜末爆香，放入豆瓣酱炒出红油，加入白菜片、肉片、料酒、酱油、味精、白糖、清水翻炒，用水淀粉勾芡即可。

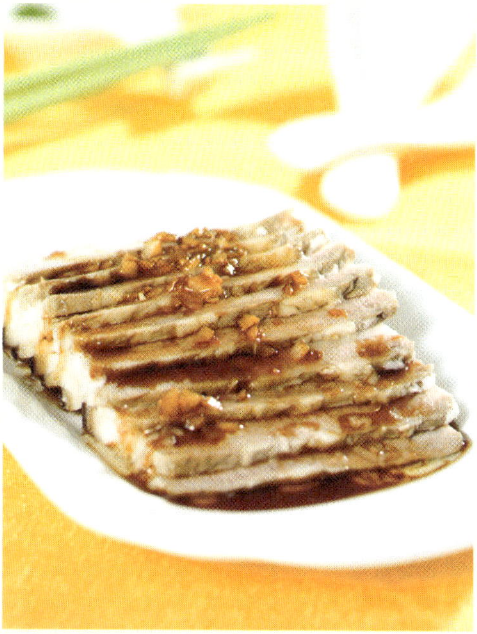

COOKING

蒜泥白肉*

材料

猪肉500克、蒜瓣50克。

调料

酱油、冰糖、红油、大料、盐各适量。

做法

1. 将猪肉洗净，煮熟后在锅中浸泡至温热，捞出沥干，切薄片装盘；蒜瓣洗净，剁成泥，加入盐和煮猪肉的原汤，调成稀糊状，备用。
2. 锅置火上，放入酱油、冰糖、大料，用小火熬成浓稠状酱料，备用。
3. 将蒜泥、酱料、红油对成味汁，淋在肉片上即可。

COOKING

海带黄豆炖排骨*

材料

猪排骨500克、黄豆50克、红枣10颗、海带结100克。

调料

黄芪、通草、姜片、盐各适量。

做法

1. 将排骨洗净，剁块，焯水；黄豆洗净后，放清水中泡发；红枣去核，洗净；黄芪、通草洗净后用纱布包成药包，备用。
2. 锅置火上，倒入适量清水，放入排骨、黄豆、海带结、红枣、姜片和药包，用小火炖2小时，捞去药包、姜片，加盐调味即可。

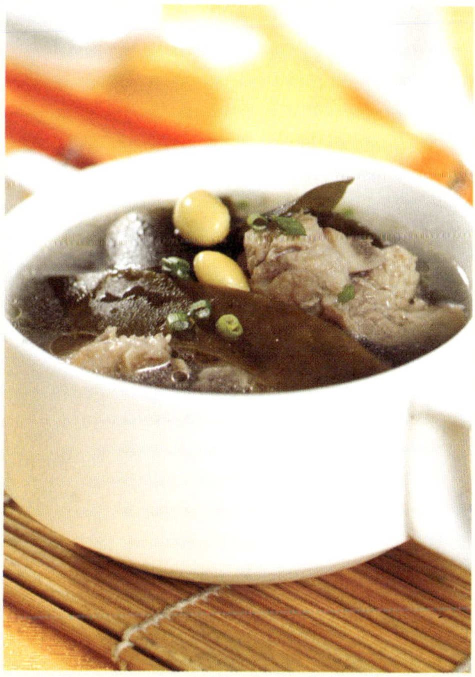

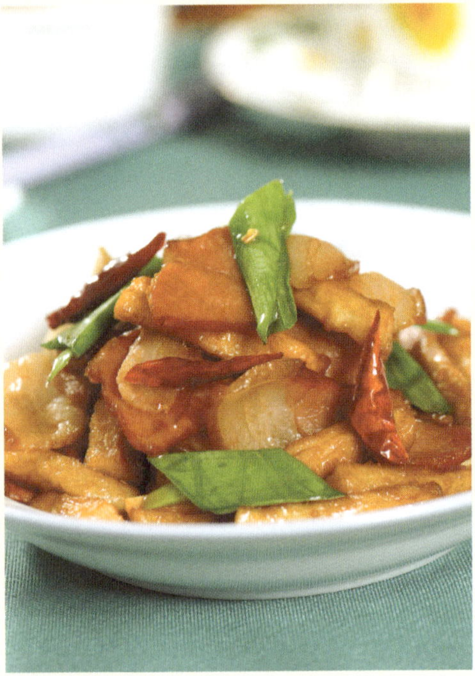

COOKING

菜花炒牛肉*

材料

牛肉200克、菜花150克、胡萝卜100克。

调料

植物油、盐、酱油、料酒、水淀粉、白糖、姜末、蒜末各适量。

做法

1. 菜花洗净，掰小朵，焯水沥干；牛肉洗净，沥水，横纹切薄片，加盐、料酒、酱油腌渍10分钟；胡萝卜洗净，去皮，切片。
2. 锅置火上，倒油烧至五成热，放入牛肉片滑炒，待牛肉变色后捞出，沥油。
3. 锅重置火上，留底油烧热，放入姜末、蒜末爆香，放入胡萝卜片翻炒，放入牛肉片，加料酒略炒，最后加入菜花，加入盐、酱油、白糖调味，用水淀粉勾芡即可。

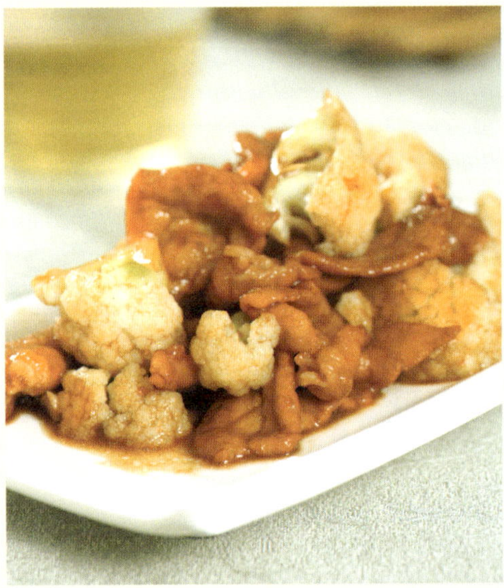

COOKING

萝卜干炒腊肉*

材料

腊肉300克、萝卜干50克、青蒜苗适量。

调料

干红辣椒、植物油、料酒、鸡精、盐、酱油各适量。

做法

1. 将萝卜干泡透，沥干，切段；腊肉洗净，切薄片，用油炒至透明状；干红辣椒、青蒜苗分别洗净，切段，备用。
2. 炒锅置火上，倒油烧热，放入干红辣椒段、青蒜苗段、盐、萝卜干段翻炒，放入腊肉片、料酒、酱油、鸡精翻炒均匀即可。

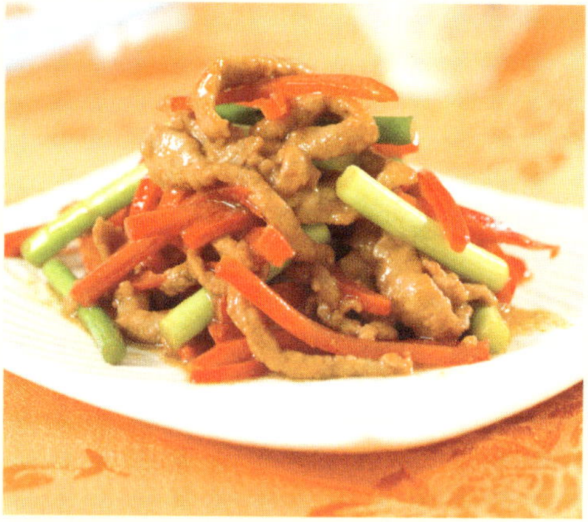

COOKING

甜椒牛肉丝*

材 料

牛肉、甜椒各200克，蒜薹15克。

调 料

植物油、酱油、甜面酱、盐、姜丝、淀粉、高汤各适量。

做 法

1. 将牛肉洗净，切丝，加盐、淀粉拌匀；甜椒洗净，去蒂及子，切丝；蒜薹洗净，切段，备用。
2. 将酱油、盐、高汤、淀粉调成芡汁，备用。
3. 锅置火上，倒油烧热，放入牛肉丝、甜面酱、甜椒丝、蒜薹段、姜丝翻炒至熟，烹入芡汁翻炒即可。

温馨小提示

↘牛肉的纤维组织较粗，结缔组织又较多，应横切，将长纤维切断，否则不易入味，且嚼不烂。

COOKING

芹菜炒羊肉*

材 料

羊肉丝、芹菜段各250克。

调 料

植物油、姜丝、料酒、鸡精、淀粉、醋、豆瓣酱、香油、酱油、盐、高汤各适量。

做 法

1. 将羊肉丝加盐、料酒、酱油、淀粉上浆；酱油、醋、料酒、鸡精、盐、淀粉、高汤调成味汁，备用。
2. 锅置火上，倒油烧热，放入豆瓣酱炒出香味，放入羊肉丝、芹菜段、姜丝翻炒，倒入调好的味汁拌匀，淋香油即可。

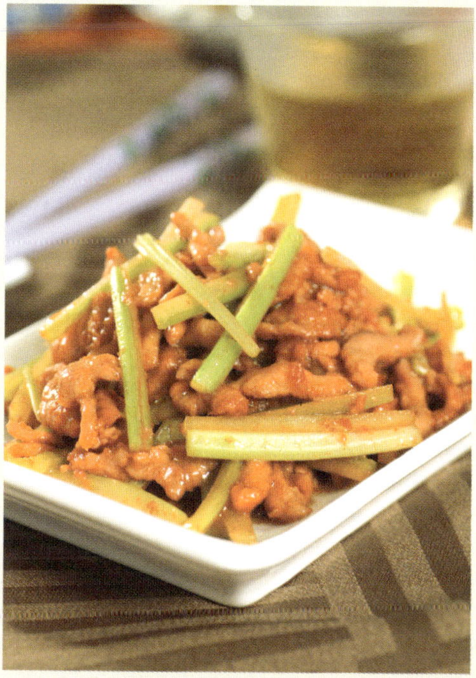

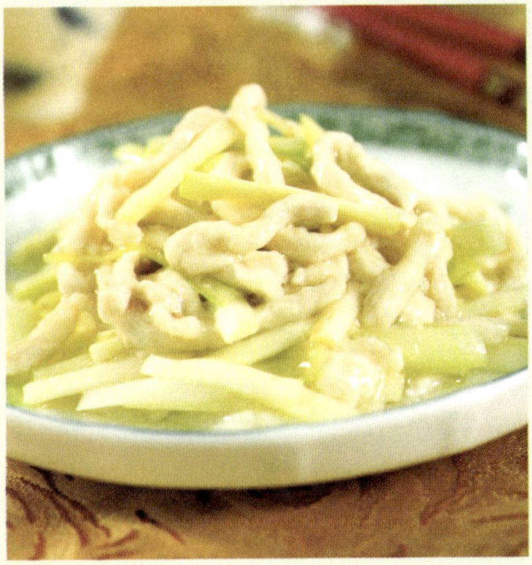

COOKING

韭黄鸡丝

材料

韭黄300克、鸡脯肉150克、鸡蛋1个（取蛋清）。

调料

盐、料酒、胡椒粉、淀粉、姜末、葱末、植物油各适量。

做法

1. 将鸡脯肉洗净，切丝，加盐、料酒、淀粉、鸡蛋清拌匀；韭黄洗净，切段，备用。
2. 锅置火上，倒油烧热，放入葱末、姜末煸香，加入鸡脯肉炒至变色，加入韭黄翻炒至熟，加入盐、胡椒粉拌匀即可。

温馨小提示

↘ 韭黄含有膳食纤维，可促进排便，它还含有挥发性精油及硫化合物，能很好地促进食欲。

COOKING

鸡脯扒小白菜

材料

小白菜400克、熟鸡脯肉200克。

调料

植物油、盐、料酒、牛奶、水淀粉、葱花、鸡汤各适量。

做法

1. 将小白菜洗净，切段，焯水，过凉，沥干；鸡脯肉撕小条，备用。
2. 锅置火上，倒油烧热，放入葱花炝锅，放入料酒，加入鸡汤和盐，放入鸡脯肉、小白菜，用大火烧沸，加入牛奶拌匀，用水淀粉勾芡即可。

温馨小提示

↘ 小白菜含钙量高，能很好地补充孕早期准妈妈身体所需的钙质。

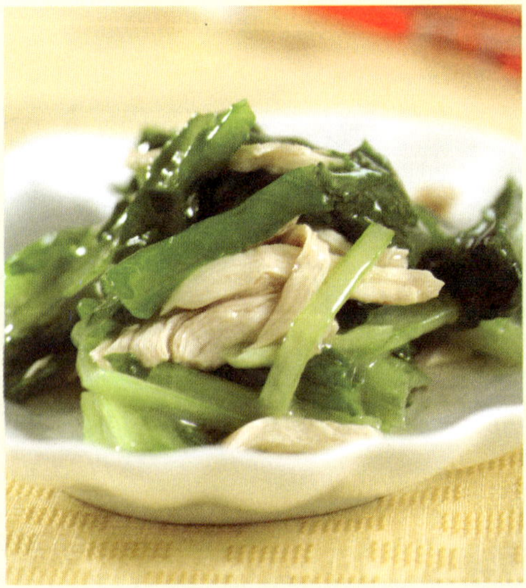

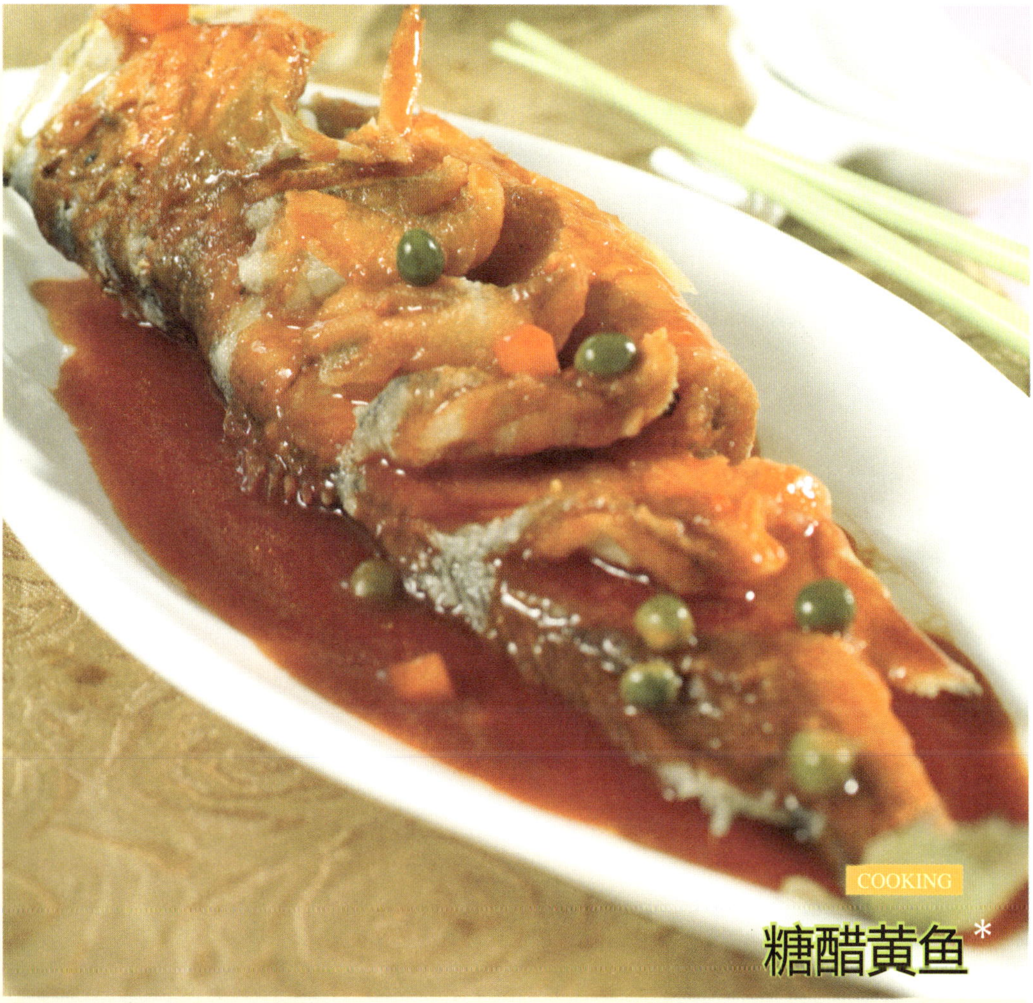

糖醋黄鱼 *

材 料

鲜黄鱼1条，青豆、胡萝卜丁、春笋丁各20克。

调 料

水淀粉、植物油、白糖、醋、酱油、料酒、葱末各适量。

做法

1. 黄鱼处理好，洗净，在鱼身两面划上花纹，抹上酱油、料酒，腌渍30分钟；胡萝卜丁、春笋丁、青豆分别焯水。

2. 将腌渍好的黄鱼挂上水淀粉，下入油锅中炸至色泽金黄并酥脆，捞起沥净油，码入盘中备用。

3. 另起锅置火上，倒油烧热，放入葱末煸香，加入适量沸水，放入白糖、醋、胡萝卜丁、春笋丁、青豆煮沸，用水淀粉勾芡，将汁浇在鱼身上即可。

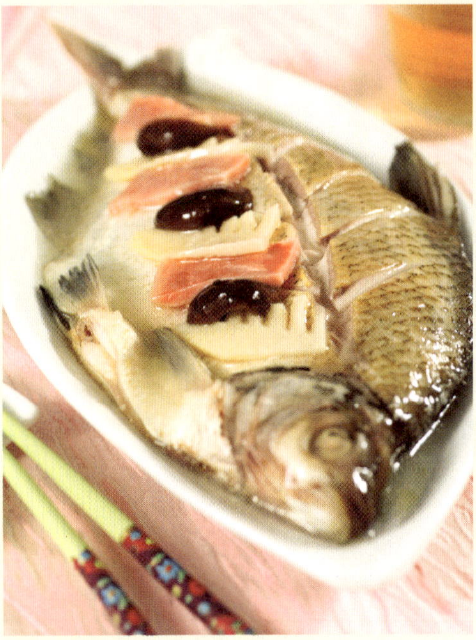

COOKING

红烧黄鱼*

材料

黄鱼500克。

调料

白糖、酱油、料酒、葱末、姜末、醋、蒜末、盐、干淀粉、清汤、水淀粉、植物油各适量。

做法

1. 将黄鱼去鳞、内脏、两鳃，在鱼身两面剞刀，加入料酒、盐腌渍片刻，用干淀粉上浆；将清汤、酱油、料酒、醋、白糖、盐、水淀粉对成芡汁，备用。
2. 锅置火上，倒油烧热，放入鱼煎至金黄色，倒入芡汁，烹至入味，捞出摆盘，撒入葱末、姜末、蒜末即可。

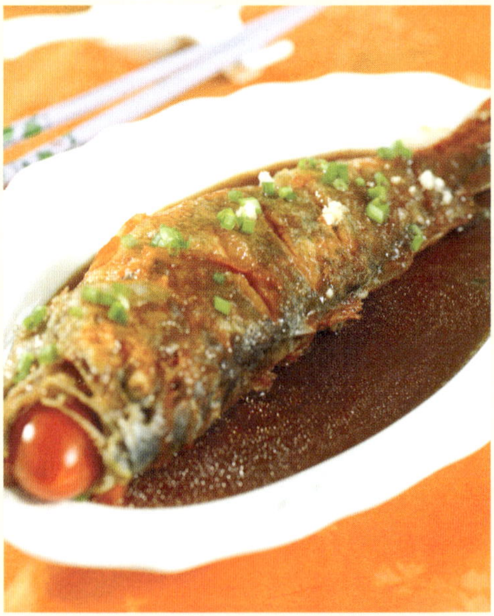

COOKING

清蒸鱼*

材料

武昌鱼1条、熟火腿30克、鲜香菇20克、冬笋15克。

调料

盐、胡椒粉、葱段、姜块、料酒各适量。

做法

1. 将鱼去鳃、鳞、内脏，洗净，在鱼身上剞花刀，撒上盐，摆在盘中。
2. 香菇、火腿洗净切薄片，间隔摆在鱼身上；冬笋切薄片，放在鱼两边，加入葱段、姜块、料酒，备用。
3. 蒸锅置火上，加入清水煮沸，放入鱼盘蒸15分钟，蒸至鱼肉松软，撒上胡椒粉即可。

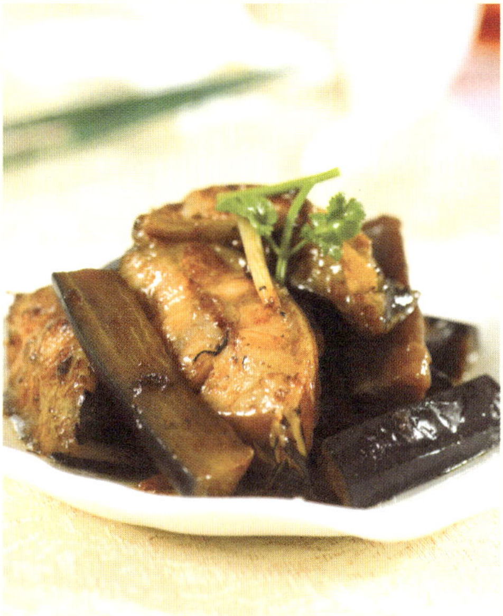

COOKING

鱿鱼炒茼蒿*

材料

鱿鱼400克、茼蒿350克。

调料

葱花、姜丝、盐、鸡精、植物油、料酒各适量。

做法

1. 将鱿鱼去头，洗净，切丝，焯水，沥干。
2. 茼蒿择洗净，切段，备用。
3. 锅置火上，倒植物油烧热，放入葱花、姜丝煸炒，放入鱿鱼丝煸炒至软，加入茼蒿、盐、鸡精、料酒翻炒至茼蒿熟即可。

温馨小提示

茼蒿中含有特殊香味的挥发油，有助于宽中理气，消食开胃，增加食欲，并可促进肠蠕动，非常适合孕早期食欲不振和肠道不畅的准妈妈食用。

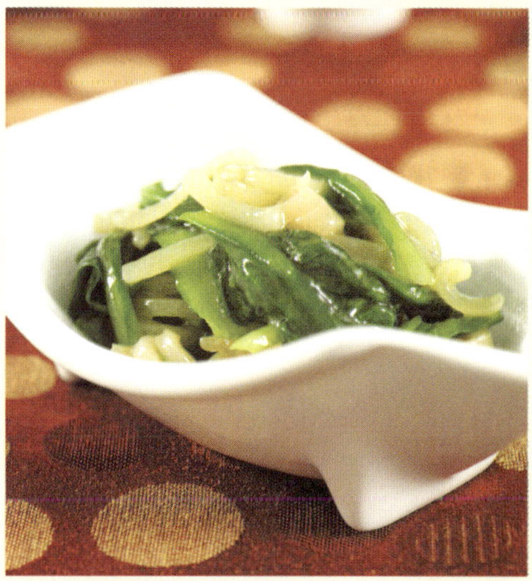

COOKING

鲇鱼烧茄子*

材料

鲇鱼1条、嫩茄子100克。

调料

植物油、葱段、姜片、蒜末、盐、料酒、高汤、香油、香菜末各适量。

做法

1. 将鲇鱼去鳃、鳞、内脏，洗净，剁段；茄子去柄，洗净，切长条，备用。
2. 锅置火上，倒油烧热，放入鲇鱼段略煎，捞出。
3. 另起锅，倒油烧热，放入葱段、姜片，加入高汤，放入鲇鱼段、茄条，加入盐、料酒，大火烧沸后转小火，待鲇鱼、茄子熟烂后，放入蒜末，撒上香菜末，淋入香油即可。

COOKING

醋熘圆白菜*

材 料

圆白菜300克。

调 料

白糖、醋、葱花、干红辣椒、盐、姜丝、植物油、水淀粉各适量。

做法

1. 将圆白菜逐叶掰开，洗净，切块，用盐略腌渍，沥水；干红辣椒洗净，沥干，切段；将盐、白糖、醋、姜丝、葱花、水淀粉调成料汁，备用。
2. 锅置火上，倒植物油烧热，放入干红辣椒段炸至褐红色，放入圆白菜，用大火炒熟，倒入料汁炒匀即可。

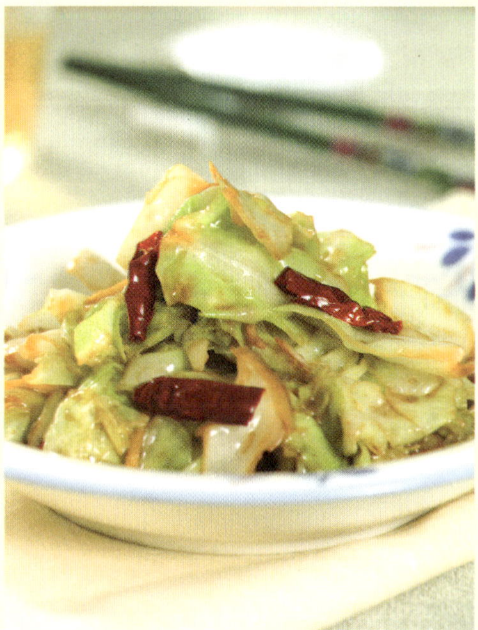

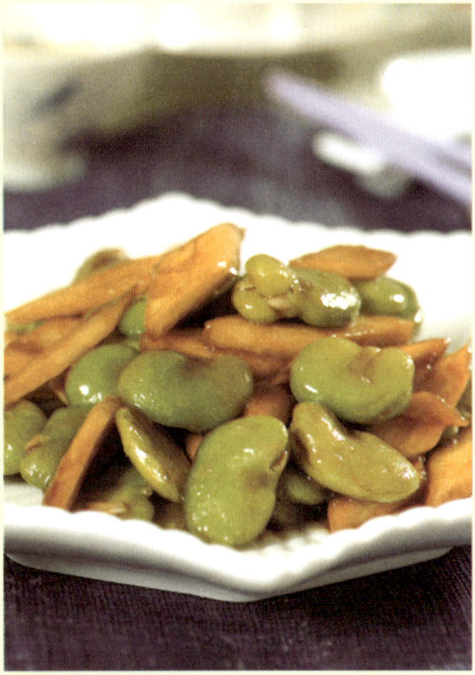

COOKING

茭白炒蚕豆*

材 料

鲜蚕豆、茭白各200克。

调 料

盐、胡椒粉、水淀粉、葱末、姜末、植物油、排骨酱各适量。

做法

1. 将茭白去老皮，洗净，切片，放入沸水锅中焯水，捞出沥水；蚕豆去皮，洗净，备用。
2. 锅置火上，倒植物油烧热，放入葱末、姜末炒出香味，放入蚕豆、茭白片翻炒，加入适量水略煮，放入排骨酱、盐、胡椒粉，用水淀粉勾芡即可。

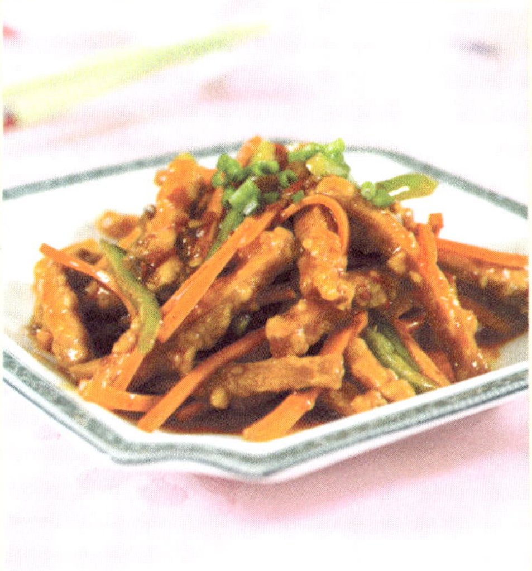

COOKING

鱼香豆腐干*

材料

豆腐干250克、鸡蛋1个、胡萝卜丝100克、青椒丝50克。

调料

植物油、葱末、姜末、蒜末、盐、淀粉、豆瓣酱、鲜鱼汤、白糖、醋、芝麻各适量。

做法

1. 将豆腐干洗净，切条；鸡蛋磕入碗中，放入豆腐干条和淀粉、芝麻拌匀；用淀粉、醋、白糖、盐和鲜鱼汤调成汁。
2. 锅内倒油烧热，放入豆腐干条滑散，至金黄色捞出，沥油。
3. 锅重置火上，倒油烧热，放入姜末、蒜末、豆瓣酱煸炒，待炒出红油，倒入调好的汁，撒上葱末、豆腐干条、胡萝卜丝、青椒丝，翻炒均匀即可。

COOKING

酱爆黄瓜丁*

材料

黄瓜500克。

调料

植物油、葱末、姜末、蒜末、料酒、白糖、鸡精、盐、豆瓣酱、水淀粉各适量。

做法

1. 将黄瓜洗净，切小方丁，备用。
2. 锅置火上，倒油烧热，放入姜末、葱末、蒜末煸炒，放入豆瓣酱炒出香味，放入黄瓜丁煸炒几下，加入料酒、白糖、盐、鸡精，加入少许清水烧沸，用水淀粉勾芡即可。

温馨小提示

↘此菜应少放盐，因为豆瓣酱本身就有一定的咸味，准妈妈应尽量少吃盐，避免患上妊娠高血压。

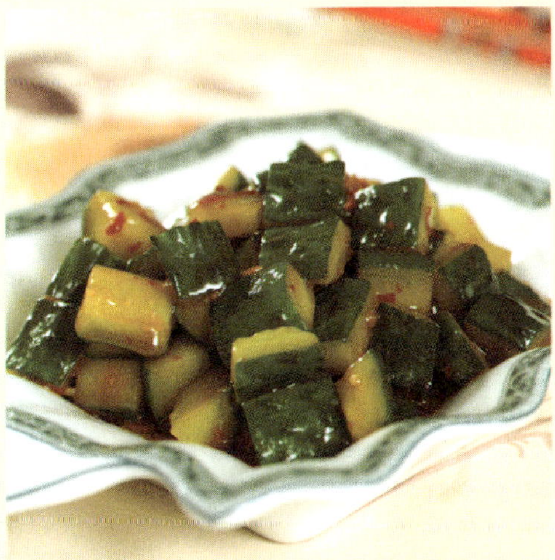

COOKING

双色菜花*

材料

西蓝花250克、菜花200克。

调料

蒜末、盐、植物油、水淀粉各适量。

做法

1. 将菜花、西蓝花分别洗净，放入盐水中浸泡后掰小朵，焯水，捞出过凉，备用。
2. 锅置火上，倒油烧热，放入蒜末煸香，放入菜花、西蓝花翻炒至熟，加入盐调味，用水淀粉勾芡即可。

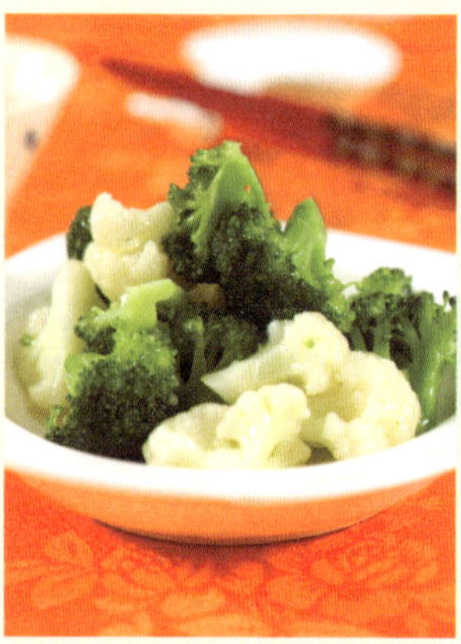

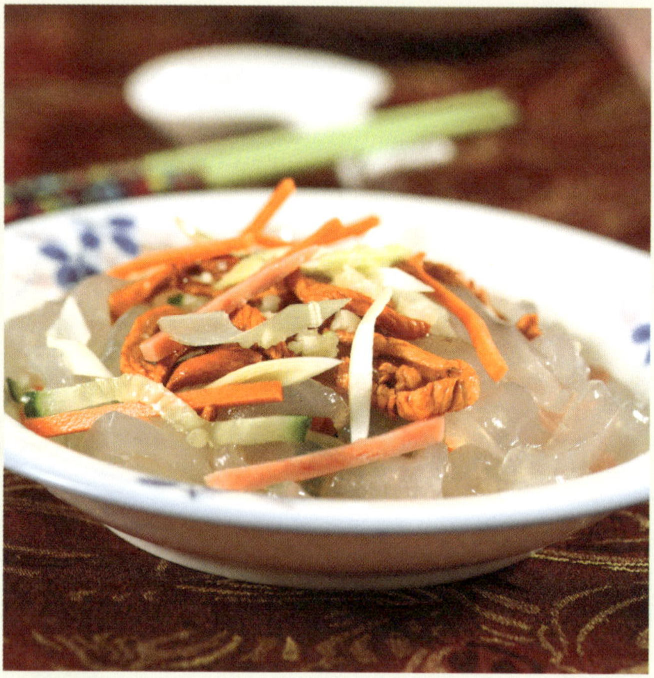

COOKING

什锦拉皮*

材料

猪瘦肉200克，拉皮100克，火腿丝、黄瓜、胡萝卜各50克。

调料

姜丝、蒜末、淀粉、盐、料酒、植物油各适量。

做法

1. 将猪瘦肉洗净，切丝，用盐、料酒、淀粉上浆；将拉皮切条；胡萝卜洗净，去皮，切丝；黄瓜洗净，切丝，备用。
2. 锅置火上，倒油，将肉丝在温油中滑油，盛出。
3. 锅置火上，倒油烧热，放入姜丝、肉丝炒匀，盛入盘中，盖上拉皮，撒上蒜末、火腿丝、黄瓜丝、胡萝卜丝拌匀即可。

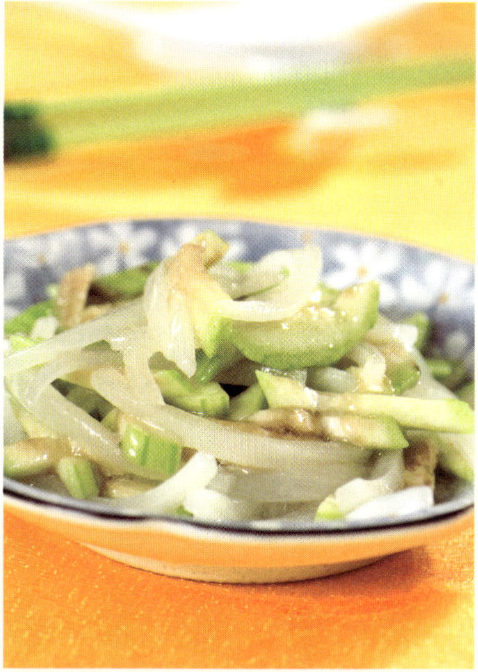

COOKING

洋葱丝瓜*

材料

丝瓜300克、洋葱100克、猪瘦肉50克。

调料

植物油、姜片、盐、白糖、水淀粉、高汤、胡椒粉、香油各适量。

做法

1. 将丝瓜洗净，去蒂，去皮，切条；洋葱洗净，去老皮，切丝；猪瘦肉洗净，切丝。
2. 锅置火上，倒油烧热，放入姜片爆香，放入肉丝、瓜条、洋葱丝、高汤翻炒，加入盐、白糖、胡椒粉调味，用水淀粉勾芡，淋入香油即可。

COOKING

清炒胡萝卜*

材料

胡萝卜500克。

调料

植物油、盐、香菜段、葱丝、姜丝、香油各适量。

做法

1. 将胡萝卜洗净，去皮，切片，放入沸水锅中焯水，捞出，沥干，备用。
2. 锅置火上，倒植物油烧至七成热，放入葱丝、姜丝煸香，放入胡萝卜片炒至断生，加入盐翻炒，放入香菜段，淋入香油即可。

温馨小提示

↘胡萝卜富含多种营养素，准妈妈食用尽量炒食，因为胡萝卜遇油后，其释放的营养素更易被人体吸收。

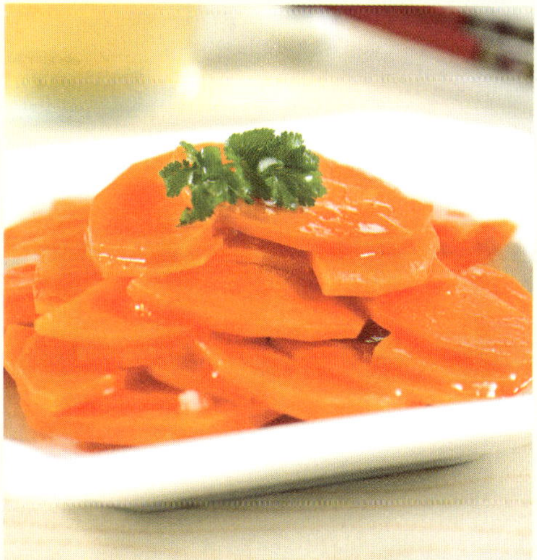

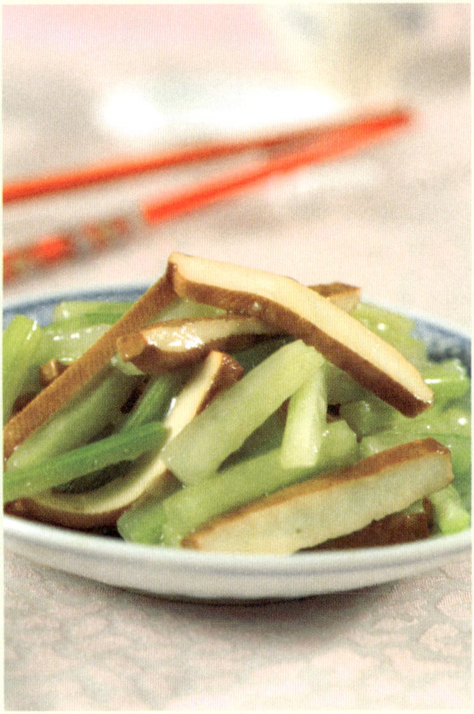

COOKING

炝土豆丝*

材 料

土豆250克。

调 料

醋、酱油、盐、植物油、葱丝、花椒粒各适量。

做 法

1. 将土豆洗净，去皮，切细丝，焯水，捞出，沥干，放入盘中，备用。

2. 锅置火上，倒油烧热，放入花椒粒炸出香味，捞出花椒粒，加入葱丝，马上离火，倒在土豆丝上，放入盐、酱油、醋调拌均匀，扣上一个大碗，闷一会儿即可。

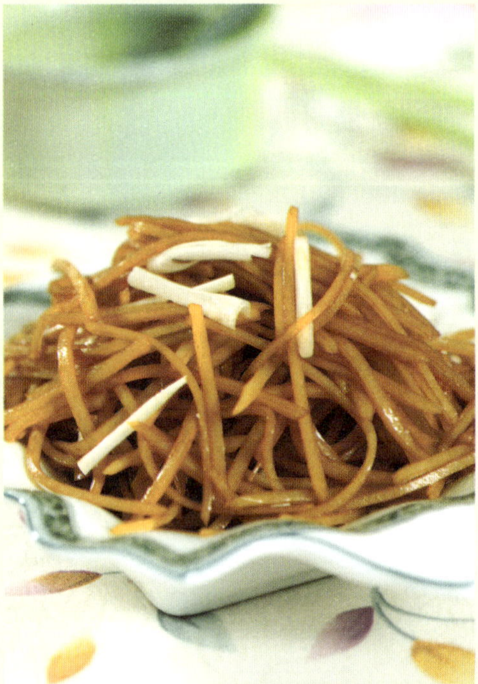

COOKING

香干芹菜*

材 料

香干、芹菜各100克。

调 料

植物油、豆瓣酱、葱末、姜末、香油、盐各适量。

做 法

1. 将香干切条；芹菜去叶，洗净，切段，焯水，沥干，备用。

2. 锅置火上，倒植物油烧热，放入豆瓣酱炒出香味，放入香干、芹菜段、姜末、葱末、盐翻炒，淋入香油即可。

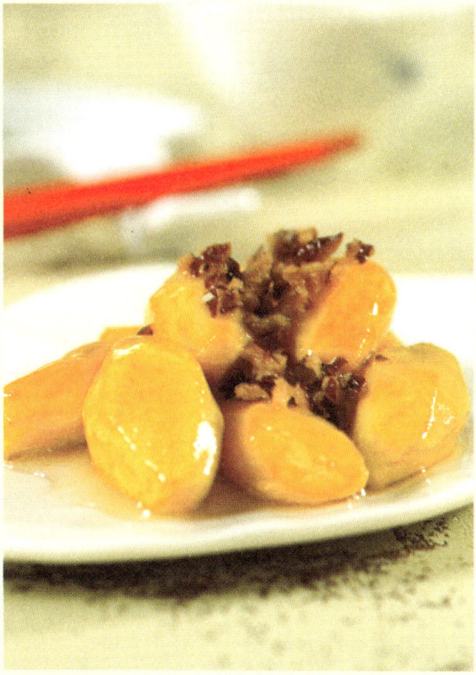

COOKING

蜜烧红薯*

材 料

红心红薯500克，红枣、蜂蜜各100克。

调 料

植物油、冰糖各适量。

做法

1. 将红薯洗净，去皮，切鸽蛋形；红枣洗净，去核，切碎末，备用。
2. 锅置火上，倒油烧热，放入红薯炸熟，捞出，沥油，备用。
3. 干锅置火上，加入少许清水，放入冰糖熬化，放入过油的红薯，煮至汁黏，加入蜂蜜，撒入红枣末搅匀，再煮5分钟即可。

COOKING

奶油玉米笋*

材 料

玉米笋400克、鲜牛奶80毫升。

调 料

植物油、白糖、盐、面粉、清汤、水淀粉、奶油各适量。

做法

1. 将玉米笋洗净，剞花刀，焯水，沥干，备用。
2. 锅置火上，倒油烧热，放入面粉炒出香味，加入少许清汤，加入鲜牛奶、盐、白糖、玉米笋，用小火煮至入味，用水淀粉勾芡，淋入奶油即可。

温馨小提示

↘玉米笋含有丰富的维生素、蛋白质、矿物质，还具有独特的清香。奶油玉米笋适合孕早期食欲缺乏的准妈妈食用。

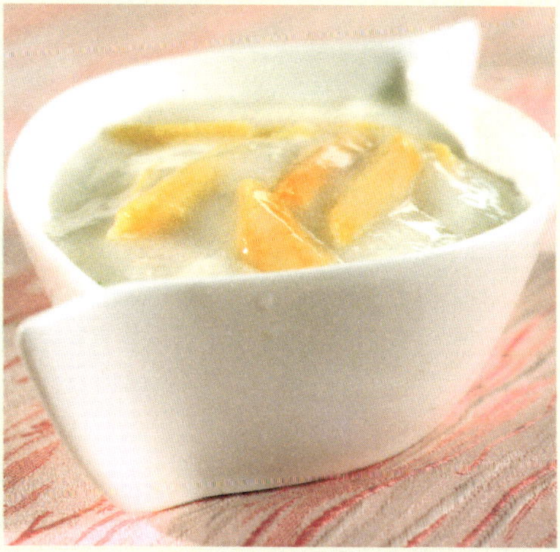

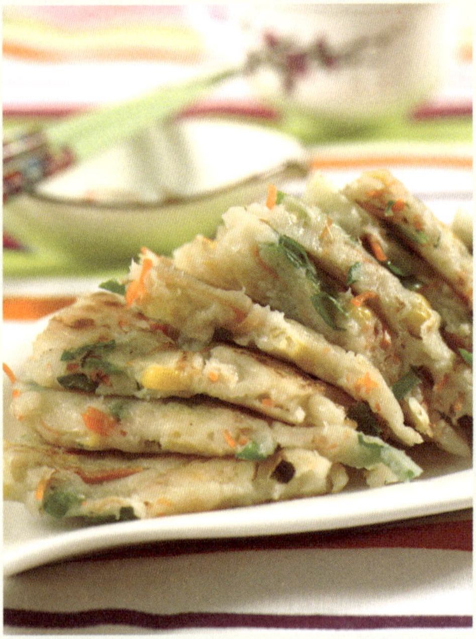

COOKING

蔬菜玉米饼*

材 料

玉米1个，鸡蛋1个，面粉300克，韭菜、胡萝卜各适量。

调 料

葱、盐、植物油各适量。

做 法

1. 将韭菜、葱分别洗净，切段；胡萝卜洗净，切丝；玉米入沸水锅煮熟，捞出，晾凉，掰玉米粒；面粉加温水、鸡蛋，调成面糊，放入韭菜段、葱段、胡萝卜丝、玉米粒、盐搅拌均匀，备用。
2. 平底锅置火上，倒油烧热，将面糊舀出平摊到锅中，小火煎至两面金黄色即可。

COOKING

紫菜蛋卷*

材 料

猪肉馅300克、鸡蛋6个、韭菜50克、紫菜2张。

调 料

植物油、盐、料酒、香油、葱末、姜末、胡椒粉各适量。

做 法

1. 韭菜择洗净，切末；取2个鸡蛋打散，倒入油锅中，摊成2张完整的鸡蛋皮，晾凉；剩余鸡蛋打散成蛋液，备用。
2. 将猪肉馅放入盆内，放入盐、料酒、香油、胡椒粉、韭菜末、葱末、姜末、蛋液搅匀，备用。
3. 将猪肉韭菜馅在蛋皮上抹平，上面再放1张紫菜，再放一层馅料抹平，制成蛋卷。
4. 紫菜蛋卷放入盘中，入蒸锅隔水蒸30分钟左右，至熟透，取出，压平，切片即可。

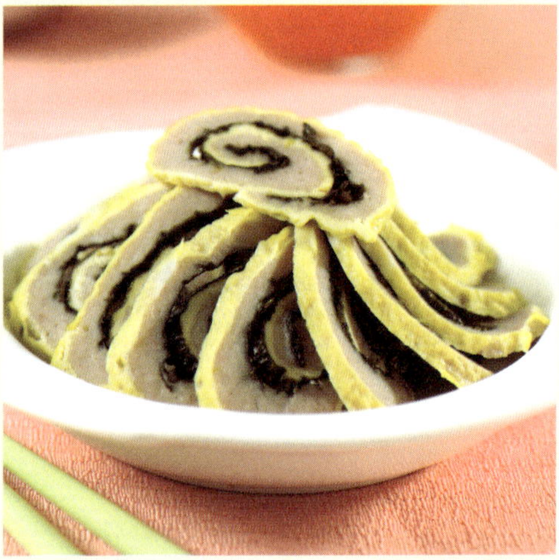

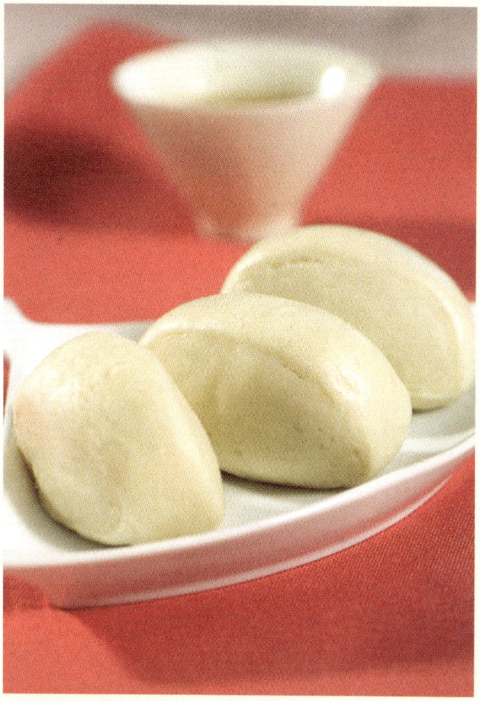

COOKING

莲子红薯粥*

材料

去心莲子、红薯各60克，糯米适量。

调料

白糖适量。

做法

1. 将莲子用水泡透；红薯去皮，洗净，切小块；糯米淘洗干净，备用。

2. 锅置火上，放入适量清水，放入糯米、莲子、红薯块煮成粥，加入白糖即可。

温馨小提示

↘ 此粥味道香甜，对孕妈妈的身体调养和宝宝的智力发育都有好处。

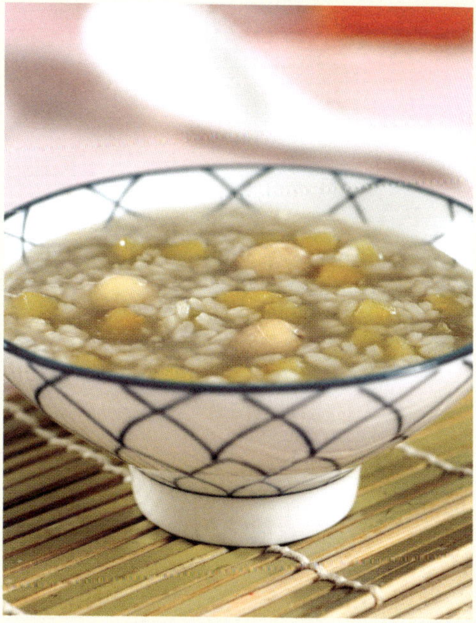

COOKING

牛奶馒头*

材料

面粉300克、牛奶适量。

调料

醋、植物油、泡打粉、酵母粉、白糖各适量。

做法

1. 用温水将白糖化开，加入酵母粉搅拌均匀，倒进面粉中，加泡打粉、醋、植物油、牛奶充分搓揉和成面团，发酵50分钟，备用。

2. 将发酵好的面团用擀面杖擀平，卷成长条，用刀切成相同大小的块，放入蒸笼内蒸15分钟即可。

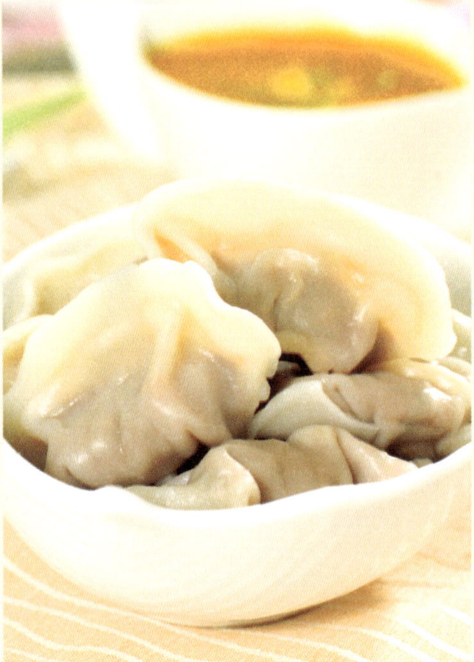

COOKING

荞麦面条

材料

干荞麦面条250克，虾米、香菜各15克。

调料

葱花、高汤、酱油、盐各适量。

做法

1. 虾米洗净，放入清水泡发；香菜洗净，切段。
2. 汤锅置火上，倒入适量清水煮沸，放入干荞麦面条煮熟，捞出。
3. 汤锅重置火上，倒入适量高汤煮沸，放入煮熟的荞麦面条，加入盐、虾米，小火煮2分钟，盛出，加入酱油，撒上香菜段、葱花即可。

COOKING

猪肉芹菜水饺

材料

饺子皮500克，芹菜、猪肉各300克。

调料

植物油、酱油、香油、姜末各适量。

做法

1. 芹菜去叶，洗净，切末；猪肉洗净，剁末，备用。
2. 将猪肉末放入碗中，放入芹菜末、植物油、酱油、香油、姜末搅拌均匀制成馅。
3. 取饺子皮，包入馅料，制成饺子。
4. 锅置火上，放入适量清水，煮沸后放入饺子煮熟即可。

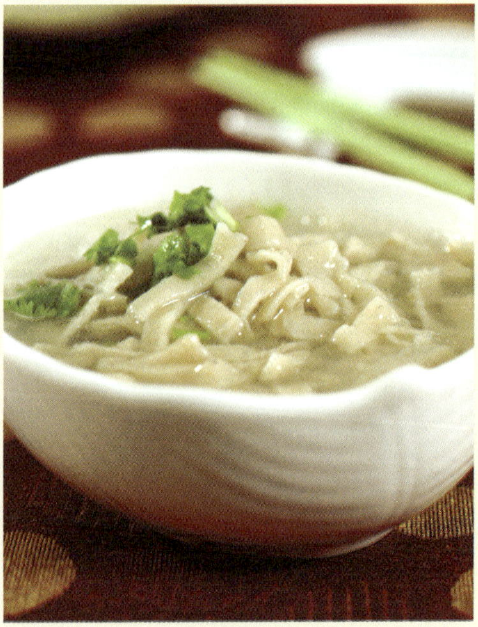

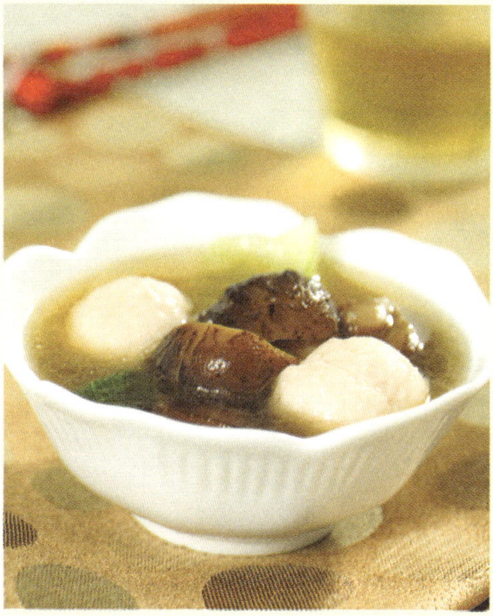

COOKING

白菜排骨汤*

材料

猪排骨500克、白菜100克。

调料

葱段、姜片、盐、料酒、香油各适量。

做法

1. 将白菜择洗净，切片；排骨洗净，剁块，焯水，沥干，备用。

2. 锅置火上，放入适量清水，加入排骨、葱段、姜片、料酒、白菜，用大火煮沸，撇去浮沫，中火焖30分钟，加入盐，淋入香油即可。

温馨小提示

↘不喜欢吃软烂白菜的孕妈妈，可以稍晚一些放白菜。

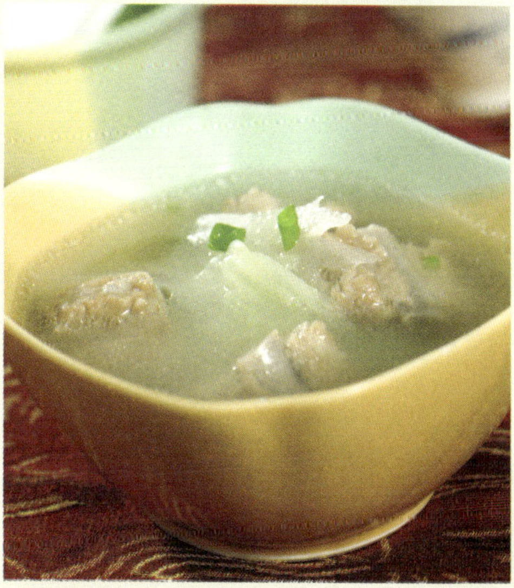

COOKING

香菇肉丸汤*

材料

香菇、青菜各50克，猪肉馅100克，鸡蛋1个（取蛋清）。

调料

盐、胡椒粉、清汤、酱油、水淀粉各适量。

做法

1. 将香菇洗净，切块；青菜洗净，切段；把猪肉馅加入酱油、水淀粉、蛋清、盐调匀，备用。

2. 锅置火上，倒入适量清汤，放入香菇块、青菜段烧沸，转小火，把调好味的猪肉馅做成肉丸，逐个迅速放入汤中煮至熟，放入盐、胡椒粉调味即可。

推荐食谱

十月怀胎怎么补 营养同步要讲究

孕中期营养食谱

Yunzhongqi Yingyang Shipu

孕中期胎儿迅速生长以及母体组织的生长需要大量热能，这均需由摄入主食予以满足。充足的主食摄入对保证热能供给，节省蛋白质，保障胎儿生长和母体组织增长有着重要的作用。此外孕中期，孕妇对血红素铁、核黄素、叶酸、维生素A等营养素需要量明显增加，为此建议孕中期妇女至少每周选食一次一定量的动物内脏。

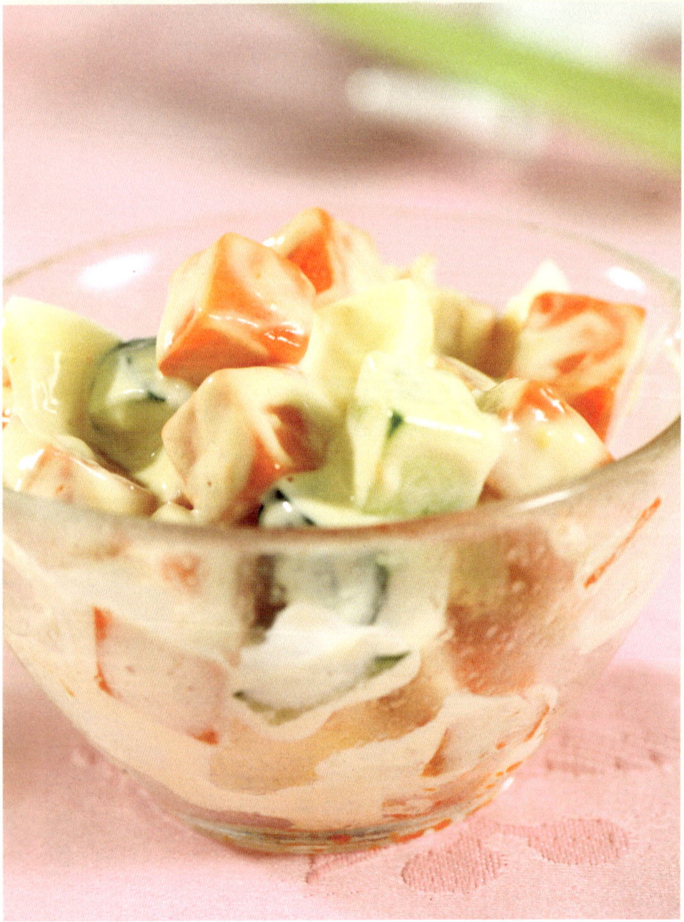

COOKING

火腿沙拉*

材料

火腿肠150克，鸡蛋2个，胡萝卜、黄瓜各50克。

调料

沙拉酱、盐、胡椒粉各适量。

做法

1. 将胡萝卜洗净，蒸熟，切丁；黄瓜洗净，切丁；火腿肠切丁；鸡蛋煮熟，取蛋白，切丁，备用。
2. 将胡萝卜丁、黄瓜丁、火腿肠丁、蛋白丁放入大碗中，加入沙拉酱、盐、胡椒粉，拌匀即可。

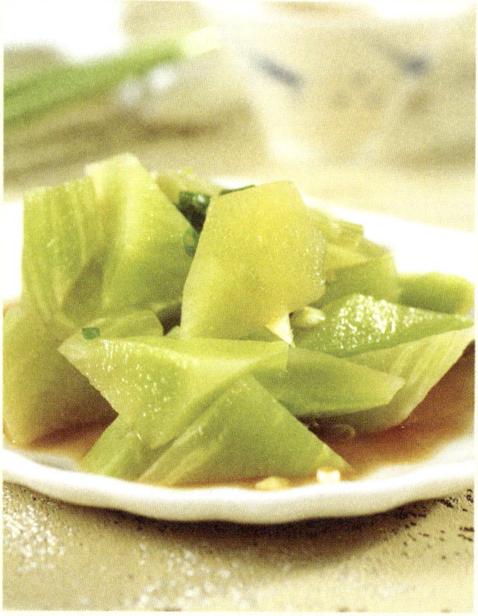

COOKING

扒银耳*

材料

银耳100克、豆苗50克。

调料

盐、香油各适量。

做法

1. 将银耳泡发，去蒂，洗净，撕小朵，焯水后沥干；豆苗洗净，焯水后沥干，备用。

2. 锅置火上，放入适量清水，加入盐、银耳煮沸，捞出盛入碗内过凉，撒上豆苗，加入盐拌匀，淋上香油即可。

温馨小提示

银耳能增强机体抗辐射的能力，促进骨髓的造血功能。

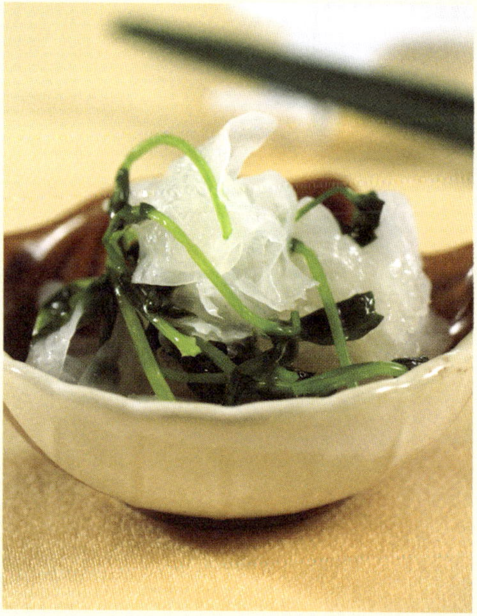

COOKING

糖醋莴笋*

材料

嫩莴笋100克。

调料

醋、盐、白糖、葱末、姜末各适量。

做法

1. 将莴笋去根，去皮，洗净，切滚刀块，焯水，捞出沥干，加盐拌匀，晾凉，备用。

2. 将白糖、醋、葱末、姜末放入碗内，调成糖醋汁，倒入莴笋中腌渍入味，装盘即可。

温馨小提示

新鲜的莴笋茎长粗大，肉质细嫩，多汁新鲜，没有枯叶、抽薹和空心等现象。

COOKING

三色蜇丝*

材料

海蜇皮200克，红椒、青椒各1个。

调料

盐、白糖、姜、香油各适量。

做法

1. 将海蜇皮洗净，切细丝，用温水略浸泡，沥干；红椒、青椒、姜分别洗净，切丝，备用。
2. 将海蜇丝放入盘中，加入盐、白糖、香油、红椒丝、青椒丝拌匀，最后撒上姜丝即可。

温馨小提示

海蜇含有人体需要的多种营养成分，尤其是孕妇身体所需的碘含量丰富。

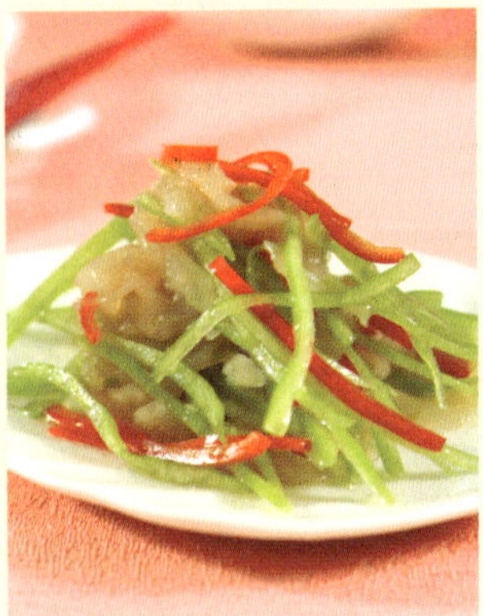

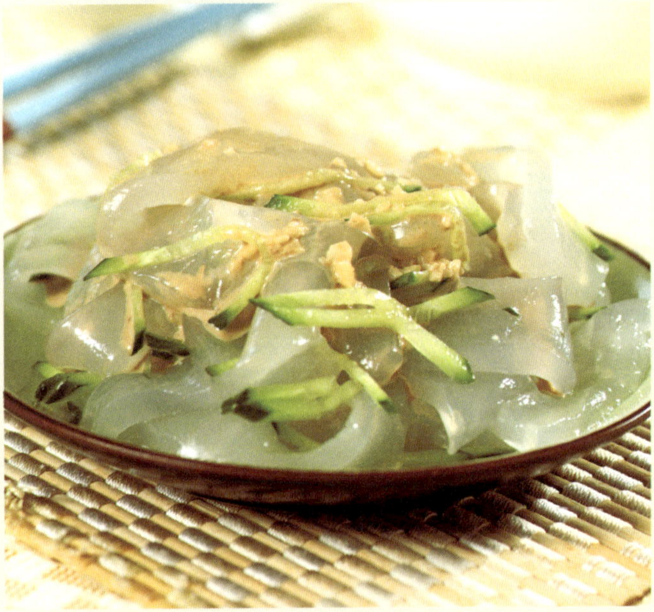

COOKING

黄瓜拌粉皮*

材料

粉皮200克、黄瓜50克。

调料

大蒜、芝麻酱、香油、生抽各适量。

做法

1. 将粉皮洗净，焯水，晾凉，切细丝；黄瓜洗净，切丝；芝麻酱用温水调成芝麻酱糊；大蒜去皮洗净，捣成泥，备用。
2. 将黄瓜丝与粉皮丝一起放在盘中，放入芝麻酱糊、蒜泥、生抽，淋上香油拌匀即可。

温馨小提示

黄瓜含有铬等微量元素，有降血糖的作用，适合孕期有妊娠糖尿病症状的孕妇食用。

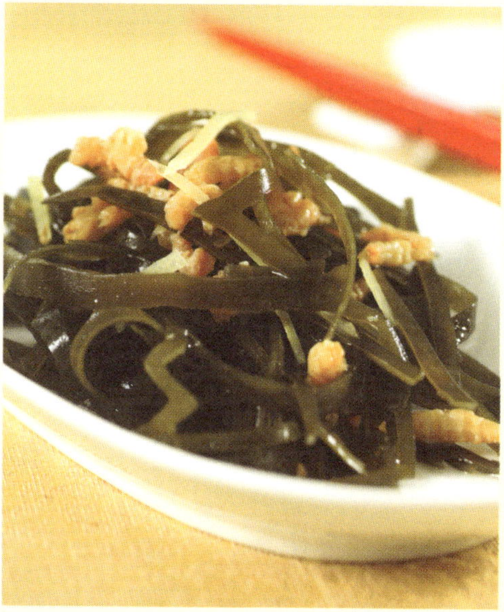

COOKING

海米海带丝*

材 料

海米50克、海带丝200克。

调 料

姜丝、料酒、酱油、香油各适量。

做法

1. 将海米洗净，入蒸锅隔水蒸至柔软，取出；海带丝洗净，焯水，捞出沥干，加入料酒腌渍片刻，备用。
2. 海带丝放入盘中，放入姜丝、海米，加入酱油，淋上香油拌匀即可。

温馨小提示

↘ 海米和海带属于海产品，多吃对胎儿的大脑发育有很好的作用。

COOKING

肉炒三丝*

材 料

猪肉250克、胡萝卜100克、豆腐皮50克、水发香菇30克。

调 料

葱花、姜末、盐、植物油各适量。

做法

1. 将猪肉洗净，切丝；胡萝卜、豆腐皮、水发香菇分别洗净，切丝，备用。
2. 锅置火上，倒油烧热，放肉丝滑油后捞出。
3. 锅置火上，倒油烧热，放入葱花、姜末爆出香味，放入胡萝卜丝，大火翻炒，放入豆腐皮丝、香菇丝继续翻炒3分钟左右，放入肉丝，加入盐调味即可。

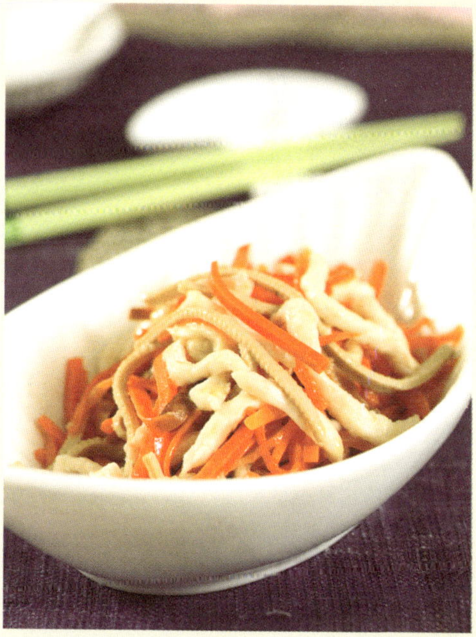

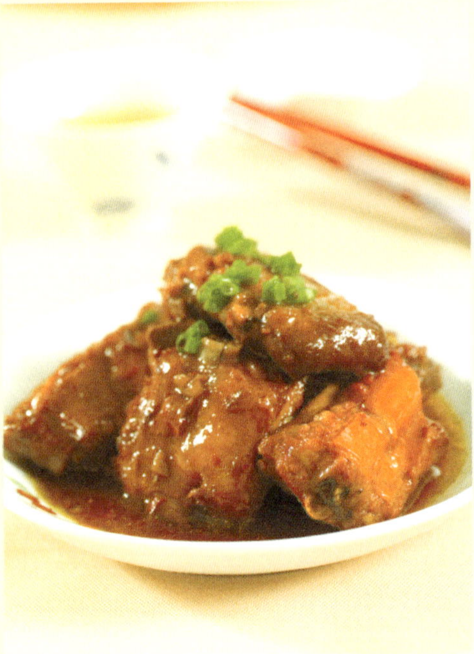

COOKING

猪蹄香菇炖豆腐*

材料

猪蹄500克、豆腐50克、鲜香菇30克。

调料

姜片、料酒、盐各适量。

做法

1. 将猪蹄洗净，焯水，捞出过凉，备用；豆腐洗净，切块；鲜香菇洗净，一切两半，备用。
2. 锅置火上，放入适量清水，放入猪蹄，大火烧沸后小火炖半小时，再放入香菇、豆腐一起炖煮，加入料酒、姜片，煮至猪蹄熟烂，加入少许盐调味即可。

温馨小提示

↘豆腐下锅前，先在沸水中浸泡10分钟，便可除去卤水味，这样处理过烹制出的豆腐口感好，味道香。

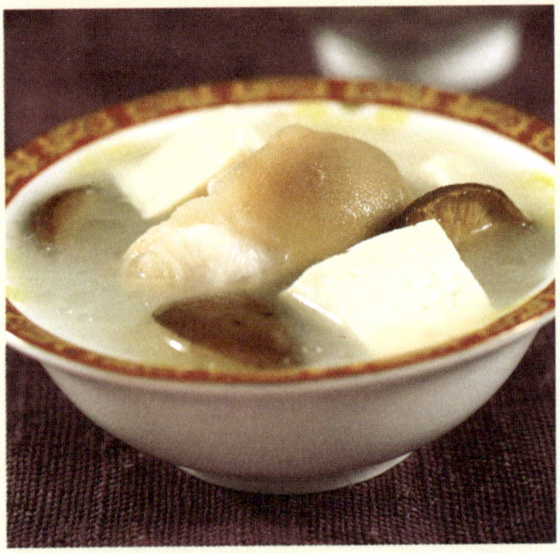

COOKING

鱼香排骨*

材料

小排骨500克。

调料

泡红辣椒、淀粉、葱末、蒜末、姜丝、盐、酱油、料酒、醋、白糖、植物油各适量。

做法

1. 将排骨洗净，剁小块，用盐腌渍15分钟，裹上淀粉，用油炸透，捞出，沥油，备用。
2. 锅置火上，倒油烧热，放入姜丝、蒜末煸香，加入泡红辣椒、酱油、醋、白糖、料酒翻炒，放入排骨翻炒，熟后收汁、撒上葱末即可。

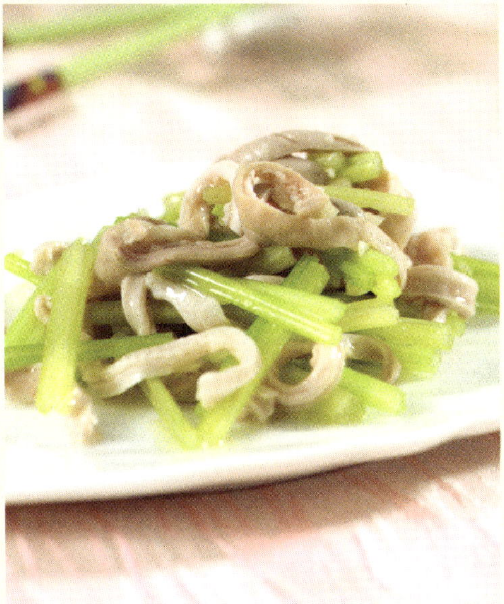

COOKING

芹菜肚丝

材料

熟猪肚200克、芹菜100克。

调料

盐、大蒜、香油各适量。

做法

1. 将芹菜去叶，洗净，切段，焯水；熟猪肚反复用水洗净，切丝；大蒜去皮，洗净，捣成泥，备用。

2. 将芹菜段、猪肚丝放入盘中，加入盐、蒜泥、香油拌匀即可。

温馨小提示

芹菜有平肝降压、安神镇静的作用，多吃芹菜还可以增强人体的抗病能力。

COOKING

胡萝卜炖牛腩

材料

牛腩300克、胡萝卜100克。

调料

料酒、葱段、姜片、盐、清汤各适量。

做法

1. 将牛腩洗净，切块，焯水，捞出，沥干，备用；胡萝卜洗净，去皮，切滚刀块，备用。

2. 锅置火上，倒入适量清汤，放入牛腩块、料酒、姜片、葱段煮沸，开锅后用小火焖煮20分钟，放入胡萝卜块煮1小时，加入盐调味即可。

温馨小提示

牛腩是指牛腹部及靠近牛肋处的松软肌肉，黄牛的新鲜牛腩为最好。

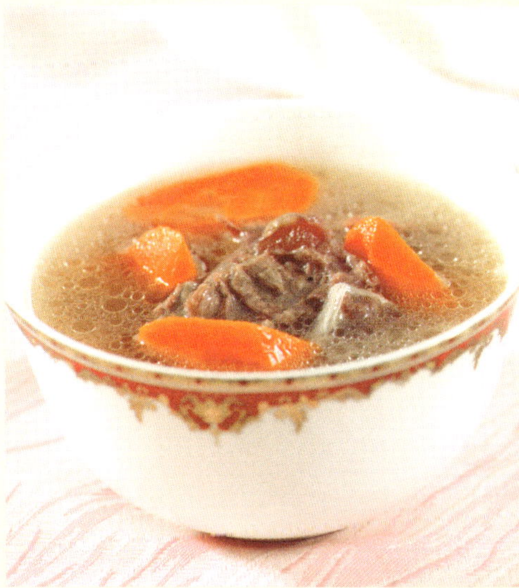

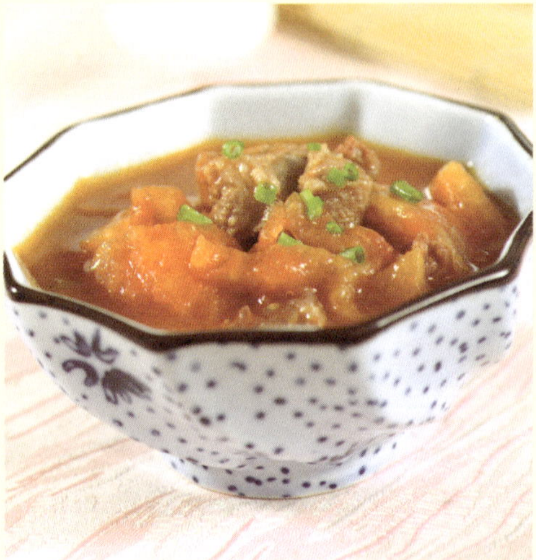

COOKING

番茄烧牛肉*

材 料

牛肉200克、番茄150克。

调 料

酱油、白糖、盐、葱花、姜末、料酒、植物油各适量。

做法

1. 将牛肉洗净，切方块；番茄洗净，用沸水焯烫去外皮，切块，备用。
2. 锅置火上，倒油烧热，放入牛肉块、酱油炒至变色，放入姜末、白糖、盐、料酒略炒，加水浸过牛肉块，煮沸后加入番茄块，用小火炖至牛肉熟烂，撒上葱花即可。

温馨小提示

↘番茄中的番茄红素，需要加热，并且有油的辅助，才能被人体充分吸收。

COOKING

栗子煲鸡翅*

材 料

鸡翅150克、板栗80克、鲜香菇2朵。

调 料

葱段、姜片、盐、料酒各适量。

做法

1. 将鸡翅洗净，焯水，捞出沥干；板栗去壳及内皮，洗净；鲜香菇洗净，去蒂，切片，备用。
2. 沙锅置火上，倒入适量清水，放入鸡翅、板栗煮沸，撇去浮沫，加入香菇片、葱段、姜片煮沸，改用小火炖约40分钟，加入盐、料酒调味即可。

温馨小提示

↘板栗含丰富的糖、脂肪、蛋白质等营养素，有养胃健脾、壮腰补肾的作用。

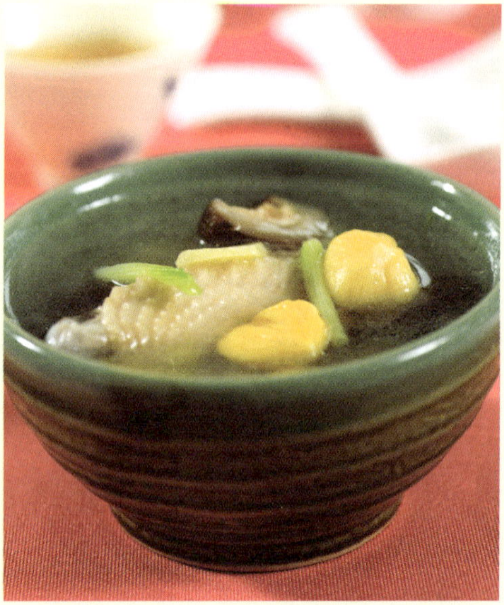

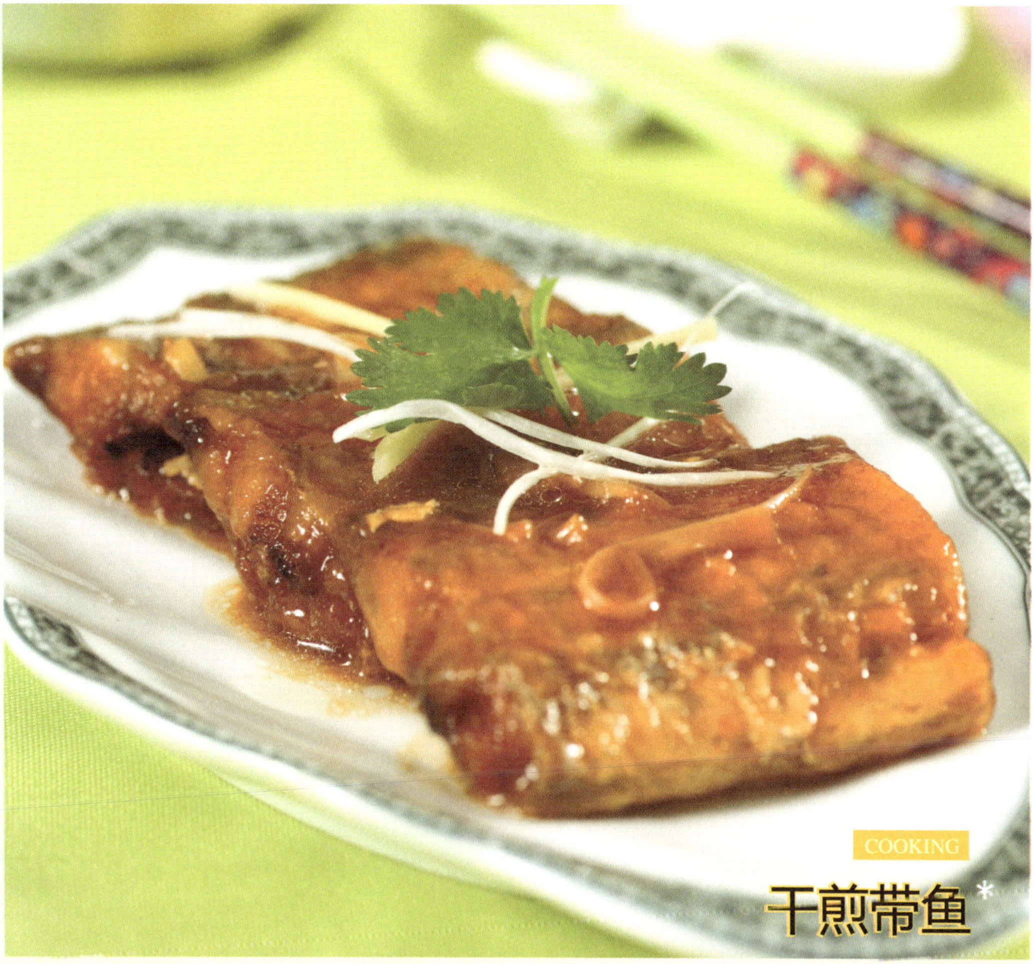

干煎带鱼

材料

带鱼1条。

调料

植物油、面粉、葱丝、姜片、蒜片、盐、酱油、醋各适量。

做法

1. 带鱼去头、内脏，洗净，切段，沥干，备用。
2. 锅内放油，烧至七成热，带鱼裹面粉过油炸至金黄色捞出。
3. 锅内留底油，放入葱丝、姜片、蒜片炒香，然后放入带鱼段，加入盐、酱油、醋焖烧，烧熟后出锅即可。

温馨小提示

↘带鱼肉肥刺少，味道鲜美，营养丰富。每100克带鱼中含蛋白质18.4克、脂肪4.6克，矿物质含量也很丰富。中医学认为，带鱼能和中开胃、暖胃补虚，是孕妇的理想食品。

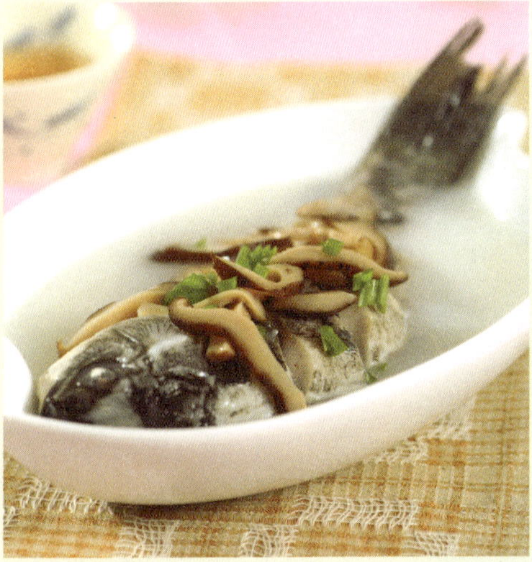

COOKING

清炖鲫鱼 *

材料

鲫鱼500克、干香菇25克。

调料

香菜末、葱末、姜末、植物油、盐、鸡精各适量。

做法

1. 将鲫鱼去鳃、内脏、鳞，洗净；干香菇泡发，洗净，切丝。
2. 锅置火上，倒油烧热，放入鲫鱼煎至两面微黄，放入葱末、姜末略炒，放入香菇丝，倒入适量清水，炖至汤奶白，加入盐、鸡精，撒入香菜末即可。

温馨小提示

鲫鱼所含蛋白质质优、齐全，而且易被人体吸收，是孕妈妈良好的蛋白质来源。

COOKING

砂仁蒸鲫鱼 *

材料

鲫鱼1条、砂仁5克。

调料

姜丝、葱白丝、盐、淀粉、料酒、植物油、香油各适量。

做法

1. 将砂仁洗净，捣碎；鲫鱼去鳞、鳃、内脏，洗净，用盐、淀粉、料酒拌匀涂抹鱼身，砂仁放在鱼腹内，入盘，备用。
2. 蒸锅置火上，放入鱼，隔水蒸15分钟至熟，取出，备用。
3. 锅置火上，倒油烧热，放入姜丝、葱白丝爆香，放在鱼上，淋入香油即可。

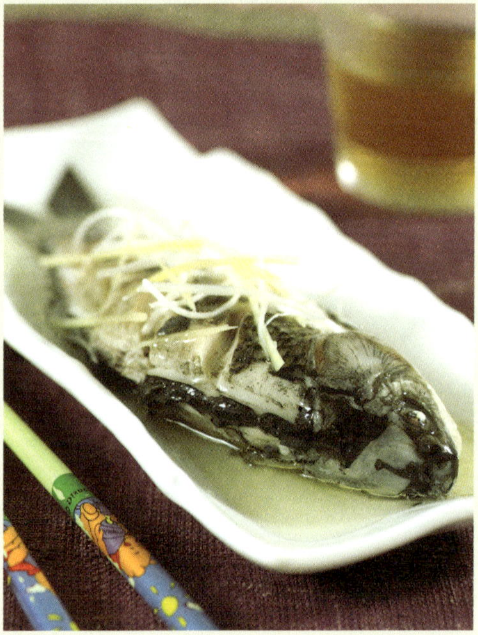

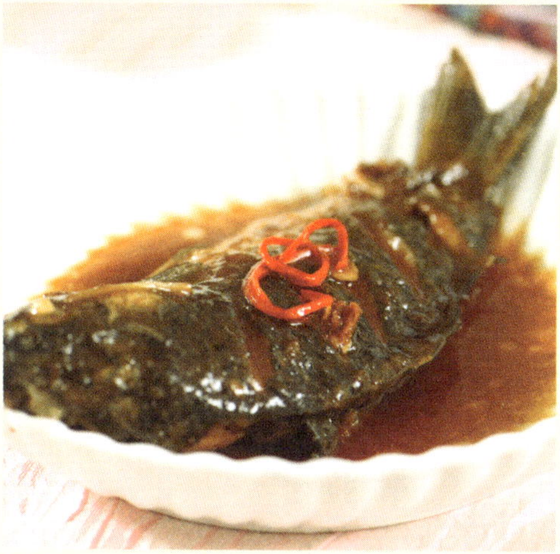

COOKING

红烧鲤鱼 *

材料

鲤鱼1条。

调料

白糖、酱油、料酒、葱末、姜末、醋、蒜末、红椒丝、盐、水淀粉、清汤、植物油各适量。

做法

1. 将鲤鱼去鳞、内脏、两鳃，在鱼身两面剞刀，加入料酒、盐腌渍片刻，用部分水淀粉上浆；将清汤、酱油、料酒、醋、白糖、盐、水淀粉对成芡汁，备用。
2. 锅置火上，倒油烧热，放入鱼煎至金黄色，捞出摆盘。
3. 锅内留余油，将葱末、姜末、蒜末、红椒丝放入锅中，炒出香味后倒入对好的芡汁，芡汁黏稠时用炸鱼的沸油冲入汁内，略炒，迅速浇到鱼上即可。

COOKING

黑木耳清蒸鲳鱼 *

材料

鲳鱼500克、水发黑木耳50克。

调料

料酒、盐、姜片、蒜片、香油、香葱段、胡椒粉各适量。

做法

1. 将鲳鱼去鳃、鳞、内脏，洗净，焯水，捞出；水发黑木耳洗净，撕小片，备用。
2. 蒸锅置火上，将鲳鱼、姜片、蒜片、料酒、胡椒粉、盐、黑木耳片放入碗中，上笼蒸20分钟，淋上香油，撒上香葱段即可。

温馨小提示

↘鲳鱼肉厚、刺少，胆固醇含量也低于所有的动物性食品。孕妈妈常食用，不仅营养丰富，而且体重也不会增长过快。

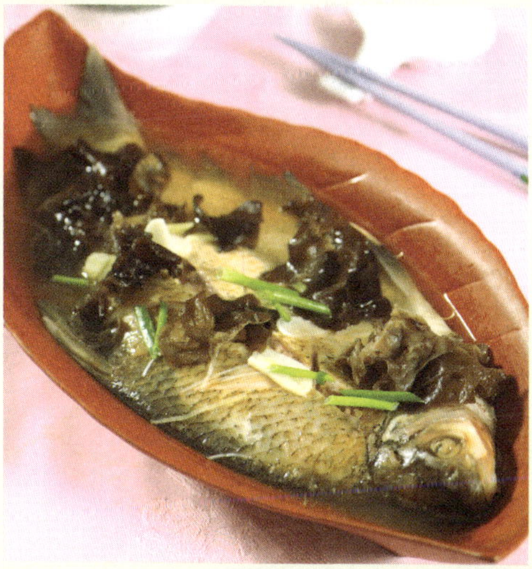

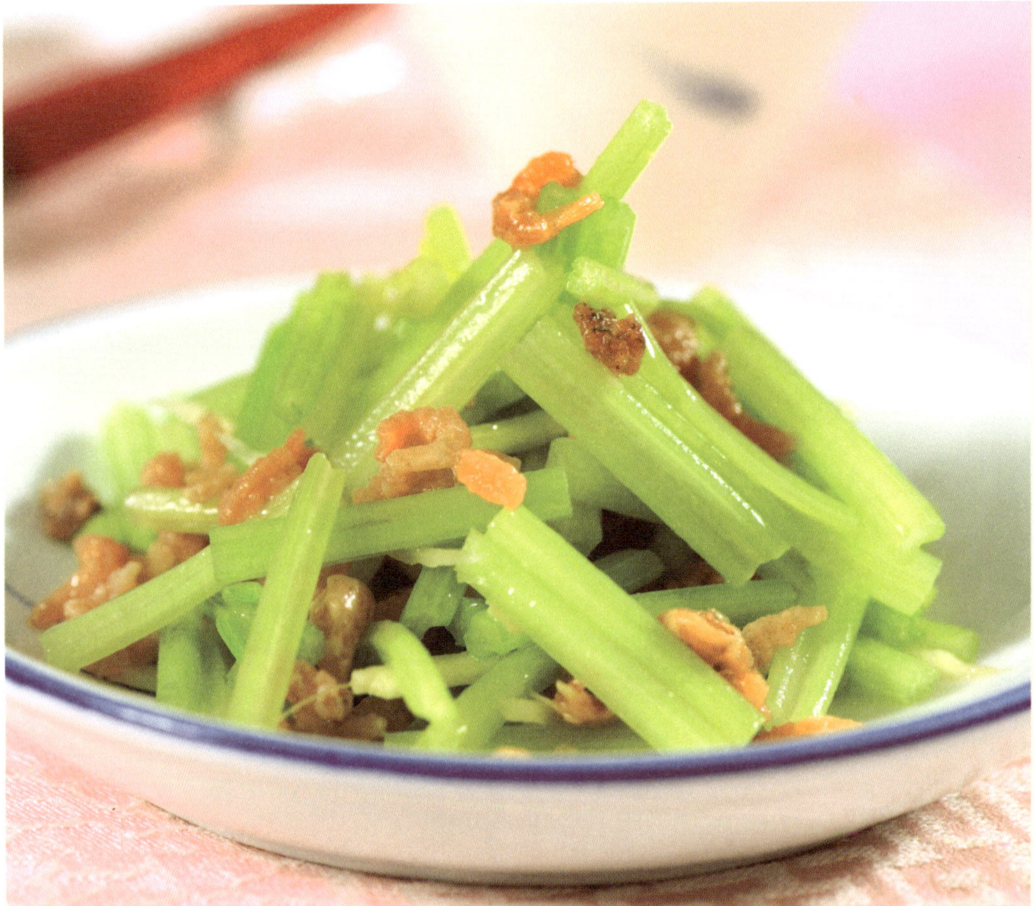

COOKING

海米炝芹菜

材料

嫩芹菜300克、海米20克。

调料

盐、料酒、花椒、姜丝、植物油各适量。

做法

1. 将海米泡好，洗净；芹菜去根、叶，洗净，切段，焯水，沥干，撒上海米、姜丝，放入盐、料酒拌匀，备用。
2. 锅置火上，倒油烧热，放入花椒，炸出香味，捞出，将油浇在芹菜上，拌匀稍闷即可。

温馨小提示

烹调实心芹菜，切丝、切段均适宜，而空心芹菜不宜切丝，只能加工成段，否则容易从中断裂、翻卷不成形，影响菜品的美观。

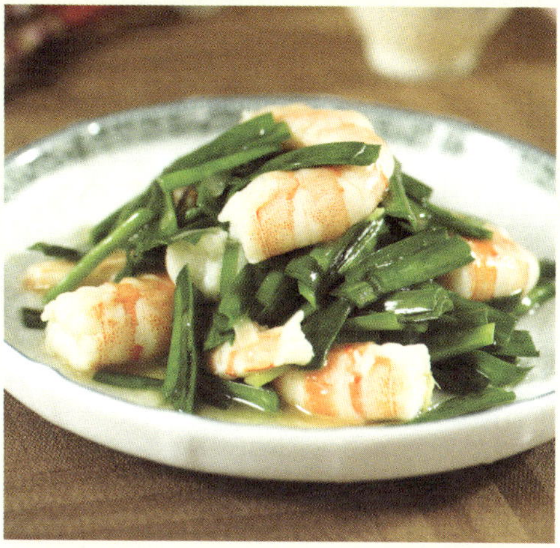

COOKING

韭菜炒虾仁*

材料

虾仁300克、嫩韭菜150克。

调料

植物油、香油、酱油、盐、料酒、葱丝、姜丝、高汤各适量。

做法

1. 将虾仁去沙线，洗净，沥干；将韭菜择洗干净，切段，备用。

2. 锅置火上，倒油烧热，放入葱丝、姜丝炝锅，放入虾仁煸炒，烹入料酒，加入酱油、盐、高汤稍炒，放入韭菜段，大火炒2分钟，淋入香油炒匀即可。

温馨小提示

↘ 韭菜含有丰富的胡萝卜素、维生素C及钙、磷、铁等多种营养素，能很好地补充准妈妈在孕期所需要的营养。

COOKING

虾皮烧冬瓜*

材料

冬瓜250克、虾皮3克。

调料

植物油、盐各适量。

做法

1. 将冬瓜去皮，去瓤，洗净，切小块，备用；虾皮洗净，备用。

2. 锅置火上，倒油烧热，放入冬瓜块翻炒，加入虾皮、盐，加入少量清水，搅匀，盖上锅盖，烧透入味即可。

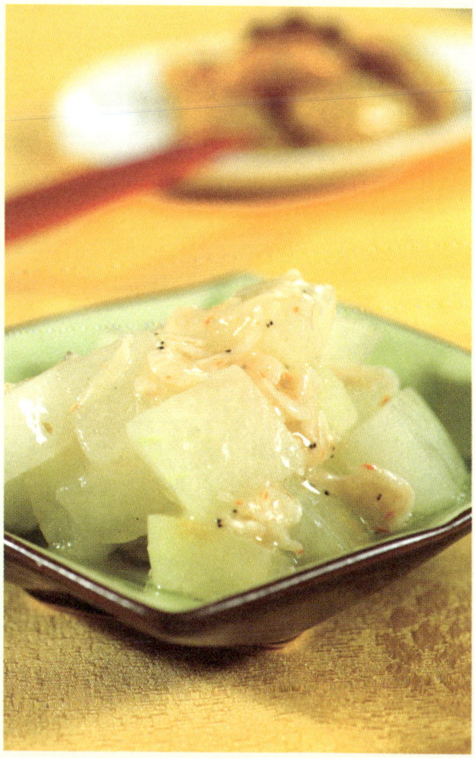

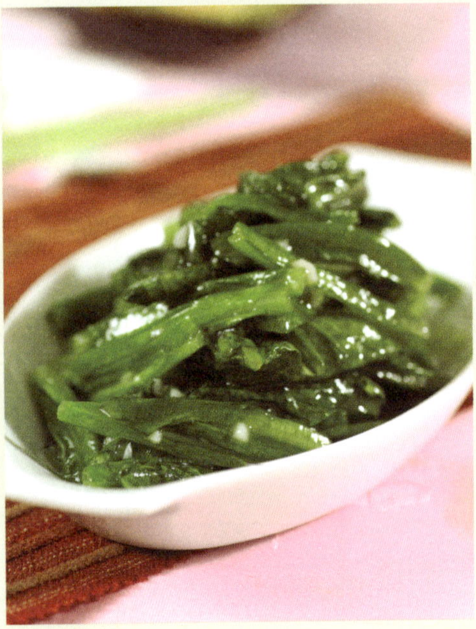

COOKING

菠菜面筋肉片*

材 料

猪肉200克、油面筋50克、菠菜100克。

调 料

植物油、酱油、料酒、水淀粉、白糖、盐、葱末、姜末、干红辣椒各适量。

做法

1. 将猪肉洗净，切薄片，拌入水淀粉、盐上浆；菠菜择洗干净，切小段；面筋洗净，切小块，备用。
2. 锅置火上，倒油烧热，放入肉片滑油，捞出，备用。
3. 锅置火上，倒油烧热，放入葱末、姜末、干红辣椒炒香，放入肉片、酱油、料酒、盐、白糖翻炒，放入菠菜段、面筋块，煸炒至熟即可。

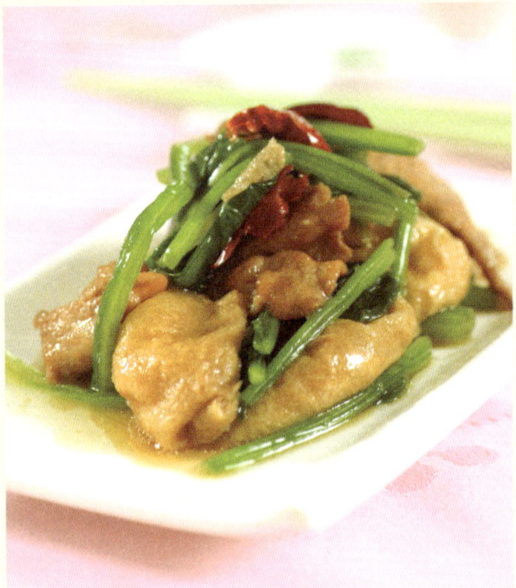

COOKING

蒜蓉油麦菜*

材 料

油麦菜200克。

调 料

葱末、蒜末、盐、植物油各适量。

做法

1. 将油麦菜洗净，切段，沥水，备用。
2. 锅置火上，倒油烧至四成热，放入葱末、蒜末，炒出香味，放入油麦菜炒至断生，加入盐翻炒均匀即可。

温馨小提示

孕期多吃些蒜，可以杀菌去毒，对预防准妈妈患病有好处。

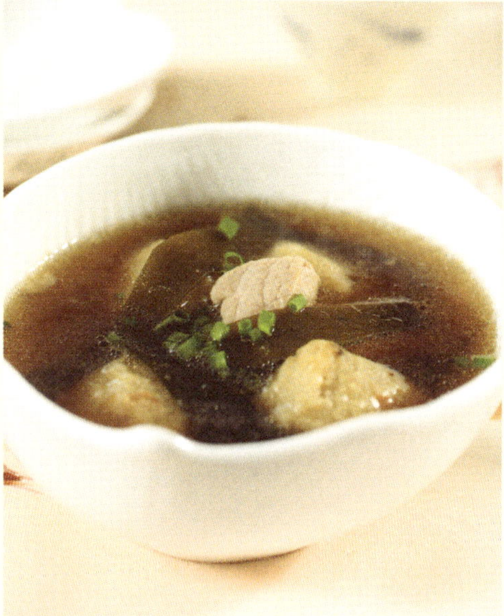

COOKING

黑木耳炒圆白菜*

材料

圆白菜300克、水发黑木耳50克。

调料

植物油、葱丝、姜丝、盐、酱油、醋、白糖、水淀粉、香油各适量。

做法

1. 将水发黑木耳择洗干净，撕小片；圆白菜洗净，去老叶，撕小片，沥干，备用。
2. 锅置火上，倒油烧至七成热，放入葱丝、姜丝煸炒，放入圆白菜、黑木耳翻炒，加入酱油、醋、盐、白糖翻炒，用水淀粉勾芡，淋上香油即可。

COOKING

烧豆腐丸子*

材料

豆腐250克、猪肉100克、猪肉末50克、海带丝200克。

调料

盐、淀粉、姜末、葱末、植物油各适量。

做法

1. 将豆腐洗净，捣碎，加入猪肉末、姜末、盐、淀粉搅拌均匀，做成大丸子；猪肉洗净，切块，备用。
2. 锅置火上，倒油烧至五成热，放入丸子，炸至金黄色，备用。
3. 汤锅置火上，放入清水、海带丝、猪肉块炖煮30分钟，再放入豆腐丸子，用小火再炖5分钟，撒上葱末即可。

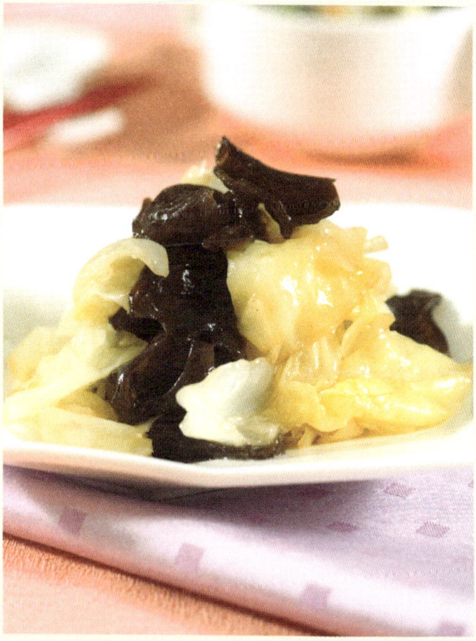

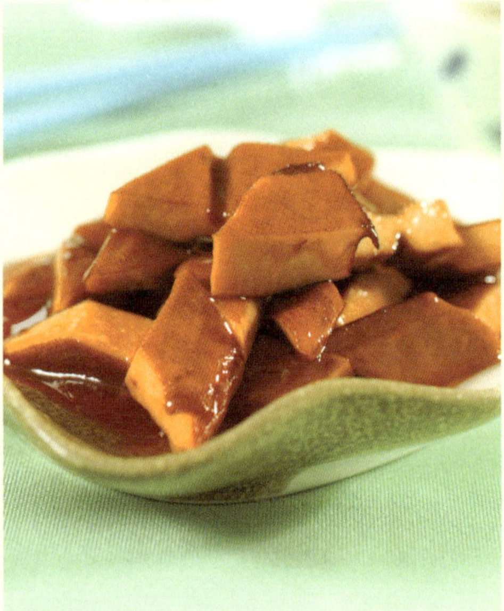

COOKING

蜜汁豆干*

材料

五香豆干600克。

调料

植物油、冰糖、大料、酱油各适量。

做法

1. 将五香豆干洗净，切斜块，备用。
2. 锅置火上，倒入植物油、酱油、大料、冰糖，用中火煮成蜜汁，放入五香豆干稍拌一下，加水用中火煮沸，再改小火，搅拌至汤煮干，盛盘即可。

温馨小提示

豆干含有丰富的蛋白质、钙和维生素，能及时补充孕妈妈在孕期流失的钙质。

COOKING

酱爆茭白*

材料

茭白500克。

调料

甜面酱、料酒、葱末、盐、鸡精、香油、白糖、植物油各适量。

做法

1. 将茭白去皮，洗净，切条，沥水，放入油锅中炸熟，捞出，沥油，备用。
2. 锅置火上，倒植物油烧至六成热，放入甜面酱、料酒、葱末、白糖、水、茭白炒匀，加入盐、鸡精调味，淋入香油即可。

温馨小提示

中医学认为，茭白有祛热、止渴、利尿的功效，非常适合孕妈妈夏季食用。

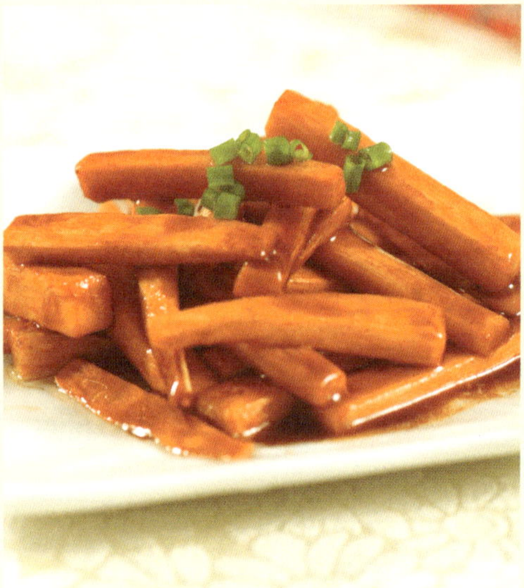

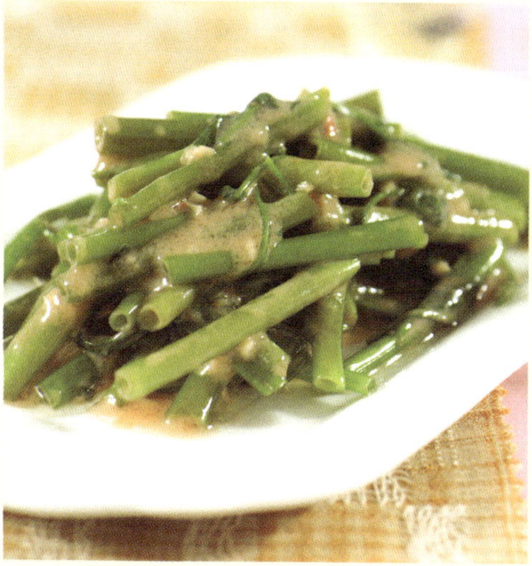

COOKING

腐乳炒空心菜*

材料

空心菜300克、白豆腐乳50克。

调料

植物油、蒜蓉各适量。

做法

1. 将空心菜洗净，去老梗，切小段；白豆腐乳放入碗中压成泥，加入少量水调匀，备用。

2. 锅置火上，倒油烧热，放入蒜蓉炒香，放入空心菜炒匀，再加入调匀的腐乳汁，炒熟即可。

温馨小提示

↘空心菜色泽翠绿，口感柔滑，营养丰富，含有多种维生素，其中维生素A、维生素B_1、维生素C的含量比番茄的还高。

COOKING

珊瑚白菜*

材料

圆白菜500克，水发香菇50克，青椒、冬笋各25克。

调料

白糖、红油、醋、盐、葱丝、姜丝、植物油各适量。

做法

1. 将青椒、香菇、冬笋分别洗净，切丝，焯水，过凉；圆白菜去老叶，一劈四瓣，洗净，焯水，过凉，沥干，备用。

2. 锅置火上，倒油烧热，放入葱丝、姜丝煸香，放入青椒丝、香菇丝、冬笋丝煸炒，加入白糖、醋、盐炒匀，盛出备用。

3. 将圆白菜放入盘中，加盐、醋、白糖拌匀，浇上红油，放上炒好的青椒丝、香菇丝、冬笋丝即可。

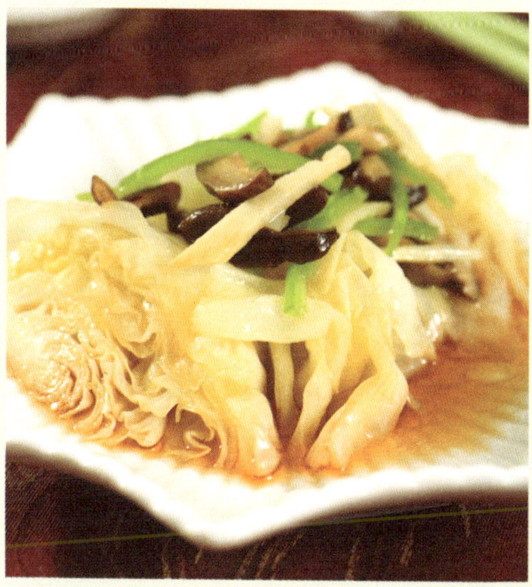

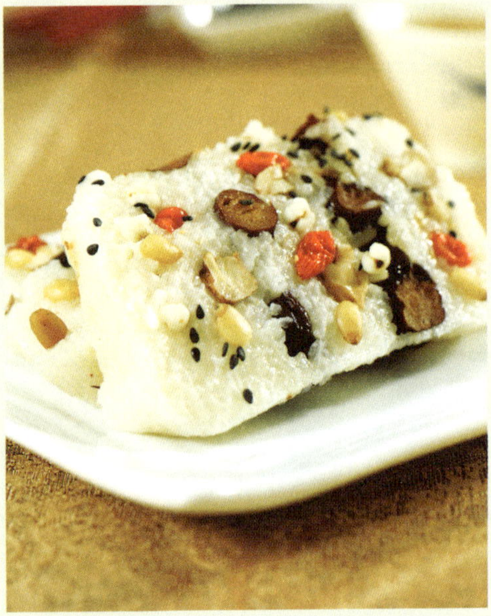

COOKING

红枣糕*

材料

红枣400克，枸杞子、核桃仁、葡萄干、黑芝麻、松子仁各30克，糙米、薏米各50克，面粉适量。

调料

红糖适量。

做法

1. 将枸杞子、葡萄干、黑芝麻、糙米、薏米、红枣、核桃仁分别洗净，在盆中加面粉、红糖、少许水，搅拌均匀，备用。
2. 蒸锅置火上，放入适量清水煮沸，放入搅拌均匀的材料蒸20分钟，再闷10分钟，将蒸好的食物放入模具中，用松子仁在上面排列出图案，待冷却后倒出，切片即可。

COOKING

豌豆包*

材料

面粉150克、豌豆50克。

调料

红糖、糖桂花、发酵粉、碱水各适量。

做法

1. 将发酵粉用温水化开调好，加到面粉中，揉成面团，放温暖处发酵；面团发起后对入适量碱水揉匀，搓成长条，揪剂。
2. 豌豆去皮，洗净，用沸水煮软烂，捞出，捣成泥，加入红糖和糖桂花，拌匀成馅晾凉，备用。
3. 将面剂摁扁，呈圆形，放适量豆馅，包成圆形豆包，封好口，码入屉内，用大火蒸15分钟至熟即可。

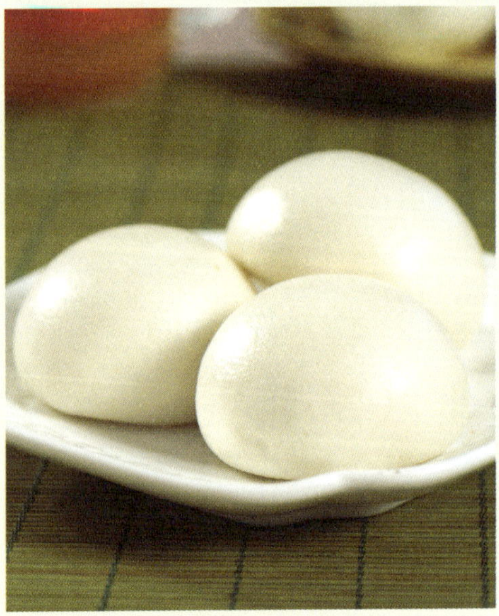

COOKING

鸡丝馄饨*

材料

面粉75克，猪瘦肉30克，鸡蛋1个，韭黄段、香菜段、紫菜块、榨菜丝、虾皮、熟鸡肉丝各适量。

调料

盐、高汤、淀粉、香油各适量。

做法

1. 猪瘦肉洗净，绞成肉泥；面粉、盐、鸡蛋、清水和匀，擀成大薄片，边擀边抖淀粉，切片，备用。
2. 将馄饨皮内放入蚕豆大小的猪瘦肉泥馅，包成猫耳朵状；碗内放入韭黄段、香菜段、盐、紫菜块、榨菜丝、虾皮、香油、熟鸡肉丝，备用。
3. 汤锅置火上，放入适量高汤煮沸，下入馄饨煮至漂起，盛入做法2的碗内，对入高汤即可。

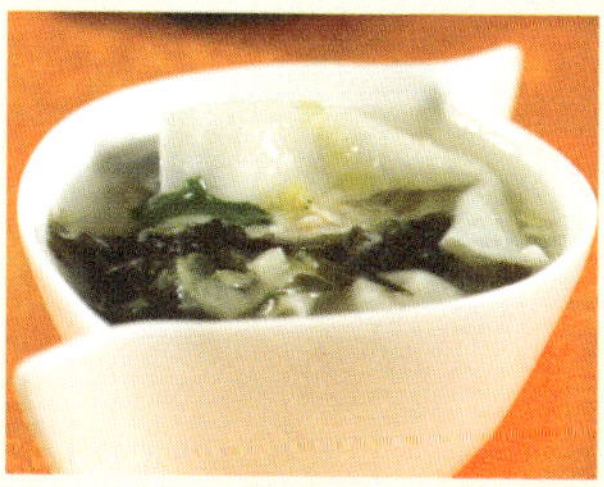

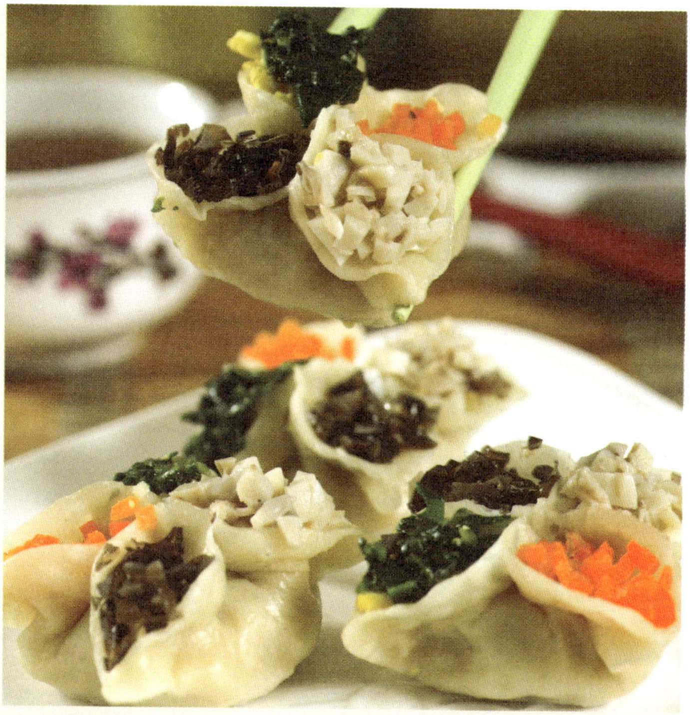

COOKING

四喜蒸饺*

材料

饺子皮200克，芹菜、口蘑、水发黑木耳、胡萝卜、菠菜各50克，水发粉丝、水发玉兰片、豆腐干各30克。

调料

香油、酱油、盐、姜末各适量。

做法

1. 芹菜、玉兰片、菠菜、豆腐干、黑木耳、胡萝卜、口蘑分别洗净，焯水，剁末；粉丝煮熟，切末；芹菜、粉丝、玉兰片、豆腐干混合，加酱油、盐、姜末、香油搅成馅。
2. 取饺子皮，中间上馅，在圆皮上下左右各取一点，将四个点合在一起，捏出四个洞，每个洞分别装入胡萝卜、口蘑、木耳、菠菜，上屉蒸熟即可。

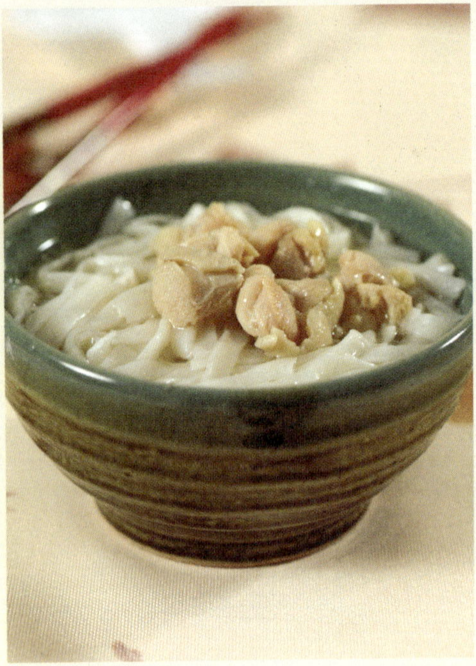

COOKING

葱油虾仁面*

材料

面条100克、虾仁10克。

调料

葱花、植物油、酱油、白糖、盐各适量。

做法

1. 将虾仁去除沙线，洗净，切末，备用。
2. 锅置火上，倒油烧热，放入葱花炝锅，加入虾仁末翻炒，加入酱油、白糖略炒，盛出，备用。
3. 汤锅置火上，放入适量清水，下入面条煮好，捞出，放入碗内，加入虾仁、盐，拌匀即可。

COOKING

鸡汤面*

材料

熟鸡肉500克、面条250克。

调料

盐、鸡汤各适量。

做法

1. 把熟鸡肉切成块，备用。
2. 锅置火上，放入熟鸡肉块、鸡汤，用中火煮8分钟，下入面条煮熟，加盐调好味即可。

温馨小提示

↘ 面条能补充孕妇身体所需的糖类，鸡汤营养丰富，可以预防和缓解感冒症状。

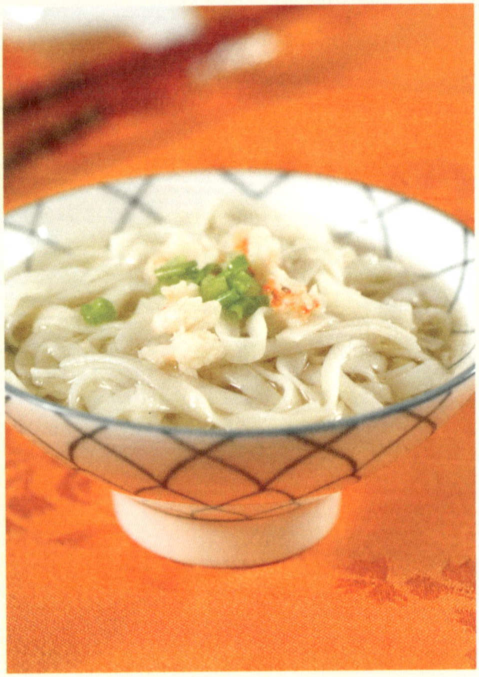

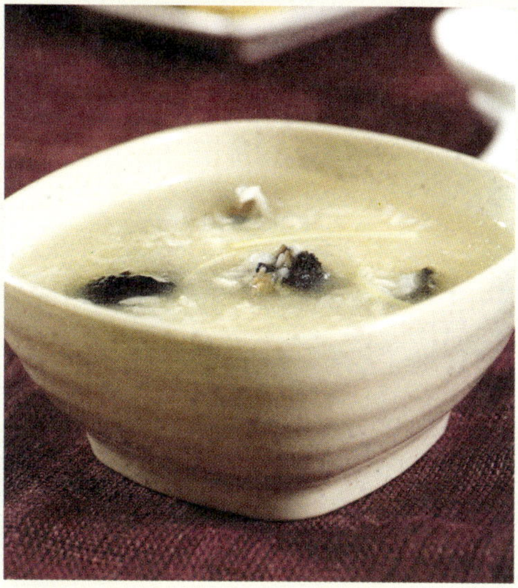

COOKING

乌鸡糯米葱白粥*

材 料

乌鸡腿1只、圆糯米200克。

调 料

葱丝、盐各适量。

做法

1. 将乌鸡腿洗净，剁块，沥干，备用。

2. 锅置火上，放入适量清水，放入乌鸡腿块，用大火煮沸，转小火煮15分钟，放入圆糯米继续煮，煮沸后转小火，待糯米熟时放入葱丝、盐调味即可。

温馨小提示

↘与一般鸡肉相比，乌鸡所含的蛋白质、维生素及矿物质更高，而胆固醇和脂肪含量则很少，体质较差的孕妈妈非常适宜食用。

COOKING

胡萝卜粥*

材 料

胡萝卜150克、大米100克。

调 料

植物油、盐各适量。

做法

1. 将大米淘洗净，浸泡；胡萝卜洗净，切末，用油煸炒，备用。

2. 锅置火上，倒入适量清水，放入大米煮至熟，放入胡萝卜末同煮，煮至粥黏、胡萝卜烂，放入盐调味即可。

温馨小提示

↘胡萝卜含丰富的胡萝卜素，孕妇食用后生成维生素A，有利于胎儿的骨骼生长。

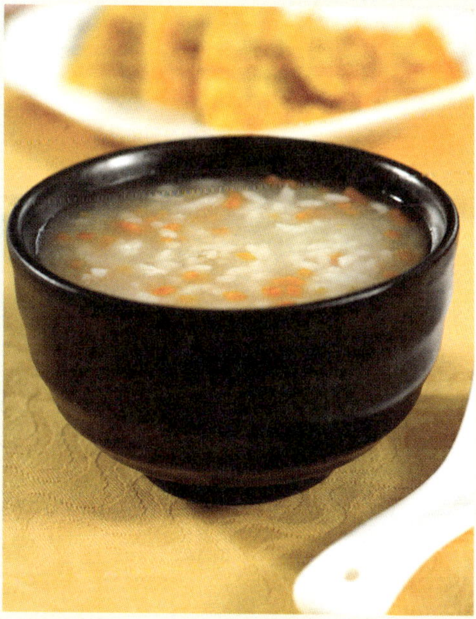

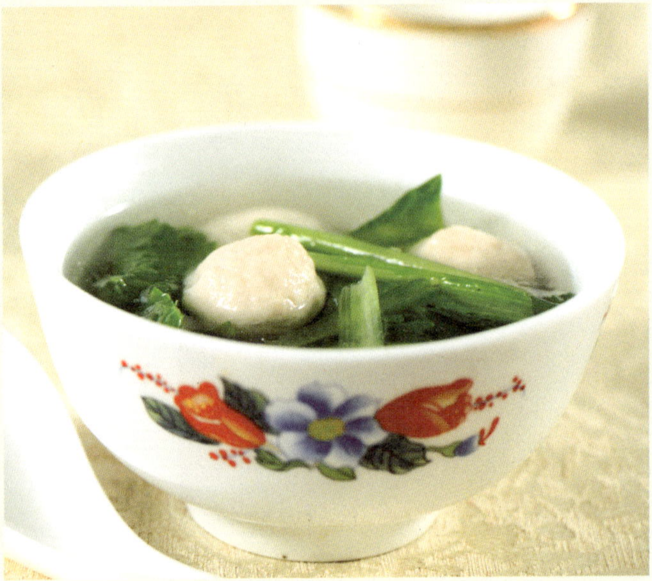

COOKING

橘子汁*

材 料

橘子3个。

调 料

白糖适量。

做法

1. 将橘子洗净，去皮，掰成瓣，备用。
2. 将橘子放入榨汁机中，放入适量水，榨汁，加入适量白糖调味即可。

温馨小提示

↘橘子含丰富的维生素C，橘子汁能缓解疲劳，开胃健脾。

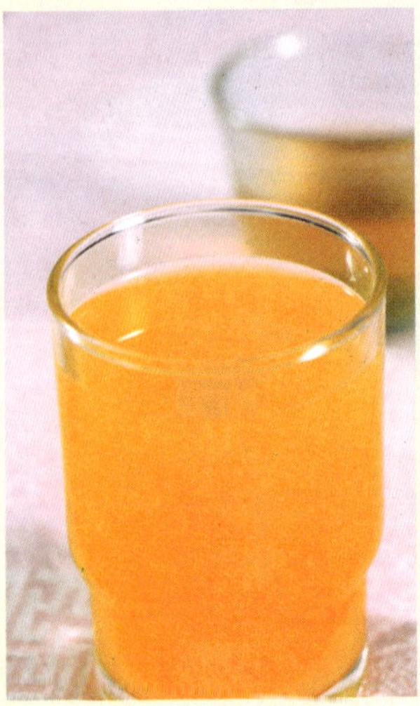

COOKING

小白菜丸子汤*

材 料

小白菜200克、猪肉150克、鸡蛋1个。

调 料

盐、料酒、葱末、姜末各适量。

做法

1. 将猪肉洗净，剁碎，加入盐、料酒、鸡蛋、葱末、姜末调成馅；小白菜洗净，掰叶，焯水，过凉，备用。
2. 锅置火上，倒入适量清水煮沸，转小火，将肉馅挤成丸子，放入锅中，待煮熟后捞出，撇去浮沫，加入小白菜，再将丸子放入，稍煮，加入盐调味即可。

温馨小提示

↘小白菜所含的钙、磷、铁能够促进胎儿的健康发育；丰富的维生素能缓解孕妈妈的紧张情绪。

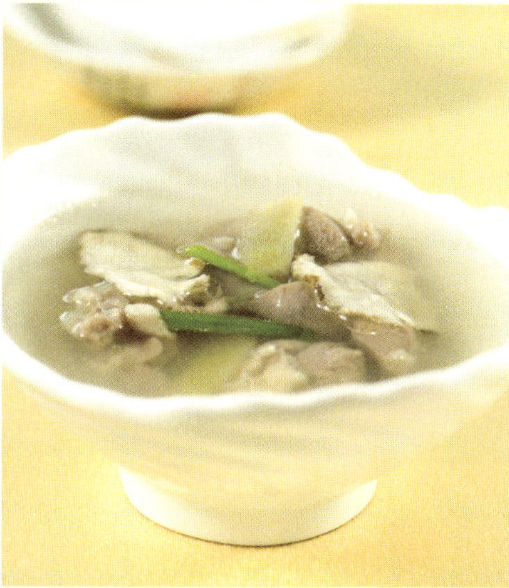

COOKING

当归生姜羊肉汤*

材 料

羊肉650克，当归、生姜片各20克。

调 料

盐、料酒各适量。

做法

1. 将羊肉洗净，焯水，过凉，切小块；当归洗净，备用。
2. 汤煲置火上，倒入适量清水，用大火煮沸，加入当归片、羊肉块、料酒、生姜片，加盖用小火煲3小时后，加入盐调味即可。

温馨小提示

↘羊肉能补体虚、益肾气，可以提高身体免疫力，和生姜、当归搭配，有补气养血、温中暖肾的作用。

COOKING

鲫鱼丝瓜汤*

材 料

鲫鱼500克、丝瓜200克。

调 料

料酒、葱丝、姜丝、盐、植物油各适量。

做法

1. 鲫鱼去鳃、鳞、内脏，洗净，背上剞十字花刀，入油锅煎至两面微黄；丝瓜洗净，去皮，切片，备用。
2. 锅置火上，倒入适量清水，放入煎好的鲫鱼，加料酒、葱丝、姜丝，用小火煮20分钟，加入丝瓜片，用大火煮至汤奶白，加入盐调味即可。

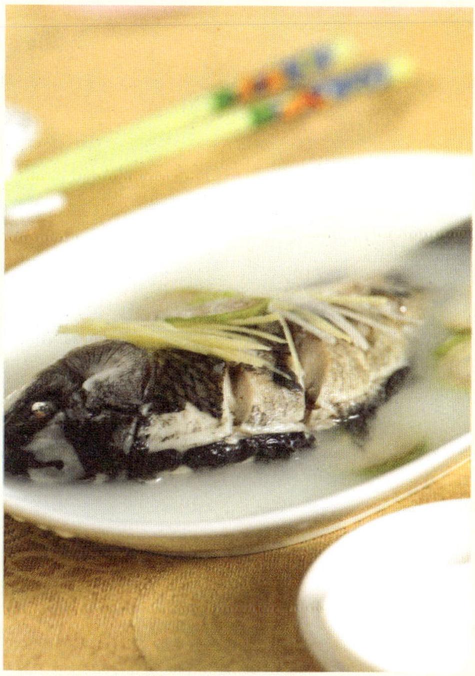

推荐食谱

十月怀胎怎么补 营养同步要讲究

孕晚期营养食谱

Yunwanqi Yingyang Shipu

孕晚期母体基础代谢率增至最高峰，而且各器官组织增长加快，胎儿生长速度也达到最高峰，另外，此期胎儿体内营养素储存速度也加快，这均要求孕晚期膳食增加豆类、蛋白质和含钙量高的食物摄入。孕妇餐次每日可增至5餐以上，以少食多餐为原则。

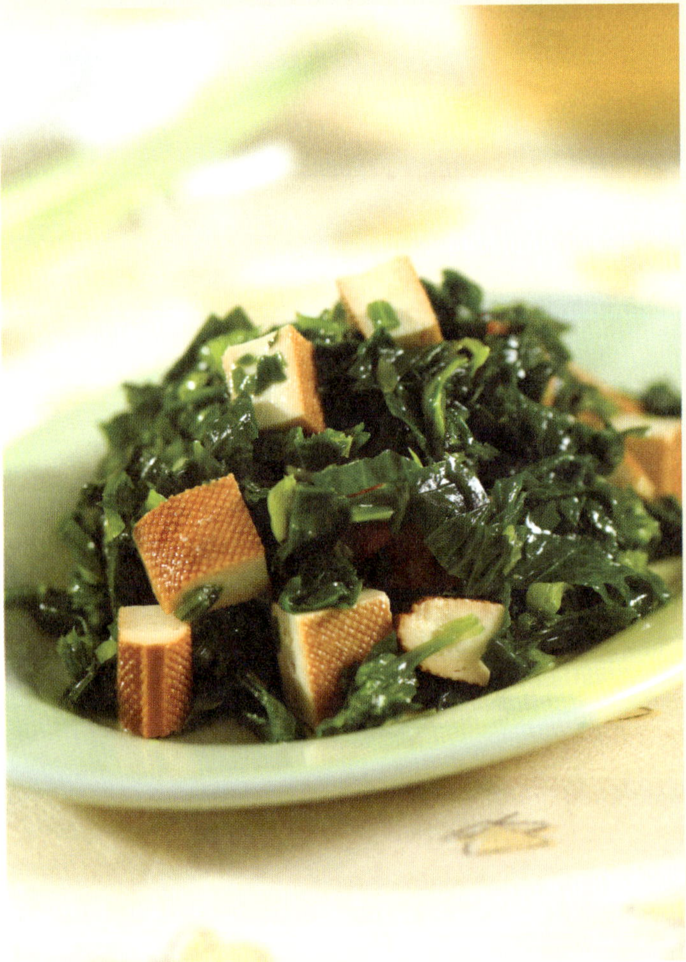

COOKING

凉拌芹菜叶*

材料

芹菜叶200克、豆腐干40克。

调料

盐、白糖、香油、酱油各适量。

做法

1. 将芹菜叶洗净，焯水，过凉，沥水，剁细末，撒上盐拌匀；豆腐干焯水，捞出，切小丁，备用。
2. 将芹菜叶末放入盘中，撒上豆腐干丁，加入白糖、香油、酱油，拌匀即可。

温馨小提示

芹菜叶含有挥发性物质，能增强孕妇的食欲；芹菜叶中含有胡萝卜素，孕妇食用后可以安然入睡。

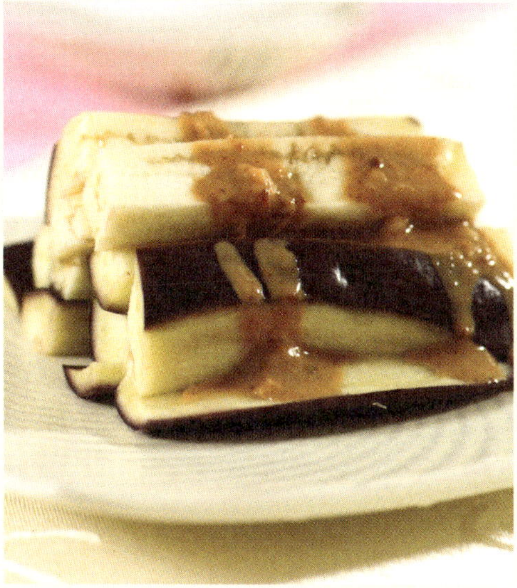

COOKING

凉拌茄条*

材料

茄子250克。

调料

盐、醋、鸡精、香油、大蒜、芝麻酱各适量。

做法

1. 将茄子洗净，去蒂，切四瓣，放入锅中蒸烂，取出凉透后，切成粗条，放在盘内；大蒜去皮，放入臼中加盐捣成蒜泥，备用。
2. 将芝麻酱、蒜泥、醋、香油、鸡精、盐一同调和成糊，倒在茄子上即可。

温馨小提示

此菜含有蛋白质、碳水化合物、脂肪、维生素、矿物质等多种营养素，而且软烂适口，还有茄子的特殊清香，适合孕妇食用。

COOKING

凉拌素什锦*

材料

香菇、口蘑、胡萝卜、西蓝花、番茄、玉米笋、荸荠各100克。

调料

香油、盐、生抽、白糖各适量。

做法

1. 将胡萝卜洗净，切段，焯水；香菇、口蘑、番茄、玉米笋分别洗净，切片，焯水；荸荠洗净，去皮，切片，焯水；西蓝花洗净，掰朵，焯水，备用。
2. 将香菇、口蘑、胡萝卜、西蓝花、番茄、玉米笋、荸荠放入盆中，倒入香油、盐、生抽、白糖拌匀即可。

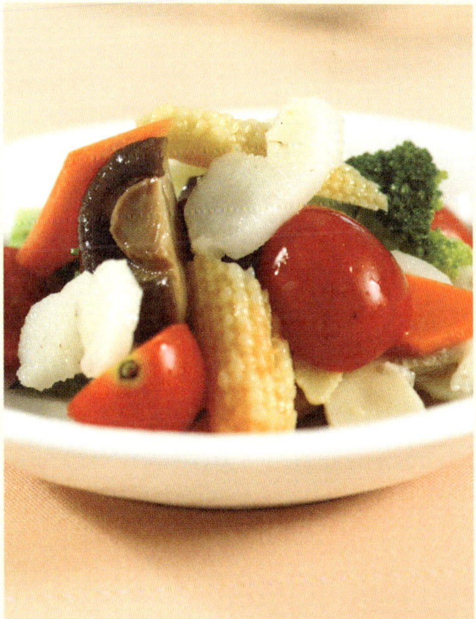

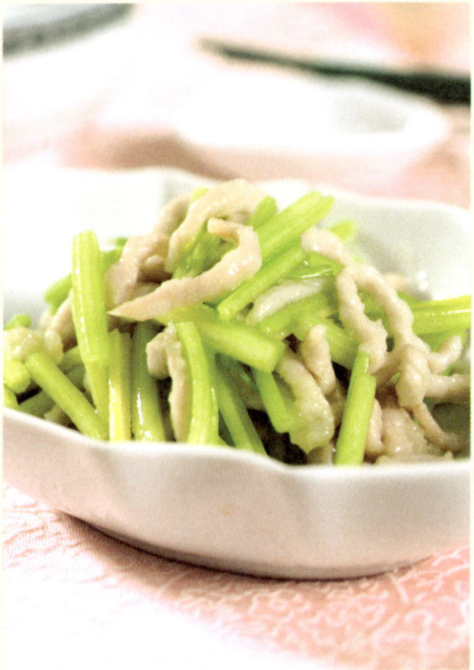

COOKING

肉炒百合*

材料

猪瘦肉片100克、干百合50克、鸡蛋1个（取蛋清）。

调料

盐、水淀粉、植物油各适量。

做法

1. 将干百合用水泡发，洗净，焯水；猪瘦肉片用盐、水淀粉、蛋清拌匀，腌渍入味，备用。
2. 锅置火上，倒油烧热，放入猪瘦肉片滑炒，捞出，备用。
3. 锅置火上，倒油烧热，放入百合翻炒，放入肉片，加入盐翻炒均匀即可。

COOKING

芹菜炒肉丝*

材料

猪瘦肉250克、芹菜100克。

调料

高汤、料酒、酱油、盐、水淀粉、植物油、葱花、姜丝、味精各适量。

做法

1. 将芹菜去叶，洗净，切丝；猪瘦肉洗净，切丝，用料酒、酱油、盐、水淀粉上浆，用油炒至变色，捞出，备用。
2. 炒锅置火上，倒油烧热，放入葱花、姜丝爆香，放入芹菜翻炒，再加入肉丝、高汤炒匀，加入盐、味精即可。

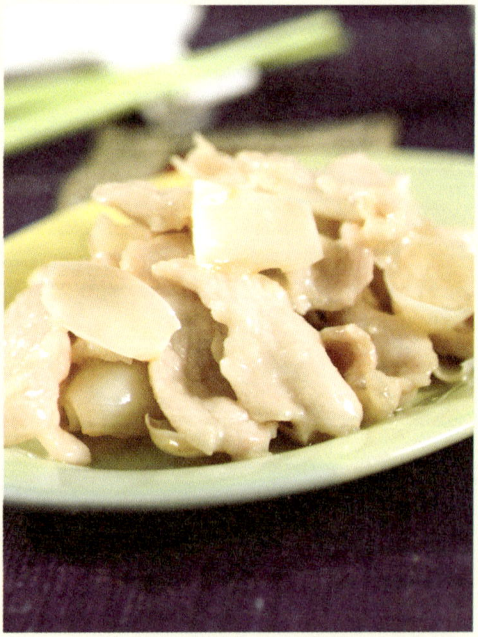

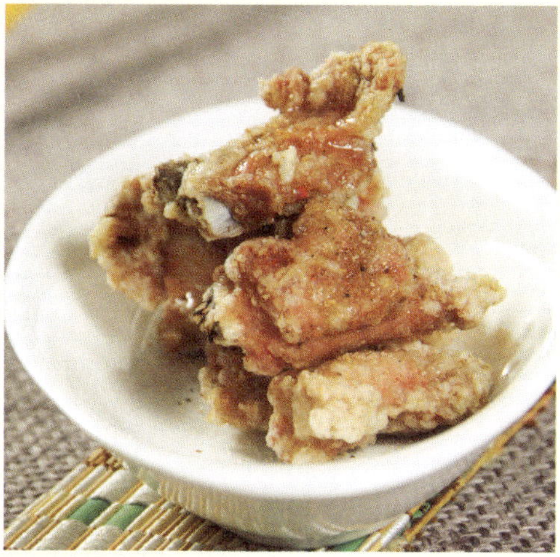

COOKING

椒盐排骨*

材料

排骨500克、鸡蛋1个、面粉30克。

调料

植物油、水淀粉、白糖、料酒、味精、五香粉、咖喱粉、香油、椒盐、盐各适量。

做法

1. 排骨洗净，剁成块，放在盆里，加入盐、料酒、咖喱粉、五香粉、白糖、味精抓匀，腌渍15分钟。
2. 鸡蛋磕入碗内打散，加入水淀粉、面粉调成蛋糊，再将腌好的排骨块放入蛋糊中挂匀。
3. 油锅烧热，将挂匀蛋糊的排骨块逐一下入油锅中炸至八成熟时捞出。
4. 待锅内油再烧至七成热时，将排骨再投入炸至金黄色捞出，随后放入凉熟油中浸一下捞出，沥去余油，装入盘中，淋上少许香油，吃时撒上椒盐上桌即可。

COOKING

炝腰片*

材料

鲜猪腰300克、黄瓜30克、冬笋20克。

调料

植物油、花椒、盐、料酒、姜末各适量。

做法

1. 将猪腰去筋膜，洗净，切片，焯熟，沥干；冬笋洗净，切象眼片，焯水，沥干；黄瓜洗净，切象眼片，备用。
2. 将猪腰片、冬笋片、黄瓜片、姜末、盐、料酒同放入一个盘中。
3. 锅置火上，倒油烧热，放入花椒，炸至花椒变色出香味，捞出不用，将花椒油浇在盘中，拌匀即可。

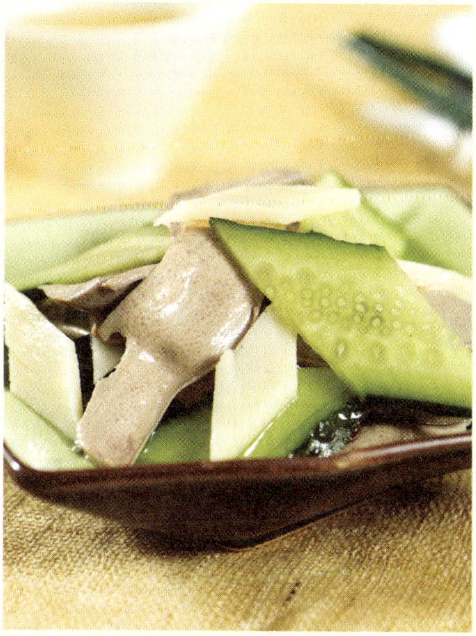

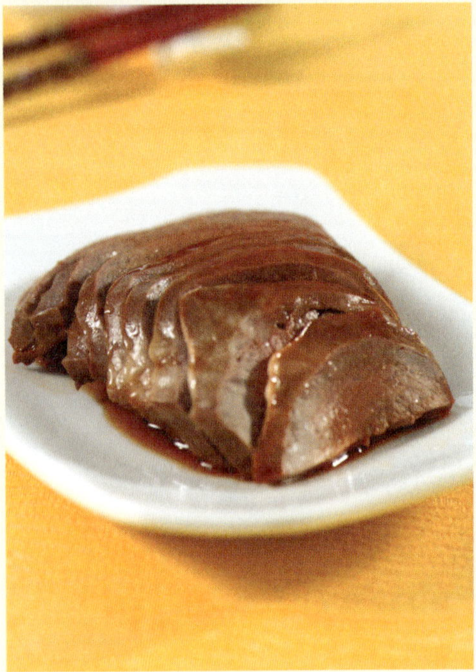

COOKING

清炒蹄筋*

材料

鲜牛蹄筋250克。

调料

料酒、盐、味精、鸡汤、水淀粉、葱、植物油各适量。

做法

1. 蹄筋洗净，切成条，放入沸水中略焯一下取出备用；葱洗净，切段。
2. 锅置火上，倒油烧热，炝香葱段，加入蹄筋，迅速翻炒，使蹄筋均匀受热。
3. 加入料酒、盐、味精、鸡汤，沸锅后，转用小火烧约10分钟，再用大火加热，用水淀粉勾芡，汤汁收浓即可。

COOKING

柏子仁煮猪心*

材料

猪心500克、柏子仁20克。

调料

酱油、料酒、盐、葱段、姜片、花椒、大料各适量。

做法

1. 将猪心洗净，划开表皮，用水将里面的血水冲掉，焯水，捞出，备用。
2. 锅置火上，放入适量清水，加入猪心、酱油、料酒、盐、葱段、姜片、花椒、大料、柏子仁煮沸，撇去浮沫，小火煮至熟烂，捞出猪心，凉透后切片即可。

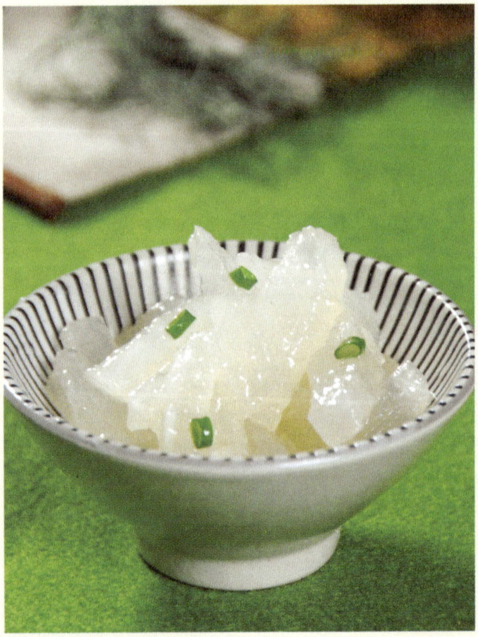

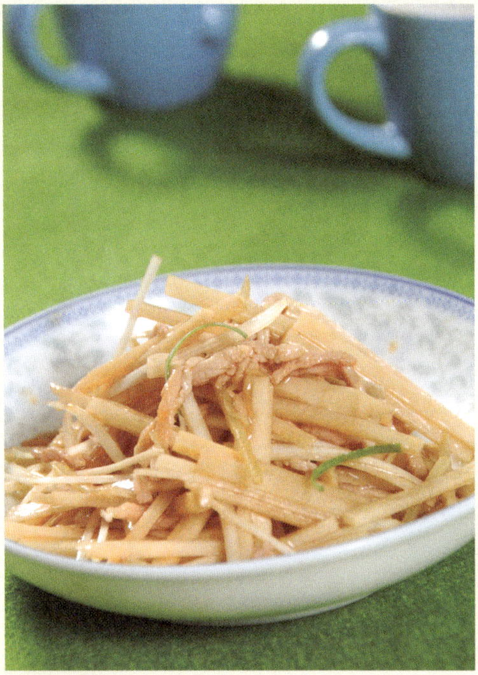

COOKING

清炖牛肉*

材料

牛肉500克。

调料

植物油、盐、青蒜丝、料酒、葱段、姜块、胡椒粉各适量。

做法

1. 将牛肉洗净，切小方块，焯水，冲去血沫，沥干，备用。
2. 锅置火上，倒油烧热，放入牛肉块、葱段、姜块煸炒，备用。
3. 锅置火上，倒入适量清水，放入牛肉块，加料酒后盖上盖子，煮沸后用小火炖至牛肉熟烂，加入盐、胡椒粉，撒入青蒜丝即可。

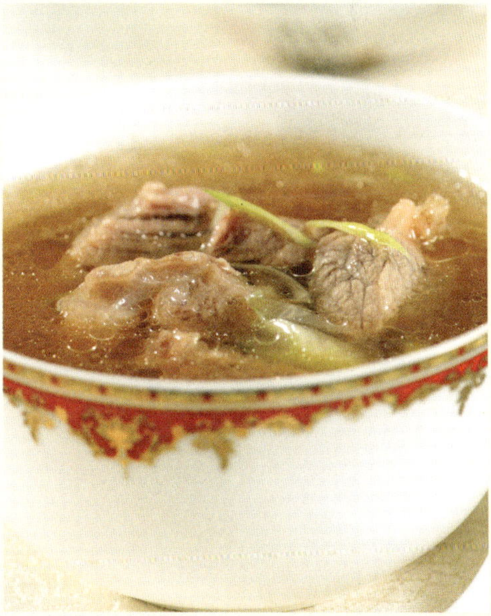

COOKING

小炒牛肉*

材料

牛肉90克、冬笋30克。

调料

味精、干淀粉、水淀粉、酱油、肉汤、葱、植物油、姜、甜酒、盐各适量。

做法

1. 将冬笋、葱、姜、牛肉分别洗净，切成丝，用干淀粉、甜酒腌渍片刻。
2. 锅倒油烧热，将牛肉丝过油，捞出。
3. 锅留余油，先煸香冬笋丝、葱丝、姜丝，再倒入酱油、甜酒、肉汤，与过油的牛肉丝同炒，加入味精、盐，勾入水淀粉即可。

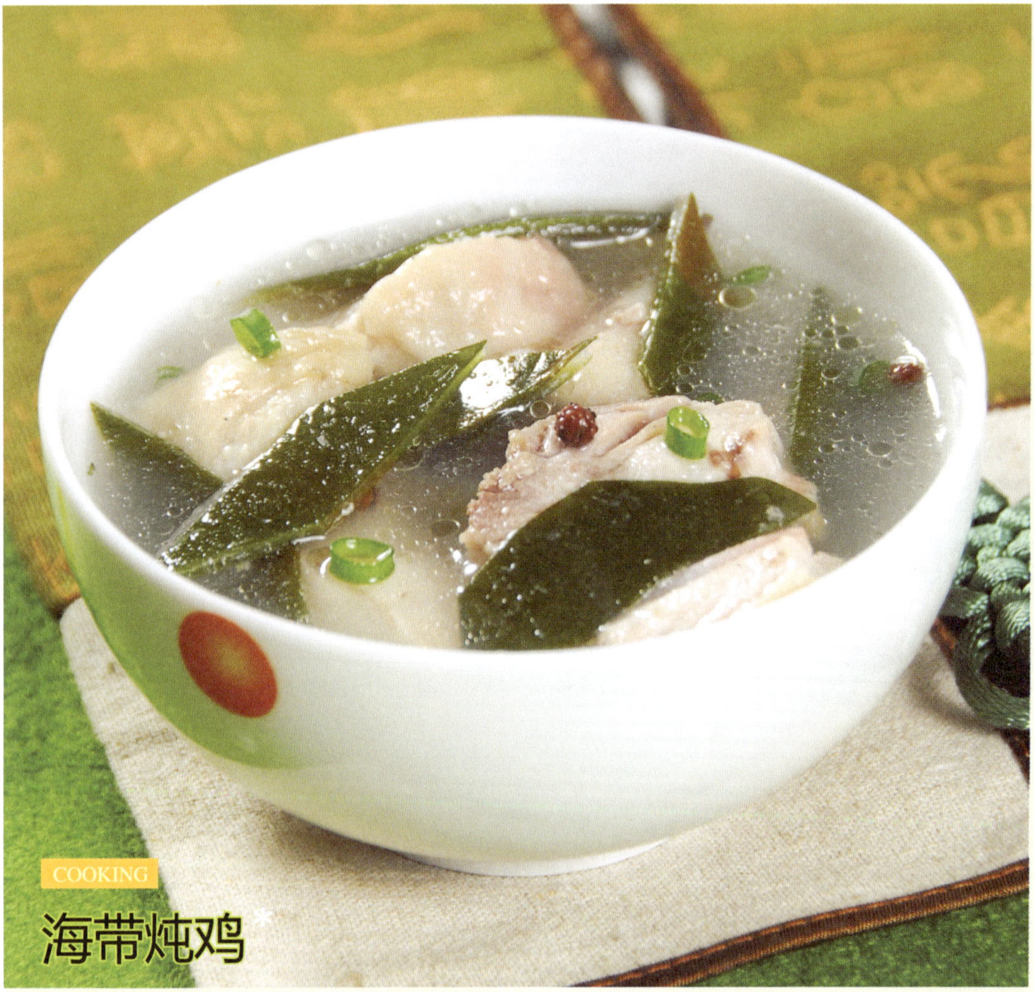

COOKING

海带炖鸡

材料

净鸡1只、水发海带400克。

调料

料酒、葱花、姜片、盐、味精、花椒、胡椒面各适量。

做法

1. 将鸡洗净，剁块；海带洗净，切菱形块。

2. 锅内放入凉水，将鸡块下锅，用大火烧沸，撇去浮沫，加入葱花、姜片、花椒、胡椒面、料酒和海带，用中火炖到鸡肉烂时，撒入盐、味精，拌匀即可出锅。

温馨小提示

此菜鸡肉软烂，汤鲜味浓，爽口不腻，含有丰富的蛋白质、钙、磷、铁、锌和维生素C、维生素E等多种营养素；孕妇常食此菜，可有效防治营养缺乏，有利于分娩。

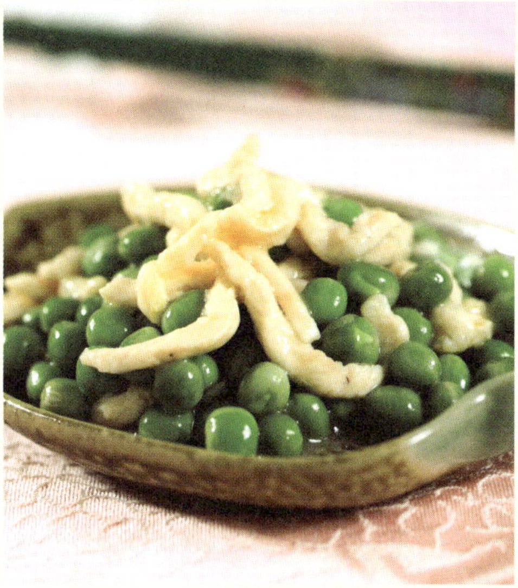

COOKING

枸杞松子爆鸡丁*

材 料

鸡肉250克，松子、核桃仁各20克，鸡蛋1个（取蛋清）。

调 料

姜末、葱末、枸杞子、盐、酱油、料酒、胡椒粉、淀粉、鸡汤、植物油各适量。

做法

1. 将鸡肉洗净，切丁，用鸡蛋清、淀粉抓匀，用油滑炒，沥油；核桃仁、松子分别炒熟；葱末、姜末、盐、酱油、料酒、胡椒粉、淀粉、鸡汤对成汁，备用。
2. 锅置火上，放调料汁，倒入鸡丁、核桃仁、松子、枸杞子翻炒均匀即可。

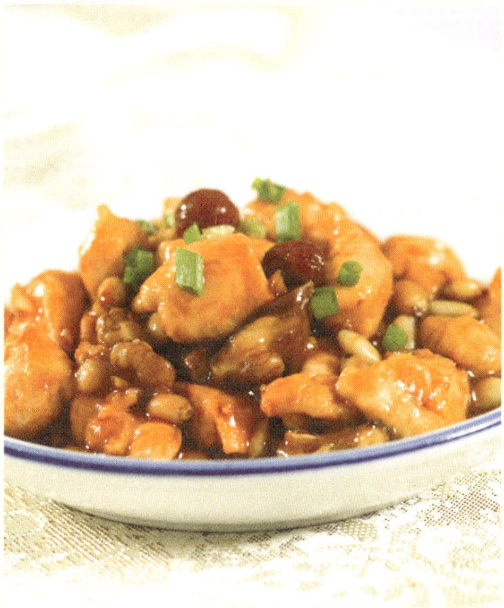

COOKING

豌豆鸡丝*

材 料

鸡肉250克、豌豆100克。

调 料

高汤、料酒、盐、水淀粉、植物油各适量。

做法

1. 将豌豆洗净，焯水，沥干；鸡肉洗净，切丝，备用。
2. 锅置火上，倒油烧热，放入鸡肉丝炒至变色，放入豌豆继续翻炒，加入盐、料酒、高汤，用水淀粉勾芡即可。

温馨小提示

↘豌豆圆润鲜绿，非常好看，常被用来作配菜，以增加菜品的色彩，促进食欲。但是，多食豌豆会引起腹胀，所以一次不宜大量食用。

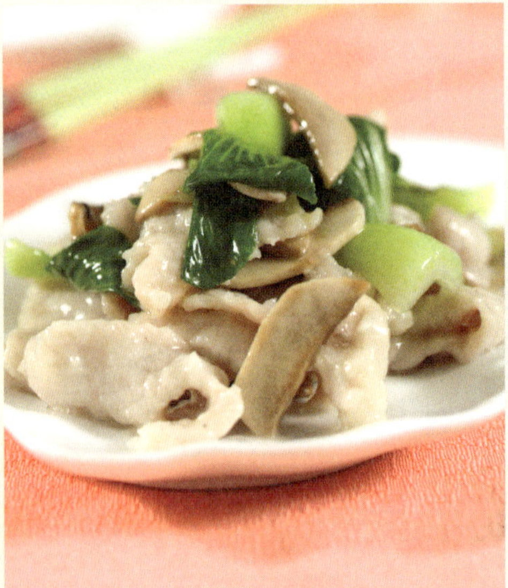

COOKING

黄豆焖鸡翅*

材 料

黄豆、水发海带各50克，鸡翅4个。

调 料

葱段、姜末、姜汁、盐、植物油、清汤各适量。

做 法

1. 将黄豆、海带分别洗净，海带切片，同葱段、姜末放入锅中煮熟；鸡翅用姜汁、盐、葱段腌渍入味，备用。
2. 锅置火上，倒油烧至八成热，放入鸡翅，翻炒至变色，加入黄豆、海带片翻炒，加入适量清汤，转小火焖至汁浓即可。

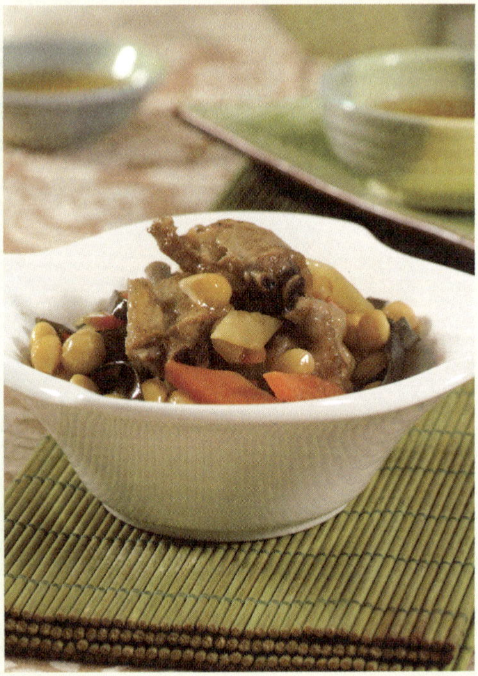

COOKING

口蘑鸡片*

材 料

鸡肉150克，水发口蘑50克，鸡蛋1个（取蛋清），油菜心、芦笋段各15克。

调 料

料酒、干淀粉、盐、水淀粉、香油、植物油、鸡汤各适量。

做 法

1. 将鸡肉洗净，切薄片，加入鸡蛋清、干淀粉调匀；油菜心洗净，切片，焯水；水发口蘑洗净，切片，备用。
2. 锅置火上，倒油烧热，放入鸡肉片滑熟，捞出，备用。
3. 锅留底油，加入鸡汤、芦笋段、盐、料酒煮沸，加入口蘑片、鸡肉片、菜心片烧至入味，用水淀粉勾芡，淋入香油即可。

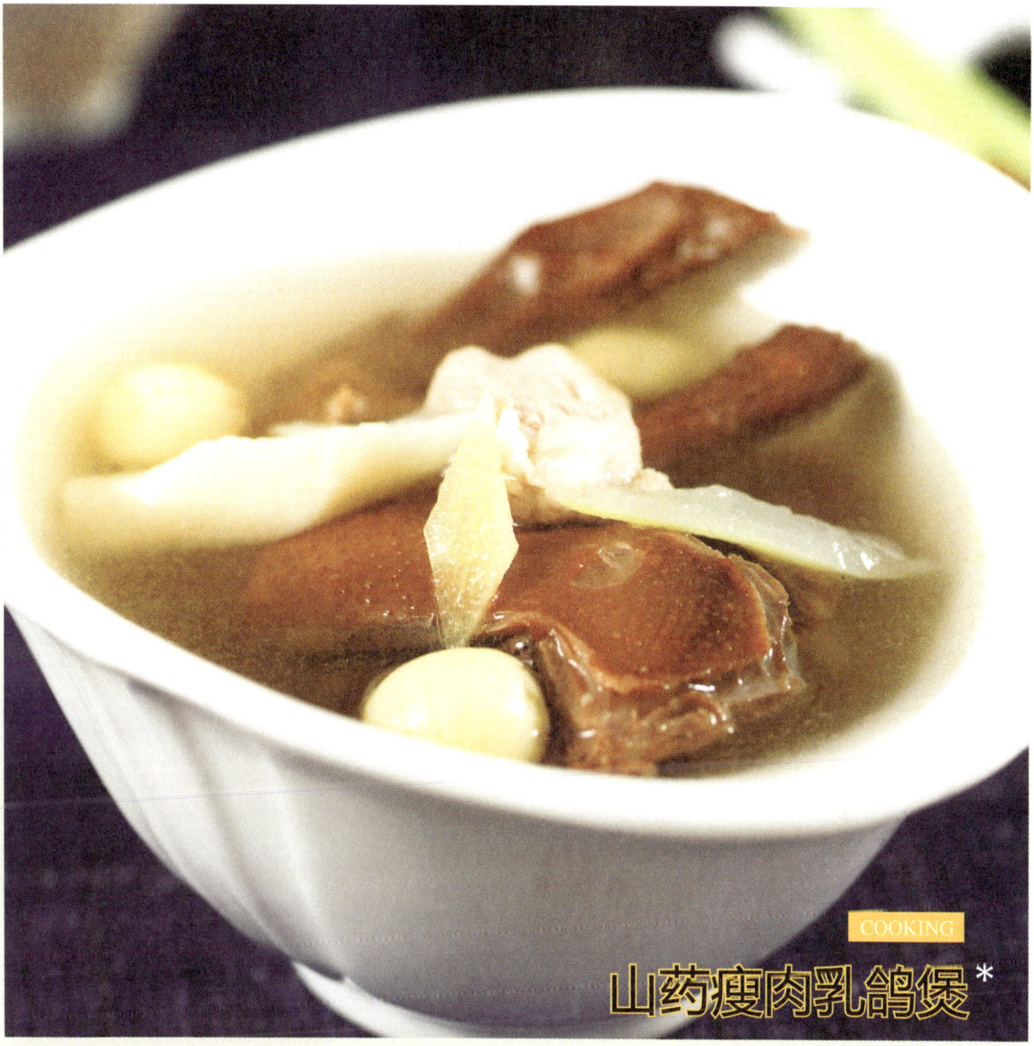

COOKING

山药瘦肉乳鸽煲*

材料

猪瘦肉100克、去心莲子25克、山药20克、乳鸽1只。

调料

姜片、盐、葱段各适量。

做法

1. 将乳鸽煺毛，去内脏，洗净，放入沸水锅中与葱段、姜片同煮10分钟，取出；山药洗净，去皮，切块；莲子洗净，浸泡；猪瘦肉洗净，切丁，备用。
2. 沙锅置火上，放入适量清水煮沸，加入乳鸽、瘦肉丁、姜片、山药块、莲子，大火煮沸10分钟，改小火再煲1小时，加入盐调味即可。

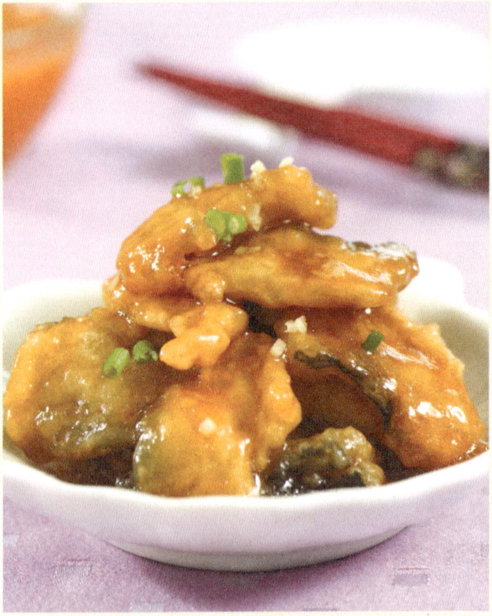

COOKING

抓炒鱼片*

材料

鳜鱼肉150克。

调料

料酒、盐、白糖、醋、酱油、葱末、姜末、植物油、水淀粉、清汤各适量。

做法

1. 将鳜鱼肉洗净，去皮、刺，切薄片，用水淀粉抓匀上浆，入油锅炸至外皮焦黄，捞出；用酱油、盐、醋、白糖、料酒、水淀粉、清汤调成芡汁，备用。
2. 锅置火上，倒油烧热，放入葱末、姜末煸炒，倒入调好的芡汁，待炒成稠糊状，放入炸好的鱼片翻炒几下，使汁挂在鱼片上即可。

COOKING

虾米海带丝*

材料

虾米50克、海带丝200克。

调料

红辣椒丝、姜丝、植物油、酱油、香油各适量。

做法

1. 将虾米洗净，入蒸锅隔水蒸至柔软，取出。
2. 海带丝洗净，焯水，捞出，放入盘中，加入姜丝、虾米，倒入酱油，备用。
3. 锅置火上，倒少量植物油烧热，放入红辣椒丝略炸，浇到虾米海带丝上，淋入香油拌匀即可。

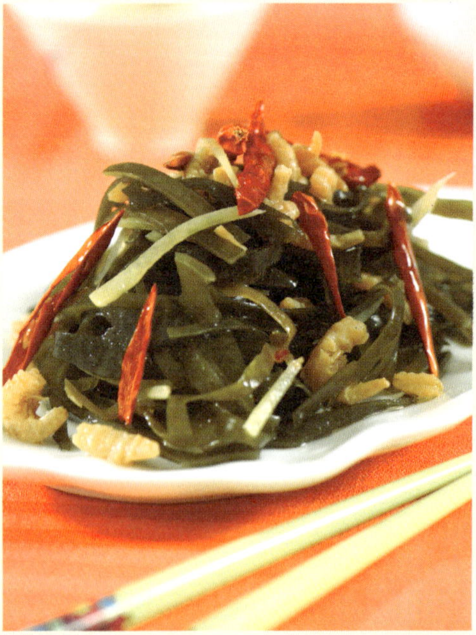

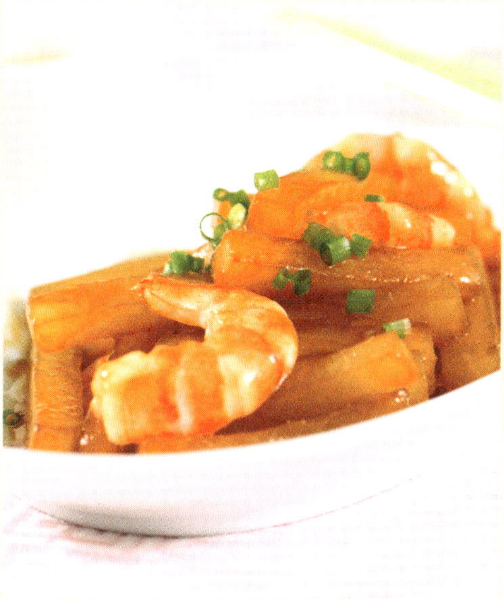

COOKING

盐水大虾*

材料

对虾300克。

调料

盐、花椒、茴香、葱段、姜片各适量。

做法

1. 对虾去除沙线，冲洗干净。

2. 锅置火上，倒入水，放入虾、盐、花椒、茴香、葱段、姜片，大火烧沸，改用小火煮至虾熟，离火，放凉后捞出即可。

温馨小提示

↘挑选虾时注意，新鲜虾体形完整，呈青绿色，外壳硬实、发亮，头、体紧紧相连，肉质细嫩，有弹性、有光泽。

COOKING

虾仁炒萝卜条*

材料

白萝卜100克、虾仁适量。

调料

葱末、植物油、姜末、生抽、盐、香油各适量。

做法

1. 将虾仁去除沙线，洗净，沥干，切段；白萝卜洗净，切条，备用。

2. 锅置火上，倒植物油烧热，加入姜末炒香，放入虾仁翻炒，加入白萝卜条翻炒，放入生抽、盐拌匀，淋入香油、葱末即可。

温馨小提示

↘白萝卜有通气行气、健胃消食、解毒散淤的功效，可以防治孕妈妈腹胀、便秘。

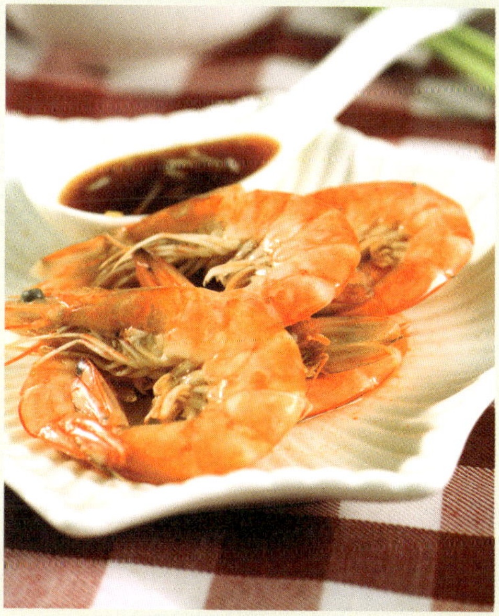

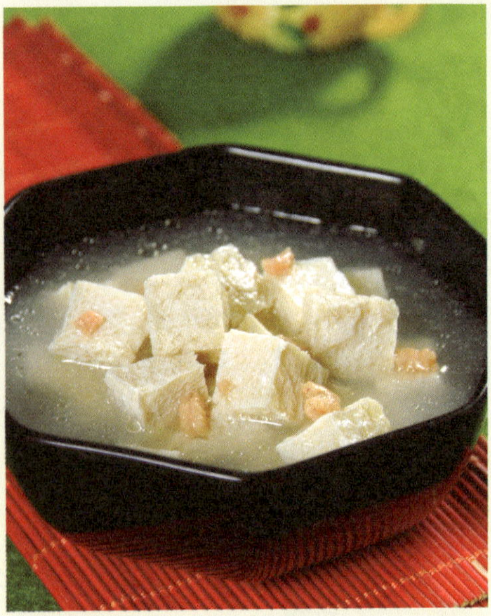

COOKING

海米炖冻豆腐*

材料

海米50克、冻豆腐200克。

调料

咸香菜末、香油、肉汤、盐、味精、花椒水、葱段、姜片、植物油各适量。

做法

1. 将冻豆腐用凉水泡10多分钟，洗净，挤去水分，切成1.5厘米见方的小块；海米用温水泡开。
2. 锅内放少量油烧热，用葱段、姜片炝锅，加肉汤烧沸，放入豆腐、海米，加盐、花椒水，汤沸后转小火炖10多分钟，撇净浮沫，挑出葱段、姜片，放味精、咸香菜末，加点香油，出锅盛在碗内即可。

COOKING

鱼香茄子*

材料

茄子500克、青椒丝100克。

调料

豆瓣酱、白糖、酱油、香油、红辣椒丝、醋、葱段、蒜泥、姜丝、料酒、水淀粉、高汤、植物油各适量。

做法

1. 将茄子洗净，去皮，切小段，放入热油锅中炸软，沥油，备用。
2. 锅置火上，倒油烧热，放入葱段、姜丝、红辣椒丝、蒜泥煸炒，放入豆瓣酱煸出油，加入茄子、料酒、酱油、白糖、醋，加入适量高汤，炒至茄子上色，加入青椒丝翻炒几下，用水淀粉勾芡，淋上香油即可。

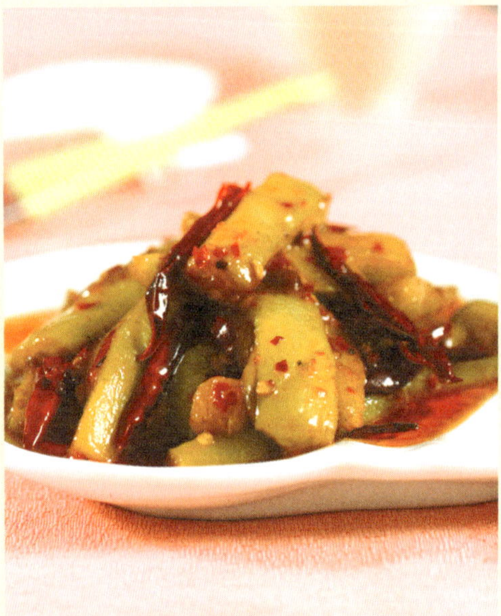

COOKING

红烧豆腐*

材料

豆腐500克、豌豆50克、红椒适量。

调料

植物油、葱花、姜丝、盐、酱油、料酒、水淀粉、高汤各适量。

做法

1. 将豆腐洗净，切块；豌豆洗净；红椒洗净，去蒂、子，切丁，备用。

2. 锅置火上，倒油烧热，放入豆腐稍炸，捞出，备用。

3. 锅留底油，放入葱花、姜丝爆香，放入豌豆翻炒，加入料酒、酱油、盐、高汤、豆腐煮入味，加入红椒丁翻炒，用水淀粉勾芡即可。

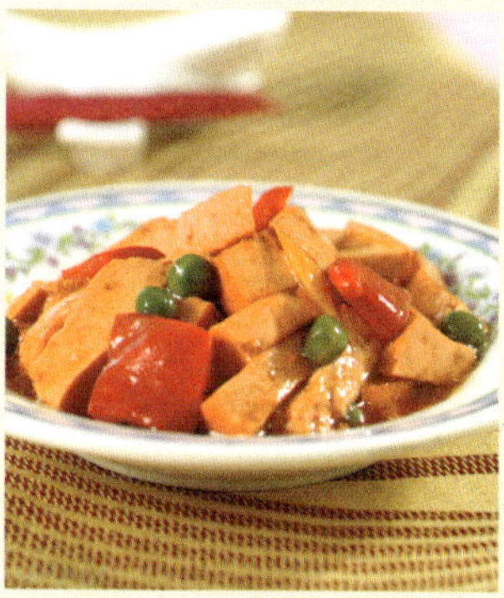

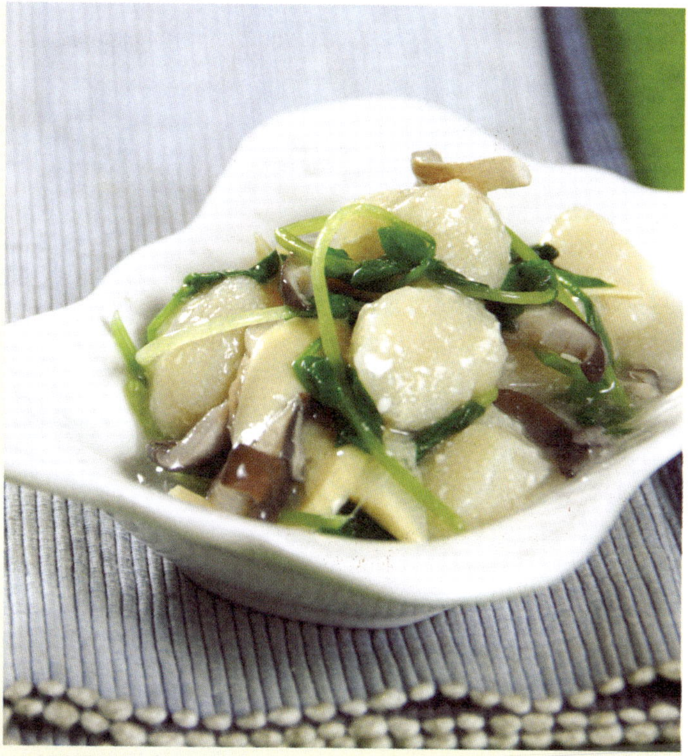

COOKING

鲜蘑烩豆腐*

材料

鲜蘑菇50克，豆腐150克，豌豆苗、冬笋各25克。

调料

盐、味精、姜汁、水淀粉、鲜汤、香油、植物油各适量。

做法

1. 豆腐洗净，碾成泥，加盐、味精调匀，上笼蒸5分钟，晾凉后做成小球。

2. 鲜蘑菇、冬笋分别洗净，切成薄片。

3. 锅置火上倒入植物油，烧热后放入鲜蘑、笋片煸炒，加入鲜汤、盐、姜汁，烧沸后放入豆腐球，以小火煨3分钟，加入味精、豌豆苗，用水淀粉勾芡，淋入香油即可。

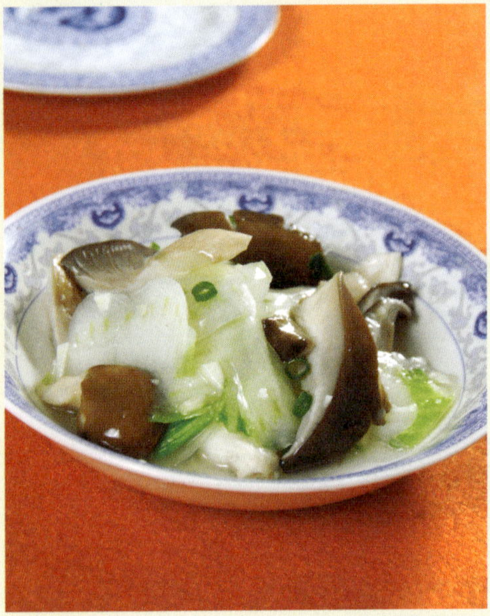

COOKING

炒白菜*

材料

白菜500克。

调料

植物油、盐、白糖、醋、酱油、水淀粉各适量。

做法

1. 将白菜择洗干净，取嫩帮，切菱形片，备用。
2. 炒锅置火上，倒油烧热，放入白菜片翻炒，加入酱油、盐、白糖、醋炒至熟，用水淀粉勾芡即可。

温馨小提示

↘烹制白菜的时候，要注意时间，白菜的烹煮时间不要过长，否则会使白菜中的营养素流失过多。

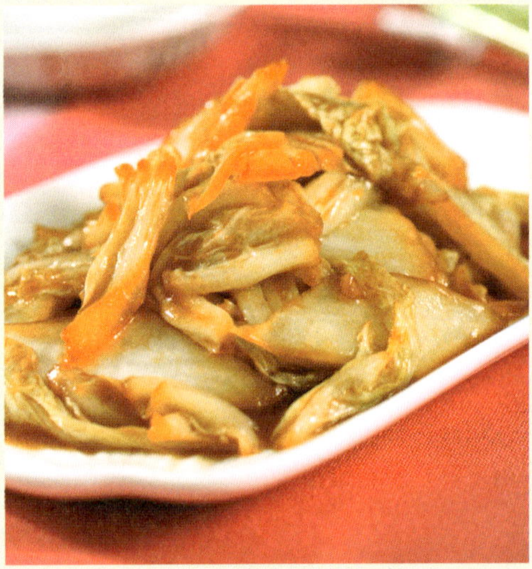

COOKING

白菜烩蘑菇*

材料

白菜500克、蘑菇200克。

调料

植物油、盐、酱油、味精、葱花、姜末、蒜末、香油、料酒各适量。

做法

1. 白菜洗净，切成小片；蘑菇洗净，掰成四瓣。
2. 锅置火上倒油烧热，炝香蒜末、姜末，倒入白菜片爆炒，七成熟加盐翻炒出锅。
3. 锅内倒少许油，油热倒入掰好的蘑菇瓣爆炒几下，加入酱油、料酒再翻炒几下，倒入炒过的白菜片，至八成熟时加入葱花、味精，淋入少许香油，即可。

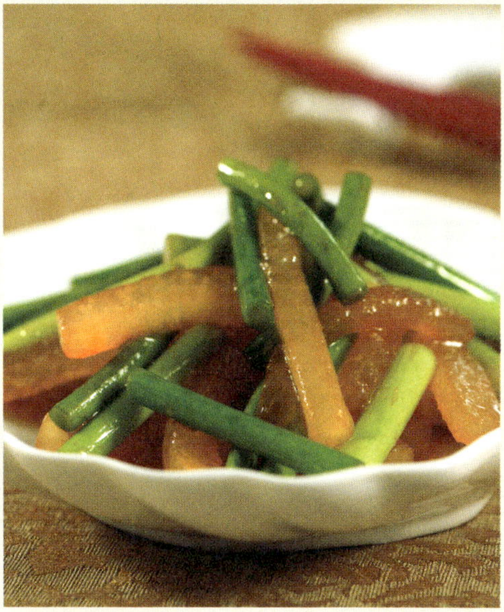

COOKING

蒜薹炒冬瓜*

材料

冬瓜300克、蒜薹100克。

调料

植物油、酱油、盐、醋、水淀粉各适量。

做法

1. 将蒜薹洗净，切段；冬瓜去皮，去瓤，洗净，切条，备用。

2. 锅置火上，倒油烧热，放入蒜薹炒香，放入冬瓜条炒熟后，加入酱油、盐、醋调味，用水淀粉勾芡即可。

温馨小提示

↘ 冬瓜中所含的丙醇二酸，能有效地抑制糖类转化为脂肪。

COOKING

萝卜丝炒粉条*

材料

萝卜400克、粉条200克。

调料

葱花、姜末、蒜末、花椒、盐、酱油、植物油各适量。

做法

1. 萝卜洗净，剥去外皮，切成片，再切成丝，放沸水锅内焯一下捞出；粉条煮熟，捞出，冲凉备用。

2. 锅置火上，加入植物油，油热时将花椒炸黄捞出，再下入葱花、蒜末、姜末炸一下，将萝卜丝和粉条放入，加入酱油、盐和适量水煸炒片刻，炒熟收汁，装盘即可。

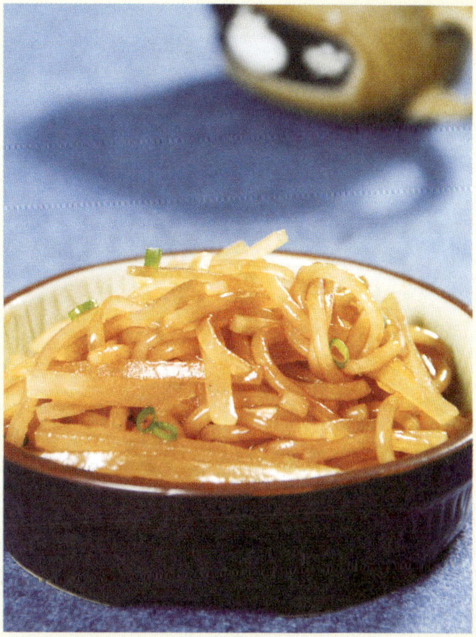

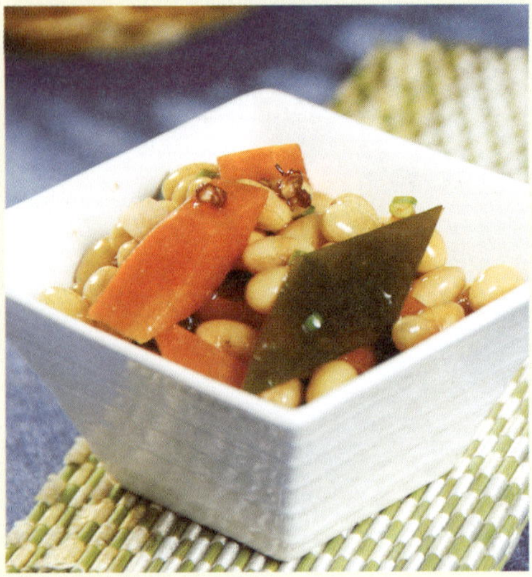

COOKING

什锦五香黄豆

材料

黄豆200克，水发海带、胡萝卜各100克。

调料

大料、花椒、盐、味精、酱油、葱花、姜末、桂皮各适量。

做法

1. 将黄豆提前12小时用温水泡上，泡开后，用温水淘洗干净。
2. 将发的海带洗好，去掉泥沙，切成菱形块；胡萝卜洗净，切成菱形块。
3. 把黄豆放入锅内，加入水（水要没过黄豆），置大火上烧沸，撇去浮沫，加入大料、花椒、桂皮、盐、酱油，用小火煮沸，煮至七成熟时，加入海带、胡萝卜、葱花、姜末，继续用小火煮，待胡萝卜、海带、黄豆熟烂时，加入味精翻拌，即可出锅。

COOKING

椒盐花卷

材料

面粉500克、泡打粉适量。

调料

葱花、椒盐、白糖、发酵粉、植物油、碱水各适量。

做法

1. 将面粉、泡打粉、葱花、白糖、发酵粉用温水和成面团发酵，发好后掺入碱水揉匀，饧15分钟，备用。
2. 将面团擀成一张大饼，刷上一层油，均匀撒上椒盐，卷成卷，用刀切小段，拧成花状，备用。
3. 蒸锅置火上，放入花卷，用大火蒸15分钟，转中火蒸5分钟即可。

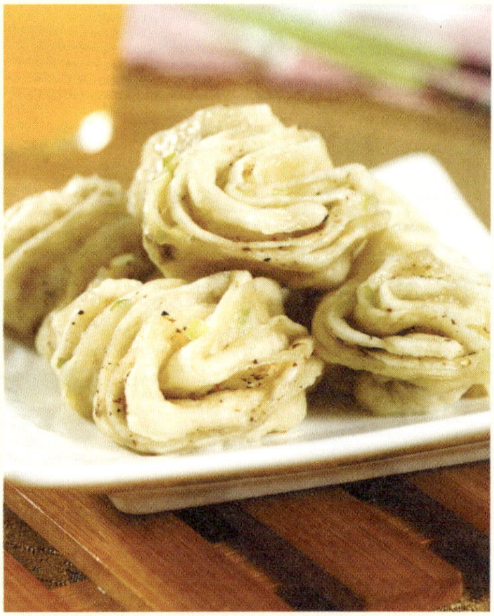

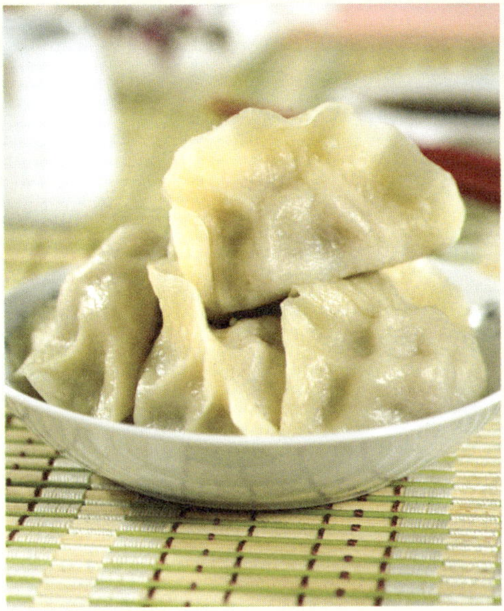

COOKING

虾仁蒸饺*

材料

饺子皮500克，猪肉300克，虾仁、鲜冬笋各250克。

调料

料酒、白糖、盐、葱末、姜末各适量。

做法

1. 将猪肉洗净，切片；虾仁去除沙线，洗净，和猪肉片一起剁成肉泥；鲜冬笋去皮，洗净，焯水，沥干后切末，和肉泥一起放入容器里，加入料酒、白糖、盐、葱末、姜末和成馅，备用。
2. 将馅放入饺子皮中，捏成月牙状，备用。
3. 蒸锅置火上，屉上放潮湿的屉布，放入捏好的饺子，盖上盖子后蒸约10分钟即可。

COOKING

荠菜馄饨*

材料

馄饨皮75克、荠菜80克、猪肉25克。

调料

虾皮、紫菜、香油、盐各适量。

做法

1. 虾皮洗净，备用；紫菜洗净，撕小片，备用。
2. 将荠菜洗净，焯水，捞出，沥干，剁末；猪肉洗净，剁碎，加入盐拌匀，加入荠菜拌匀成馅。
3. 荠菜肉馅放在馄饨皮中间，包捏成耳朵状馄饨，备用。
4. 汤锅置火上，倒入适量清水煮沸，放入馄饨、虾皮、紫菜片煮至馄饨上浮，加少量清水，再煮沸，加入盐调味，淋入香油即可。

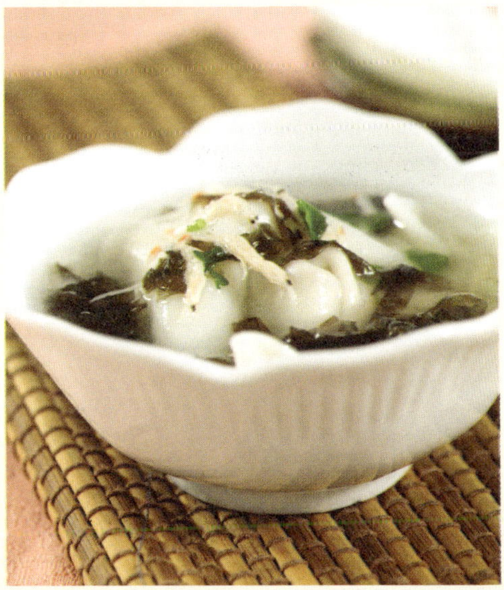

COOKING

栗子糕

材料

栗子1000克、白糖500克。

做法

1. 将栗子切口，放入水中煮1小时左右，置凉后去皮。
2. 在去皮的栗子中加入白糖一同捣成泥状，放入方形盒中成形切片即可。

温馨小提示

栗子是碳水化合物含量较高的干果，能供给人体较多的热能，并能帮助脂肪代谢，具有益气健脾，厚补胃肠的作用。

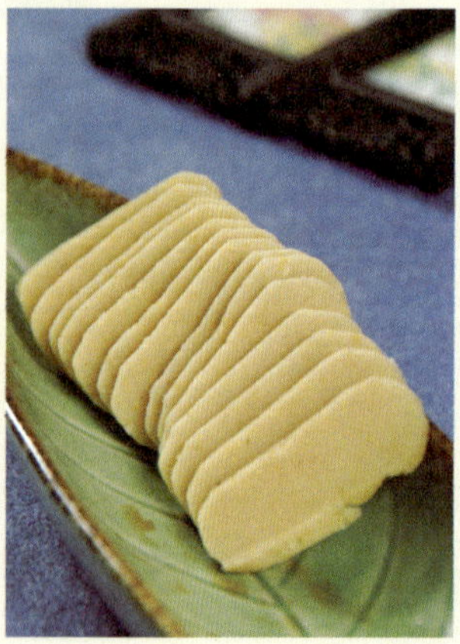

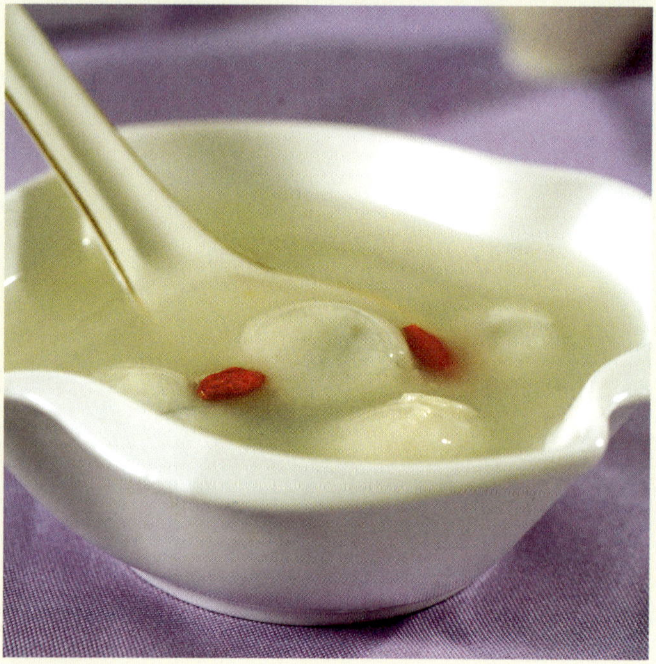

COOKING

醪糟汤圆

材料

黑芝麻糯米汤圆300克。

调料

醪糟、白糖、枸杞子各适量。

做法

1. 汤锅置火上，放入适量清水煮沸，下入黑芝麻糯米汤圆。
2. 煮至快熟时加入醪糟、白糖、枸杞子，煮熟即可。

温馨小提示

醪糟又叫酒酿、米酒，有健脾开胃、疏筋活血的功效。醪糟汤圆不仅能活血通络，还能增加食欲、帮助消化。

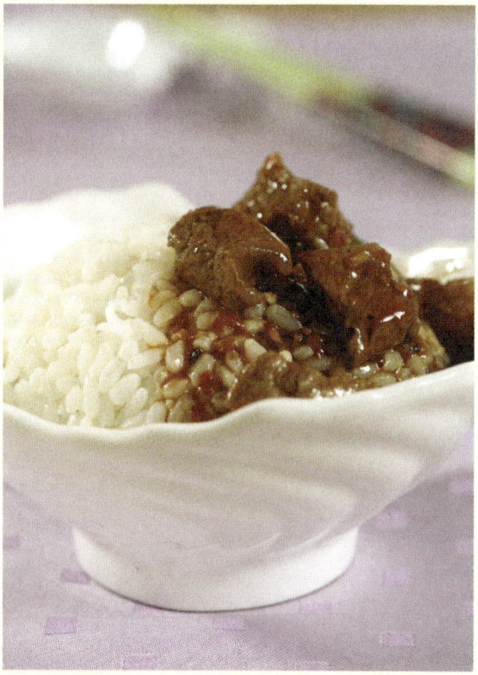

COOKING

培根黑木耳蛋炒饭*

材料

米饭300克、培根100克、干黑木耳50克、鸡蛋1个。

调料

葱花、姜丝、酱油、植物油各适量。

做法

1. 将干黑木耳泡发，去蒂，洗净，切丝；培根洗净，切丝；鸡蛋磕入碗中，打散，备用。
2. 锅置火上，倒油烧热，倒入鸡蛋炒成蛋块，盛出，备用。
3. 锅内再倒油烧热，放入葱花、姜丝、培根丝爆炒，加入木耳丝翻炒，加入酱油，放入米饭、鸡蛋块翻炒均匀即可。

COOKING

红烧牛肉饭*

材料

米饭300克、牛肉250克。

调料

豆瓣酱、葱末、姜末、料酒、酱油、白糖、胡椒粉、盐、植物油各适量。

做法

1. 将牛肉洗净，切块，焯水，备用。
2. 锅置火上，倒油烧热，放入葱末、姜末爆香，加入豆瓣酱、牛肉块翻炒，加入料酒、酱油、白糖、胡椒粉、少量盐，最后加水没过牛肉块，用小火慢慢炖至汁稠肉烂，加入适量盐拌匀，浇在米饭上即可。

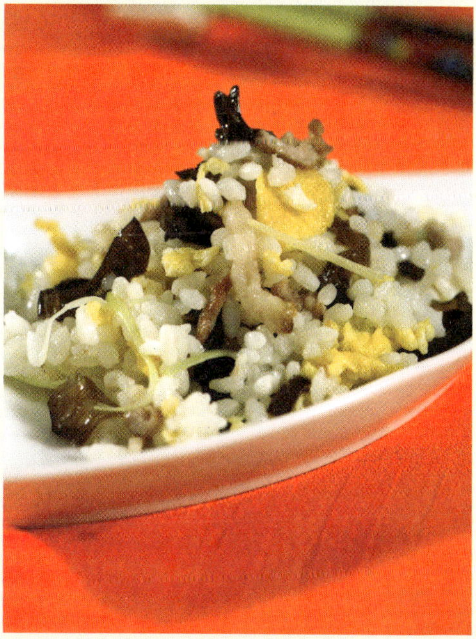

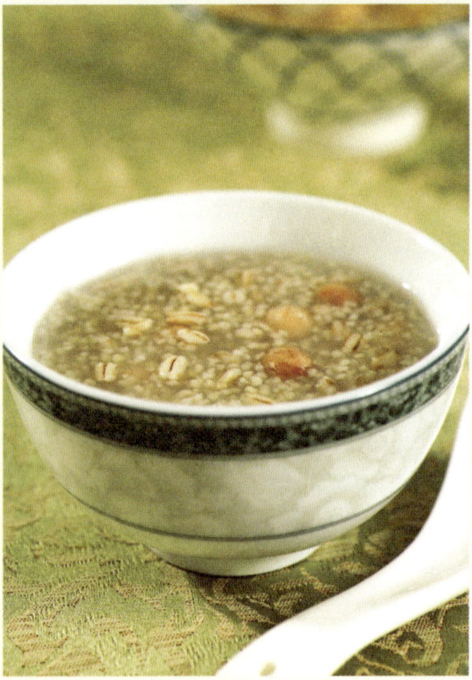

COOKING

木耳粥*

材料

黑木耳30克、大米100克。

调料

红枣、冰糖各适量。

做法

1. 黑木耳泡发，去蒂，洗净。
2. 将大米、红枣分别洗干净，放入锅中大火熬煮，煮沸后，加入适量黑木耳、冰糖煮至冰糖溶化即可。

温馨小提示

↘ 木耳粥润肺生津，滋阴养胃，补脑强心，孕妈妈食之，对胎儿发育有利。

COOKING

小米麦粥*

材料

小米、花生仁各50克，麦粒25克。

做法

1. 将麦粒、花生仁洗净，浸泡4小时；小米淘洗干净，备用。
2. 锅置火上，倒入适量清水，煮沸后加入小米、麦粒、花生仁，转小火，煮至小米发黏时即可。

温馨小提示

↘ 小米和麦粒搭配熬制成粥，有养心安神、益心补气的作用。

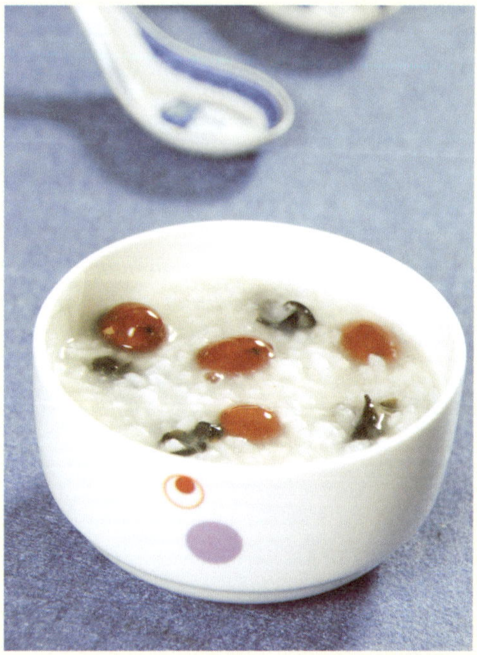

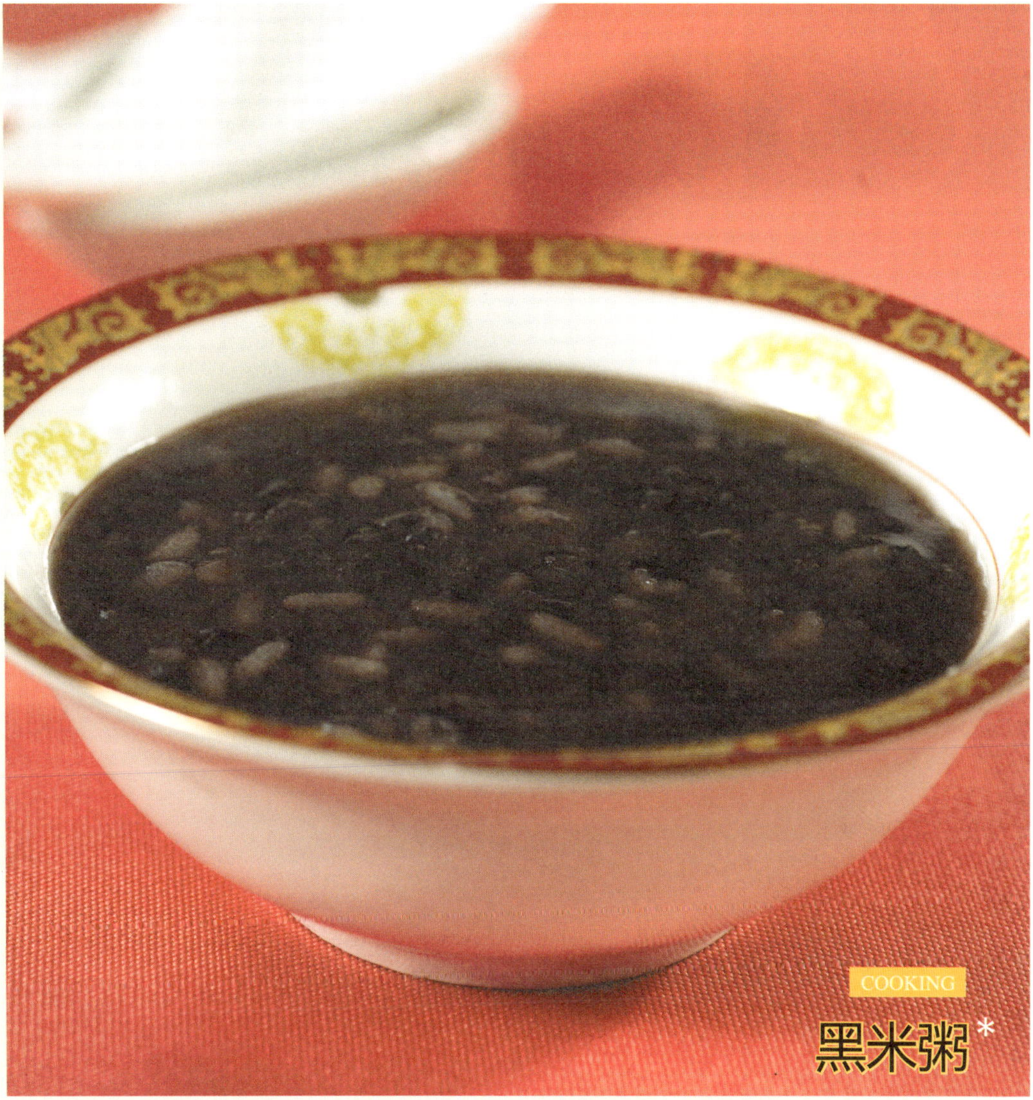

材料

黑米30克、大米20克。

做法

1. 将黑米洗净，浸泡6小时；大米洗净，备用。

2. 锅置火上，倒入适量清水煮沸，放入黑米、大米，大火煮沸后改小火熬成粥即可。

温馨小提示

↘黑米是一种蛋白质、维生素及纤维素含量都很高的食品，还含有人体不能自然合成的多种氨基酸和矿物质，非常适合准妈妈食用。

Part

3 出现孕期不适 饮食调理有高招

Message

- ◆妊娠呕吐
- ◆孕期便秘
- ◆妊娠腹痛
- ◆孕期贫血
- ◆孕期阴道出血
- ◆妊娠糖尿病
- ◆妊娠高血压
- ◆先兆子痫

每位准妈妈孕期都会出现不同程度的不适，如呕吐、便秘、腹痛……但准妈妈不要盲目吃药，可以通过饮食调理来缓解不舒服的症状。

妊娠呕吐

妊娠呕吐是病吗

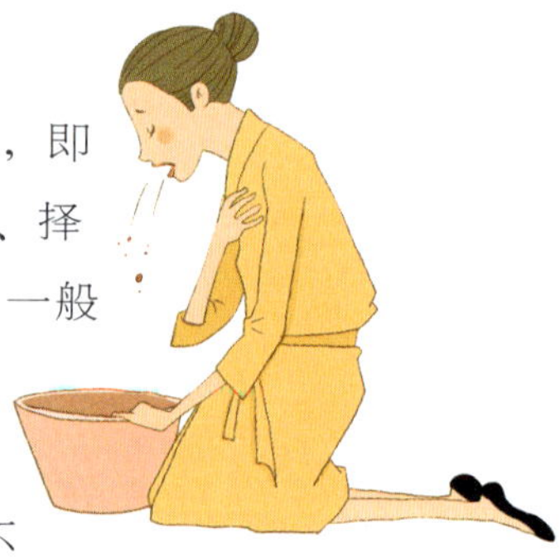

妊娠呕吐是妊娠早期征象之一，即孕妇在怀孕2～3个月出现食欲减退、择食、清晨恶心及轻度呕吐等现象，一般在3～4周后即自行消失，对孕妇影响不大，不需特殊治疗。少数妇女反应严重，呈持续性呕吐，甚至不能进食、进水，伴有上腹不适，头晕乏力或喜食酸咸之物等，这时称妊娠剧吐。多见于精神过度紧张，神经系统功能不稳定的孕妇。

轻度妊娠呕吐多在清晨空腹时较为严重，但对胎儿发育无明显影响，不需要特殊治疗，一般在妊娠12周前后自行消失。但是，妊娠剧吐则应高度重视，因为妊娠剧吐对孕妇和胎儿发育都会产生影响。

妊娠呕吐对准妈妈的影响

妊娠的前3个月，是胚胎初步分化的关键期，这个时期需要大量的蛋白质和核酸，如果此时缺乏营养，不仅将会

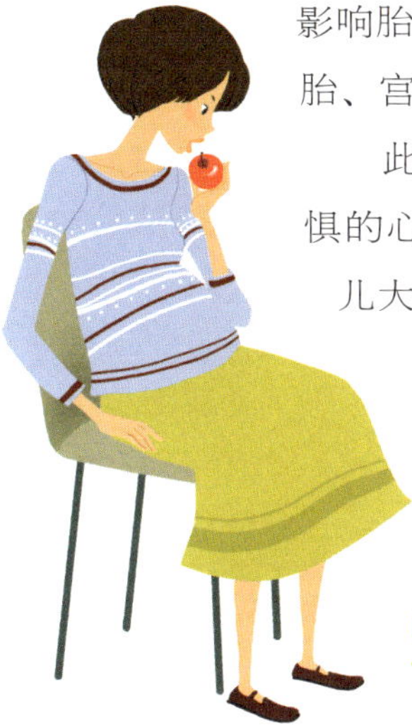

影响胎儿的智力发育，甚至还可能引起流产、早产、畸胎、宫内发育迟缓，甚至胎儿死亡。

此外，妊娠剧吐往往会使孕妇对妊娠产生抗拒、恐惧的心理，这会造成孕妇体内皮质酮水平升高，使胎儿大脑中的受体变得不敏感，这样出生的孩子胆小脆弱，情绪易激动，行动畏缩。并且，据大量临床调查，在妊娠7～10周孕妇情绪过度不安，可能导致胎儿口唇畸变及其他先天缺陷。

轻度孕吐可自调

孕吐的特点在于空腹也吐、饱食也吐，因此，晚上睡前喝杯牛奶，可补充钙质又延长排空以减少晨吐，平时少食多餐，远离油烟味，多样化地摄取蔬果，偶尔吃些合自己口味的零食，都有一定程度的帮助。为防止脱水，应保持每天的液体摄入量，平时宜多吃一些西瓜、生梨、苹果、甘蔗等水果。呕吐较剧者，可在进食前口中含生姜1片，以达到暂时止呕的目的。孕妇要注意饮食卫生，饮食宜营养价值稍高且易消化为主，并可采取少吃多餐的方法。

有些准妈妈整天在家无所事事、心情烦闷，也会加重孕吐病情，因此，准妈妈应利用闲暇时间听听音乐、看看书报杂志让身心获得释放。除了借助培养生活兴趣以减轻压力之外，与家人散步、聊天，皆可缓解孕妇的苦闷情绪，以减轻孕吐症状。

健康关照

孕吐加重应就医

一般孕吐会在怀孕14～16周自然停止，但仍有些准妈妈会吐到5个月以上，严重者几乎不能进食，容易形成身体虚脱失水、酮酸堆积、电解质失衡，因此，严重者必须住院补充必需之体液及能量，防止病情恶化。

除此之外，有些病症也伴有呕吐现象，如肠阻塞、尿路感染、肝功能异常、急性羊水过多症及先兆子痫等，孕妇必须与医师密切合作，仔细检查，排除上述疾病。

孕期便秘

难以说出口的孕期便秘

一般来说，大便间隔超过48小时，粪便干燥，引起排便困难就称为便秘。女性怀孕后，在内分泌激素变化的影响下，胎盘分泌大量的孕激素，使胃酸分泌减少、胃肠道的肌肉张力下降及肌肉的蠕动能力减弱，使吃进去的食物在胃肠道停留的时间加长，致使食物残渣中的水分又被肠壁细胞重新吸收，粪便变得又干又硬，不能像孕前那样正常排出体外。加之怀孕之后，孕妇的身体活动要比孕前减少，肠道肌肉不容易推动粪便向外运行，增大的子宫又对直肠形成压迫，使粪便难以排出，此时孕妇腹壁的肌肉变得软弱，排便时没有足够的腹压推动。因此，孕妇即使有了便意，也用力收缩了腹肌，但堆积在直肠里的粪便仍很难排出去。便秘会愈来愈严重，常常几天没有大便，甚至1～2周都未能排便，从而导致孕妇腹痛、腹胀。严重者可导致肠梗阻，并发早产，危及母婴安危。有些罹患便秘的孕妇在分娩时，堆积在肠管中的粪便妨碍胎儿下降，导致产程延长甚至难产。

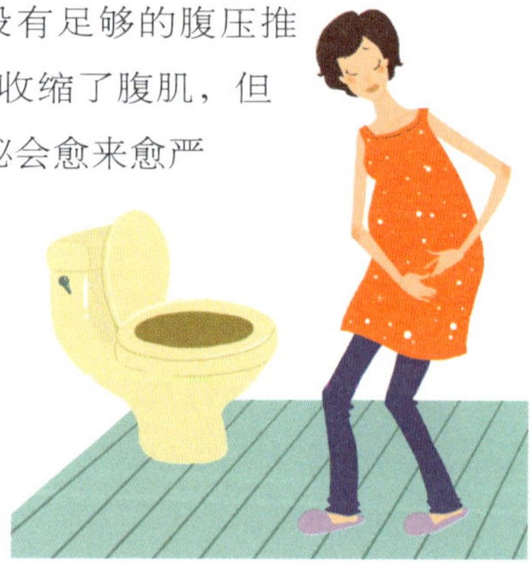

六招预防便秘

养成定时排便的习惯

每天早上和每次进餐后最容易出现便意。因此，起床后先空腹饮一杯温水或蜂蜜水，再吃好早餐，促进起床后的直立反射和胃结肠反射，很快就会产生便意，长期坚持就会形成早晨排便的好习惯。

产生便意后及时入厕

一有便意就要及时入厕，切不可形成忍便的习惯，排便时要保持放松的心态，即使未排出也不要紧张，否则便秘会更加重。

多吃促进排便的食物

富含粗纤维素的瓜果、绿叶根茎蔬菜以及谷薯类，如苹果、香蕉、葡萄、海带、黄瓜、芹菜、韭菜、白菜、红薯、玉米等，可以促进肠道肌肉蠕动，软化粪便，从而起到润肠滑便的作用，帮助孕妇排便。

多饮水

每天注意饮水，但要掌握饮水的技巧，比如，每天在固定的时间里饮水，要大口大口地喝但不是暴饮，使水尽快到达结肠，而不是很快被肠道吸收到血液。这样可使粪便变得松软，容易排出体外。

每天坚持活动身体

孕晚期时，很多孕妇常会因身体逐渐笨重而懒于活动，所以便秘现象在怀孕晚期更为明显。而适量的运动可以增强孕妇的腹肌收缩力，促进肠道蠕动，预防或减轻便秘。因此，孕妇即使在身体日益沉重时，也应该做一些力所能及的运动，如散步等，以增加肠道的排便动力。

多进食产气食品

如大蒜、蜂蜜、生葱等，借以产气鼓肠，刺激肠蠕动，利于排便。还可以搭配进食含有益生菌的食品，促进肠道的活动。

孕妇便秘能用泻药吗

孕妇便秘时不能随意使用泻药，特别是在怀孕晚期。因为大多数泻药都有引起子宫收缩的可能，易导致流产或早产。有些泻药还有一定的毒副作用，影响胎儿的生长发育。

有些孕妇发生便秘时，认为可以使用中药通便，觉得中药副作用小。要知道，常用的通便中药，如大黄、火麻仁、番泻叶、麻仁润肠丸等，都可能引起流产或早产。因此，孕妇一定要慎用中药通便，特别是有习惯性流产史的孕妇，一定要禁用泻药。

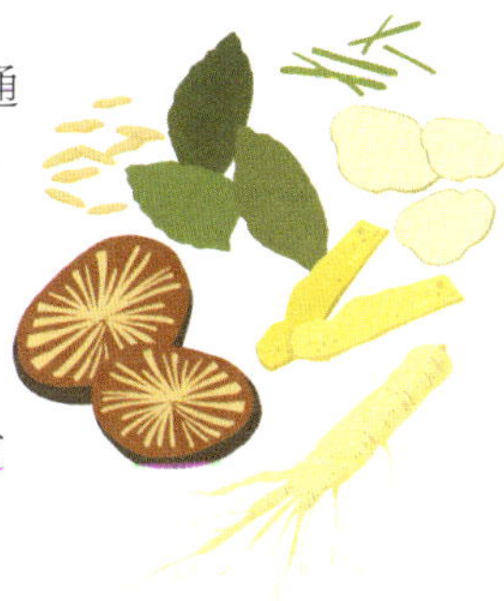

妊娠腹痛

什么是生理性腹痛

孕期腹痛是孕妈妈常见的身体反应，有些是生理性的，无须治疗，有的则是病理性的，需要引起警惕，及时处理。

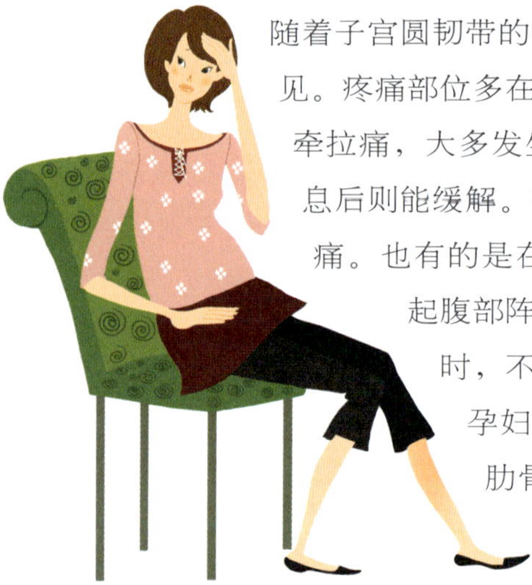

生理性腹痛最常见的是由于正常妊娠子宫增大，同时伴随着子宫圆韧带的被牵拉而引起，一般在妊娠3～5个月时常见。疼痛部位多在下腹部子宫一侧或双侧，呈钝痛、隐痛或牵拉痛，大多发生在体位变动或远距离行走时，而卧床休息后则能缓解。有的则是胎儿在母腹中踢腿引起母亲的疼痛。也有的是在妊娠晚期，在夜间休息时子宫收缩而引起腹部阵痛，但仅持续数秒钟，间歇时间长达数小时，不伴下坠感，白天腹部阵痛症状缓解。有的孕妇因子宫增大不断刺激肋骨下缘，也可引起肋骨钝痛。这些都属于生理性腹痛，适当的体位变化则有利于疼痛的缓解，无须特殊治疗。

哪些疾病会引起孕妇腹痛

孕期病理性腹痛的原因较为复杂，常见的有以下几种：

宫外孕

典型表现是有停经史，下腹部隐痛、坠胀感，尤其是出现一侧撕裂样疼痛之后，突然晕倒，伴明显乏力、心慌、头晕、恶心、呕吐、四肢厥冷、面色苍白等休克症状。

葡萄胎

表现症状为腹部明显增大，妊娠月份与停经时间不符，腹部呈钝痛或胀痛，常伴阴道流血及明显的妊娠呕吐、贫血等。B超检查可确诊。

■妊娠合并阑尾炎

孕妇常有慢性阑尾炎病史，因妊娠时阑尾向上外方移位，临床表现不典型，但仍有腹痛、肌紧张、体温升高、腹膜刺激征阳性等。由于妊娠盆腔充血，炎症发展迅速，炎症刺激极易导致孕妇发生流产或早产。

■流产与早产

腹痛呈阵发性或持续性，下腹部有明显的下坠感，阴道流血且伴有烂肉样组织排出。

■胎盘早剥

常发生在妊娠晚期3个月内，腹痛程度受早剥面积大小、子宫肌层是否破损等综合因素的影响，严重者腹部呈板状硬，可伴阴道流血、胎动感消失、烦躁、头晕、恶心、呕吐、重度贫血、休克等征象。

■子宫先兆破裂

先兆破裂时，孕妇感到下腹部持续疼痛，极度不安，甚至呼叫，面色潮红、呼吸急促。子宫破裂瞬间感剧痛，破裂后疼痛减轻，陷于休克状态。

●孕妇腹痛的对策

对身体健康，无其他症状的孕妇来说，生理性腹痛可通过改变体位，适当休息加以缓解，无须特殊治疗。

而有些孕妇则是因血虚、气郁、虚寒，导致胞脉受阻或胞脉失养，气血运行不畅，因而发生腹痛。治疗上要根据不同类型以调理气血为主，使胞脉气血畅通，则其痛自止。饮食上应注意清淡，进食温热食物为宜，还要补充营养，防止贫血或血虚，不可食生冷、腥味及油腻食物。

对于病理性腹痛，孕妇应及早就医，以免贻误病情。

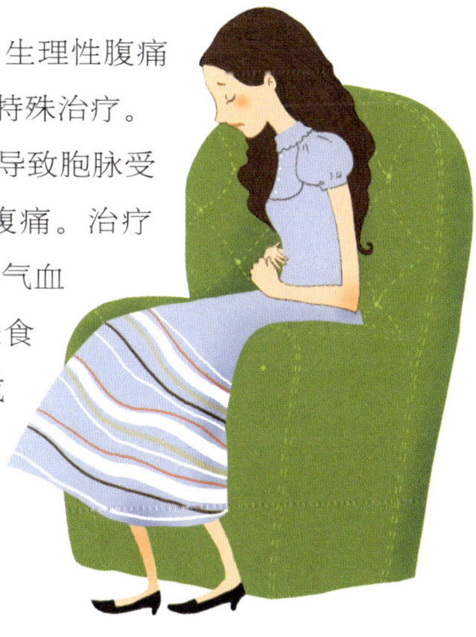

妊娠水肿

妊娠水肿的原因

怀孕的准妈妈常会发现除自己的身体变得臃肿之外，腿也变得粗大，再穿不下以前的裤子或鞋子了，这时不一定是长胖了，有可能是发生了水肿。

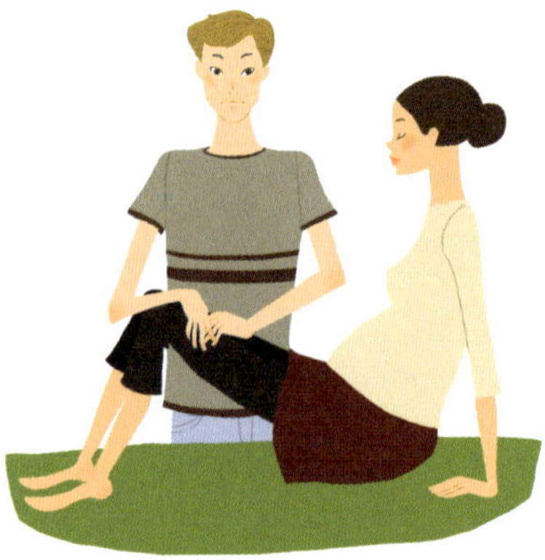

妊娠期水肿的发生原因，最常见的有妊娠期单纯水肿和妊娠高血压综合征（简称妊高征）。

妊娠期单纯水肿除水肿外无其他表现，倘若随着妊娠进展，水肿不断加重，或出现血压升高、蛋白尿、贫血等，这时的水肿就不是妊娠期单纯性水肿，常常是病理性因素引起的，如妊高征、贫血等，应仔细寻找水肿的成因，积极治疗，以防病情加重，危及母子。

妊娠期下肢水肿，还可能由心脏疾患引起，因此，对水肿的孕妇应注意有无心慌、气短等症状，必要时还应行心电图等辅助诊断以明确诊断，给予处理。

妊娠期单纯水肿的表现

准妈妈为什么会水肿呢？因为妊娠晚期，子宫越来越大，在直立或行走活动时，巨大的子宫压迫使两下肢的静脉血回流受阻，引起静脉内压力增加，血液内液体透过静脉壁渗出到组织间隙中，造成过多液体在组织间隙内潴留，导致下肢水肿。

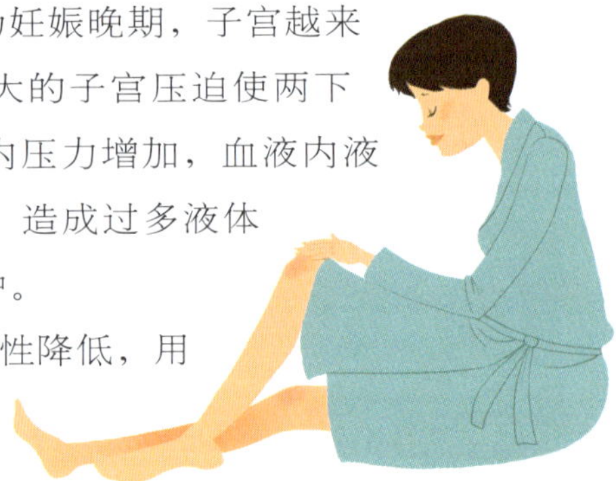

孕妇下肢皮肤会紧而发亮，弹性降低，用手指按压后出现凹陷。通常水肿的程度时轻时重，由踝部开

始，逐渐向上扩展到小腿、大腿、腹壁、外阴，严重的可蔓延全身，甚至伴有腹水。这种单纯因下肢静脉受阻引起的水肿，没有高血压、蛋白尿及贫血等伴发症状。经过卧床休息后减轻或消失，直立、行走后加重，因而会出现“晨轻午后重”的特点。

利尿消肿的治疗原则

妊娠期单纯性水肿的准妈妈应避免长时间站立，注意休息，休息时抬高双腿有助于消肿，夜间睡眠时应取侧卧位，避免子宫压迫下腔静脉，也有利于下肢血液的回流。孕妇每天一定要保证摄入畜、禽、肉、鱼、虾、蛋、奶等动物类食物及豆类食物，因为这类食物含有丰富的优质蛋白质，可以补充血浆的蛋白含量，维持血浆正常的胶体渗透压；贫血的孕妇每周还要注意进食2～3次动物肝脏以补充铁元素。此外，准妈妈不能贪吃口味重的饮食，要注意适当控制食盐的摄入。

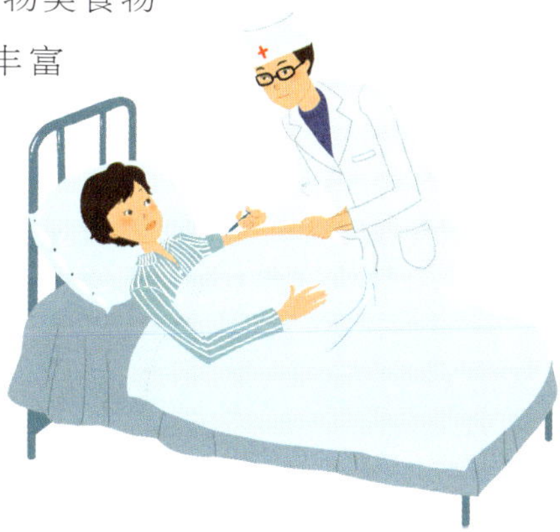

健康关照

哪些食物可消肿

鸭肉有清热凉血、祛病健身的功效，常吃可利尿消肿，对于妊娠水肿有一定的帮助。准妈妈每天坚持进食适量的蔬菜和水果，就可以提高机体抵抗力，加强新陈代谢，因为蔬菜和水果中含有人体必需的多种维生素和微量元素，有利于减轻妊娠水肿的症状。有些食物如冬瓜、西瓜、荸荠，有利尿消肿的功效，经常食用能起到改善妊娠水肿的作用。

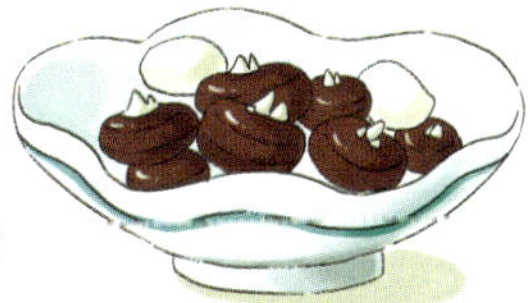

孕期贫血

容易贫血的女人

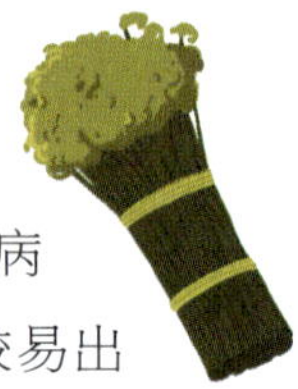

引起贫血的原因有很多，由于女性的生理结构不同于男性，每月都会因月经而失血，因此缺铁性贫血的发病率较高。而妊娠中的女性对叶酸的生理需求相对较高，较易出现巨幼红细胞贫血。

对于孕妇贫血，应积极治疗引起贫血的原发性疾病；如果是由于营养成分缺乏引起的贫血，则应补充相应的营养成分，治疗贫血。如女性出现缺铁性贫血，则应在怀孕前积极治疗失血性疾病，在孕期应适当增加营养，并给予铁剂补充；对于叶酸缺乏的巨幼细胞性贫血，在孕前、孕期均应注意营养。

孕妇贫血的危害

严重贫血会引起循环系统方面的转变，而对母体造成最严重的影响是引发心脏衰竭。对胎儿来说，贫血的直接后果就是孕妇的血细胞携氧能力降低，从而导致胎儿宫内缺氧，进而造成胎死宫内、早产、分娩低体重儿；由于胎儿先天铁储备不足，出生后很快就发生营养性贫血。贫血还会影响胎儿脑细胞的发育，使孩子后来的学习能力低下。

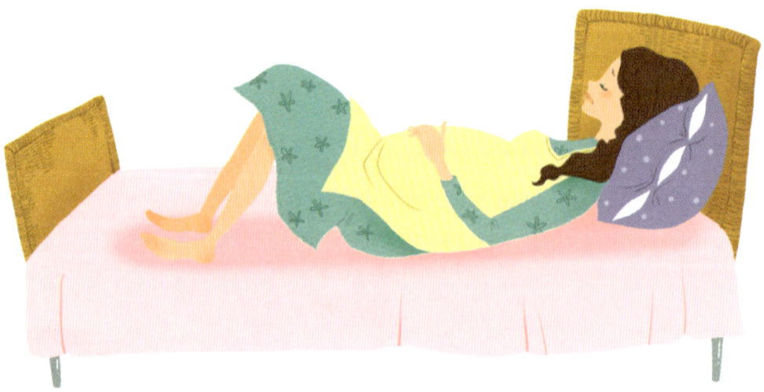

由此可见，孕妇发生贫血不仅对自身，而且对胎儿危害极大，应注意加以防治。

四招纠正准妈妈的孕期贫血

多吃含铁丰富的食物

卤鸡肝、猪肝等动物肝脏富含矿物质，一周可吃两次。鸭血汤、蛋黄、瘦肉、豆类、菠菜、苋菜、番茄、红枣等食物含铁量都较高，可经常吃。

食物要多样化

经常进食牛奶、胡萝卜、蛋黄，多吃含维生素C丰富的果蔬，这些食物可以补充维生素A，有助于铁的吸收。还可于三餐间补充些牛肉干、卤鸡蛋、葡萄干、牛奶、水果等零食，也是纠正贫血的好方法。

妊娠中后期多吃高蛋白食物

妊娠中后期胎儿发育增快，只要孕妇每周体重增加不超过1千克，就要多吃高蛋白食物，比如牛奶、鱼类、蛋类、瘦肉、豆类等，这些食物对贫血的治疗有良好效果，但要注意荤素结合，以免过食油腻东西伤及脾胃。

在医生指导下服用铁剂

对某些孕妇来说，孕期单单从饮食中摄取铁质，有时还不能满足身体的需要，对于有明显缺铁性贫血的孕妇，可在医生的指导下选择摄入胃肠容易接受和吸收的铁剂。

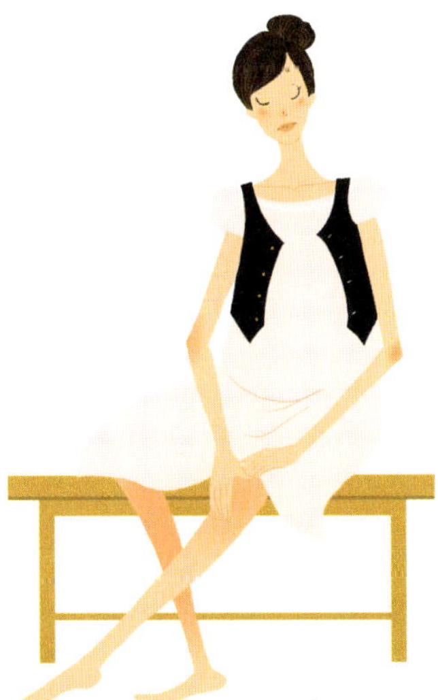

孕期咳嗽

什么引起孕妇咳嗽

原因一：感冒。

原因二：依照中医的说法，孕妇于妊娠中久嗽不已，或伴五心烦热者，称为“妊娠咳嗽”，亦名“子嗽”。乃因妊娠阴虚，肺失濡润或痰火上扰而作。产生火热的原因，有阴虚或痰窒的不同。

感冒引起咳嗽的处理方法：

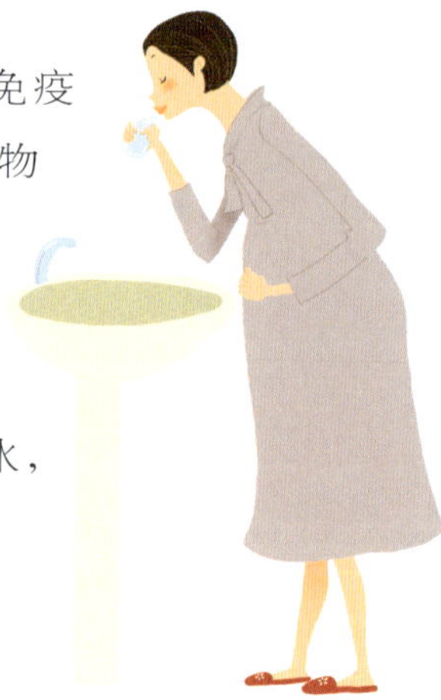

- 均衡饮食，多吃新鲜水果和蔬菜来增强免疫力。合理的饮食能提供适量的维生素、矿物质、糖类、蛋白质以及脂肪。还可以选择吃一些专供孕妇服用的维生素和矿物质的混合补品。
- 如果有喉咙痛或咳嗽，喝点热的蜂蜜柠檬水，会让准妈妈感觉舒服一些。
- 用盐水漱口有助于治疗咽喉感染。
- 多休息。因为睡觉有助于身体的自我恢复。
- 不要吃糖果、饼干等甜食，那些冰冷、干燥，且易上火的食物，如花生、瓜子、油炸物等也应禁止。

“子嗽”时吃什么

子嗽的治疗方法不同于感冒所引起的咳嗽，必须着重于止嗽、养阴润肺。

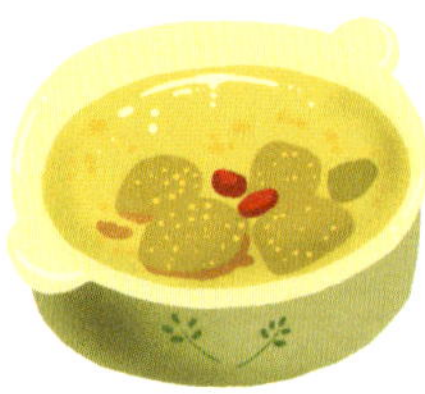

孕妇应适当进食清淡、凉润、滋补肺阴的食物，如松子、山药、豆浆、鸡蛋、猪肺等，忌烟酒、辛燥酸辣和油腻黏滞的食物，以免耗伤肺阴。还可服用冰糖炖梨、百合茶、松仁粥等治疗咳嗽。

孕期阴道出血

孕妇阴道出血原因多

阴道出血是早期怀孕常见问题，约1/4的孕妇会发生这种情况。

早孕出血的病人最多见的是先兆流产，此时医生会根据胚胎发育情况决定是否保胎。

早孕出血的病人有一部分是宫外孕，超声检查子宫内没有孕囊，子宫外发现包块，有胎心搏动，有的有腹腔积血。宫外孕虽然可以非手术治疗，但一经确诊都应住院治疗，密切观察，必要时需要手术治疗。

早孕出血中极少数病人可能是葡萄胎，超声检查子宫内没有胚胎组织，仅见蜂窝状的组织，葡萄胎的病人需要清宫，并要定期复查。

如果孕妇患有性病（淋病、梅毒、生殖器疣等），怀孕时也会出现不同程度的流血现象。如果被诊断是性病引起的先兆流产，就应遵医嘱立即进行治疗，必要时需要终止妊娠。

孕中晚期的出血原因较多，有可能是晚期流产和早产的先兆、胎盘位置较低、胎盘边缘血窦破裂或胎盘早剥等，不论何种原因造成的出血，都应该立即到医院进行治疗。因为即使是先兆晚期流产或早产，因孕周较大，一旦病情发展，随时有大出血的可能。如果是胎盘因素造成的出血就更严重，可危及孕妇和胎儿的生命。

健康关照

遇上先兆流产怎么办

先兆流产患者，其中有一部分人胚胎发育正常，超声检查子宫内有胚胎组织，并有胎心搏动，这一部分人卧床休息，打黄体酮止血保胎，一般可以治愈，一直到足月分娩，而且胎儿发育正常，不必担心。另一部分人胚胎发育不好，超声检查只有空囊，没有胚胎组织，或虽有胚胎组织，但没有胎心搏动，这部分人已经流产，保胎无益处，需要及时清宫。如果孕妇发现出血时排出一些烂肉样的组织物，千万不要将其丢弃，可用白酒或酒精浸泡，带到医院鉴定是否为妊娠物。这对于诊断和处理非常重要，可避免不必要的刮宫。

孕期牙病

孕妇易得哪些牙病

牙本质敏感

孕初期，很多准妈妈容易恶心呕吐，再加上喜食甜酸食物，使牙釉质受到侵蚀，失去对牙本质的保护，从而使牙齿特别敏感，遇上冷、热、酸、甜的食物，甚至刷牙或使用牙线都会感到刺痛。

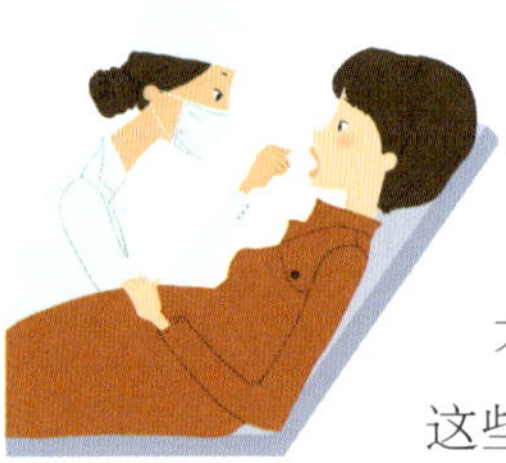

龋齿

准妈妈喜食甜食、进食不规律且频率升高，再加上身体不适、思睡懒动，对口腔卫生便有所大意；此外，孕期唾液分泌增加，使口腔呈酸性，这些都是准妈妈易患龋齿的原因。

智齿冠周炎

智齿因不能正常萌出常导致周围软组织发炎，这在普通人中很常见，而准妈妈由于各种原因口腔卫生变差，发病率更高，轻者牙龈肿痛，重者面部肿胀、张口受限或发热，不仅影响生活，也使准妈妈产生焦虑情绪，不利于胎儿的生长。

妊娠性龈炎及妊娠性龈瘤

通常孕妇在妊娠前即患有龈炎，自妊娠2～3个月后开始出现明显的炎性症状，至8个月时达到高峰。分娩后症状可缓解，消退到妊娠前水平。妊娠性龈瘤的龈乳头为鲜红或紫红色，质松软，光亮，易出血。牙间乳头甚至可呈桑葚样，一般无痛，妊娠性龈瘤随着妊娠月份的递增而增大。分娩后妊娠瘤能自行缩小，但必须除去局部刺激物才能使病变完全消失。

为什么会发生“妊娠性牙龈炎”

很多准妈妈发现，怀孕2～3个月，牙龈出血、水肿会明显加重，有时甚至出现瘤样增生物，这很可能是妊娠性龈炎或妊娠性龈瘤的表现。

这两种疾病的发生与怀孕时体内激素水平的改变密切相关。但激素并非决定因素，只要能保持良好的口腔卫生，这两种疾病是完全能被避免或控制的。即便病情已较严重，只要听从医生指导，于适当时机进行治疗，也是能够痊愈的。

妊娠牙病的治疗时机

怀孕会引起生理上的一连串的变化，口腔部分也会因为内分泌及生活饮食习惯的改变而使孕妇容易患许多病变。

在怀孕头三个月，因胎儿发育易受药物影响而导致畸形儿，这段时间尽量不要使用药物。而一般的口腔手术，手术前后都须服用治疗药剂，如果是时间长并刺激的口腔手术，还易致流产，因此，怀孕前三个月不宜治疗牙病。怀孕末期，接近临盆前，时间长的手术也会因病人情绪紧张从而导致早产或流产。因此，孕妇如有牙病，可选择在怀孕的四到六个月进行积极治疗，以确保安全度过孕期。

妊娠牙病，防胜于治

在我国，妊娠性龈炎的发病率达到73.57%。研究表明，孕妇的口腔健康还会直接影响婴幼儿的口腔健康。

因此，孕妇要注意妊娠期的口腔卫生，坚持做到每餐饭后漱口、睡前刷牙，避免食物残渣在口内发酵产酸。刷牙时不要过分用力，要使用软毛刷。妊娠期恶心、呕吐的孕妇更应注意清除存留在口内的酸性物质，可常用2%小苏打水漱口，以抑制口腔细菌的生长繁殖，中和酸性物质，保持口内的碱性环境。孕妇应多吃一些含有丰富维生素和蛋白质的食物，如牛奶、鸡蛋、瘦肉等，特别要多吃富含维生素C的新鲜蔬菜和水果。必要时还可口服维生素C片，可有效预防妊娠牙病。

牙龈有急性炎症或症状明显的孕妇，应及时到医院请医生治疗，而不要随意服用消炎药，以免造成胎儿畸形。

妊娠糖尿病

妊娠糖尿病如何诊断

原本并没有糖尿病的妇女，于怀孕期间发生葡萄糖耐受性异常时，就称为“妊娠糖尿病”，这种病症可能引起胎儿先天性畸形、新生儿血糖过低及呼吸窘迫症候群、死胎、羊水过多、早产、孕妇泌尿道感染、头痛等，不但影响胎儿发育，也危害母亲健康，因此，孕妇在怀孕期间检查是否有糖尿病是很有必要的。

当孕妇年龄超过30岁，家族中曾经有人患过糖尿病，孕妇本身较为肥胖，曾孕育过有巨婴症、羊水过多症的婴儿时，就应高度警惕患此病的可能。通常孕妇于妊娠24～28周时，经过口服50克的葡萄糖筛检及100克口服葡萄糖耐受试验，测出空腹、餐后1小时、2小时及3小时之血糖浓度。

不同时间段的血糖浓度：

空腹	餐后1小时	餐后2小时	餐后3小时
105 毫克/分升	190 毫克/分升	165 毫克/分升	145 毫克/分升

若发现其中至少有两项数值高于标准值时，则可诊断为妊娠期糖尿病。

患有妊娠糖尿病，也要注意营养需求

患上妊娠糖尿病的准妈妈常为不知怎样保证自己及胎儿的营养而发愁，其实，妊娠糖尿病患者营养需求与正常孕妇相同，只不过必须更注意热能的摄取、营养素的分配比例及餐次的分配。此外，应避免甜食及高油食物的摄取，并增加膳食纤维。目的是为了提供母体与胎儿足够的热能及营养素，使母体及胎儿能适当地增加体重，符合理想的血糖控制、预防妊娠毒血症及减少早产、流产与难产的发生。

妊娠糖尿病的饮食原则

妊娠初期不需要特别增加热能，中、后期必须依照孕前所需的热能，再增加300卡路里/天。还要注意孕期中不宜减肥。

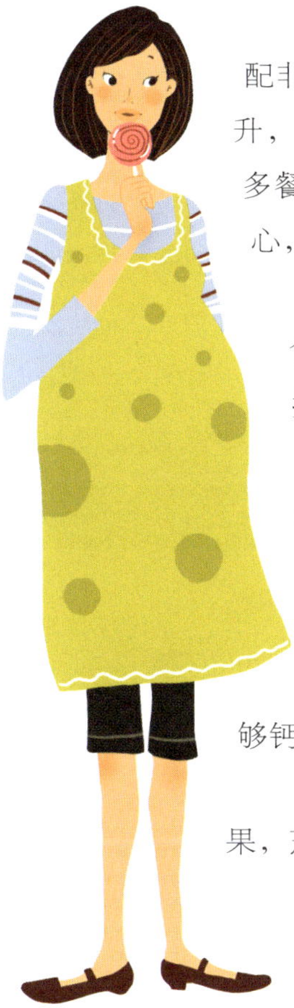

维持血糖值平稳及避免酮血症的发生，餐次的分配非常重要。因为一次进食大量食物会造成血糖快速上升，且母体空腹太久时，容易产生酮体，所以建议少食多餐，将每天应摄取的食物分成5～6餐。睡前要补充点心，避免晚餐与隔天早餐的时间相距过长。

孕妇应尽量避免加有蔗糖、砂糖等含糖饮料及甜食，选择纤维含量较高的未精制主食，有利于血糖的控制。

如果在孕前已摄取足够营养，则妊娠初期不需增加蛋白质摄取量，妊娠中期、后期每天需增加蛋白质的量各为6克、12克，其中一半是来自蛋、牛奶、深红色肉类、鱼类及豆浆、豆腐及豆制品等高生理价值蛋白质。每天至少喝两杯牛奶，以获得足够钙质，但不能将牛奶当水喝，以免血糖过高。

限制烹调油及高脂肪食物的摄入量，不要吃太多的坚果，烹调用油以植物油为主。

在可摄取的分量范围内，多摄取高纤维食物，如：以糙米或五谷米饭取代白米饭、增加蔬菜的摄取量、吃新鲜水果而勿喝果汁等，这样可延缓血糖的升高，帮助血糖的控制，也比较有饱腹感，但不可无限量地吃水果。

如何正确摄取糖类

糖类的摄取是为提供热能、维持代谢正常，并避免酮体产生。孕妇即使患上了妊娠糖尿病，仍要保证正常进食，只是尽量避免食用加有蔗糖、砂糖、果糖、葡萄糖、冰糖、蜂蜜、麦芽糖等含糖饮料及甜食，如有需要可加少许代糖，但应使用对胎儿无害的成分，选择纤维含量较高的未精制主食，也有利于血糖的控制。此外，因为妊娠糖尿病孕妇早晨的血糖值较高，所以早餐淀粉类食物的含量必须较少。

妊娠高血压

诊断妊高征的3大指标

妊娠高血压综合征，简称妊高征。是孕产妇特有的一种全身性疾病，多发生在妊娠20周以后至产后2周。妊高征严重威胁母婴健康，是引起孕产妇和围产儿死亡的主要原因。

高血压、水肿、蛋白尿三大症状可同时存在，也可只出现一种或两种。根据血压及症状的不同，可分为轻、中、重三型妊高征。

◆【轻度妊高征】收缩压比原来升高30毫米汞柱，舒张压比原来升高15毫米汞柱，并伴有轻度蛋白尿和水肿。

◆【中度妊高征】收缩压低于160毫米汞柱，舒张压低于110毫米汞柱，尿中蛋白为“+”，或伴有水肿。

◆【重度妊高征】收缩压高于160毫米汞柱，舒张压高于110毫米汞柱，尿中蛋白为“++～+++”，或伴有水肿。

易发妊高征的5类孕妇

01 初次怀孕。

02 年龄过小或过大。

03 患有贫血或有高血压或肾病等疾病。

04 怀有双胎或多胞胎。

05 身材矮胖，或精神紧张，或有高血压家族史。

妊高征的6个不良后果

- 孕妇血压升高容易引起脑出血，血压越高出血概率越大，这是妊高征最常见的死亡原因之一。
- 孕妇肾功能受损，出现少尿，严重时可发展为急性肾衰。
- 孕妇抽搐时容易咬伤唇舌或昏迷坠地摔伤，还可因分泌物吸入肺部，引起吸入性肺炎。全身肌肉抽搐时还可引起子宫收缩，导致早产。
- 孕妇胎盘功能恶化导致胎儿发育不良，轻者发生宫内窘迫，重者致使胎儿死亡。
- 孕妇本无心脏病，患病后心脏出现异常心音。
- 孕妇可在产后出现肺水肿、呼吸困难。

5条策略预防妊高征

01 定时做产前检查

每次检查医生都会测量血压、验尿及称体重，并检查腿部水肿现象，是及早发现妊高征的最好方法。如有异常医生会马上发现，及早采取对症治疗，使病情得到控制，不致发展得很严重。

02 合理安排孕期饮食

动物脂肪、热能摄入太多，蛋白质、各种维生素、无机盐和微量元素摄入不足，都会诱发或加重妊高征。因此，正确指导孕妇合理安排饮食，对预防和控制妊高征的发生发展非常关键。

03 控制体重过快增长

身体过胖容易引起妊高征。一般在孕28周后每周体重增加应控制在500克以内。如孕妇体重增加过快可能是合并了妊娠水肿，必须马上看医生。

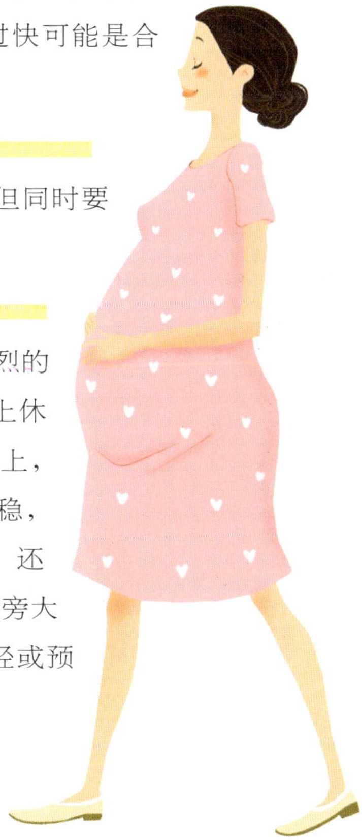

04 坚持做适量运动

孕妇要经常散步、游泳，增强抗病力，但同时要注意掌握以运动后感到舒适为原则。

05 生活规律并加强自我护理

孕妈妈从怀孕7个月起不做过重、过于激烈的工作和运动，减少家务劳动；身体疲乏时马上休息，每天保证睡眠和安静歇息至少在8小时以上，包括中午休息半个到1个小时；孕妇心态要平稳，情绪不能大起大落，感到不适赶快去看医生。还要注意睡眠时取左侧卧位，避免子宫压迫脊柱旁大血管，使下肢大静脉血液正常回流心脏，减轻或预防下肢发生水肿。

从饮食入手，预防妊高征

控制热能摄入

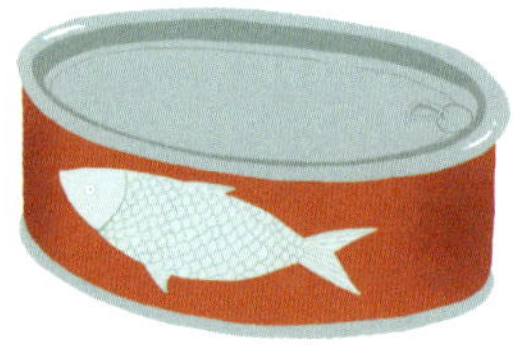

控制体重正常增长，特别是孕前超重的准妈妈，要尽量少吃或不吃糖果、点心、甜饮料、油炸食品、罐头及高脂食品。

恰当摄入饮食中的脂肪

每天烹调用油大约20克。少吃动物脂肪，这样不仅能为胎儿提供生长发育所需的必需脂肪酸，还可增加前列腺素合成，有助于消除多余脂肪。

防止蛋白质摄入不足

禽类、鱼类蛋白质可调节或降低血压，大豆中的蛋白质可保护心血管。因此，多吃禽类、鱼类和大豆类可改善孕期血压。但肾功能异常的孕妇必须控制蛋白质摄入量，避免增加肾脏负担。

多吃蔬菜和水果

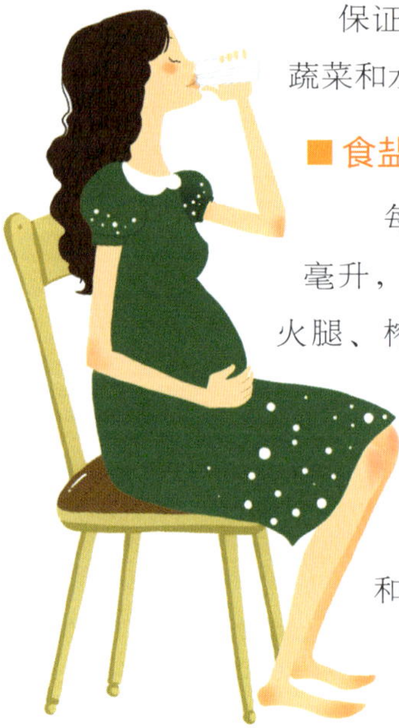

保证每天摄入蔬菜和水果500克以上，而且要注意蔬菜和水果种类的搭配。

食盐摄取要适度

每天吃盐不宜超过2～4克，酱油不宜超过10毫升，不宜吃咸食，如腌肉、腌菜、腌蛋、腌鱼、火腿、榨菜、酱菜等，更不宜吃用碱或苏打制作的食物。

保证钙的摄入量

保证每天喝牛奶，或吃大豆及其制品和海产品，并在孕晚期及时补充钙剂。

妊娠期皮肤瘙痒

如何定义妊娠期瘙痒症

妊娠期瘙痒症发生率为1.4%～3.3%，多见于妊娠32周后，极少数孕妇发生在妊娠6周左右。其症状是瘙痒难忍，多以腹部及下肢为重，夜间尤甚，往往因不能克制剧烈的瘙痒而留下道道搔痕，并且常常伴有轻微腹泻，有的孕妇还可因肝内胆汁淤积而出现黄疸表现。这些症状一般在分娩后2～3天或2周内消失，该症胎儿窘迫的发生率达32%～65%，胎儿死亡率是正常妊娠的4倍。因此，妊娠期瘙痒症对母体和胎儿的危害不可低估。

妊娠期瘙痒症的诱因

妊娠期瘙痒症的病因至今尚不十分清楚，一般认为主要与遗传、家族史、染色体、雌激素、代谢等因素有关。据研究发现，在此类孕妇胎盘的毛细血管壁上，沉积有一种叫做“胆盐”的有形物质，可使血管腔变细、变窄，以致影响到对胎儿营养物质的供应与氧气的交换。这不仅容易造成胎儿在宫内缺氧环境中发生发育迟缓、宫内窘迫症、死胎、死产、新生儿窒息以及促发子宫平滑肌收缩而早产，而且可刺激神经末梢而导致全身瘙痒，以及影响凝血物质维生素K的吸收，从而造成产后出血。

皮肤瘙痒怎么办

对一般性瘙痒，孕妇不可用手乱抓，只需要在皮肤上轻轻按摩或者用温水擦洗，或采用欣赏音乐等分散注意力的方法，瘙痒即可减轻。

过敏引起的瘙痒，只要脱离过敏源，局部用些抗过敏药，瘙痒即可缓解消失。

孕期外阴部的瘙痒只要找到病因，对症治疗，症状很快就会消除。

孕妇要警惕妊娠期瘙痒症，出现怀孕中、晚期的皮肤瘙痒切莫大意，不能自以为是“胎气”所致而置之不理，应及时就诊，胎动少了更要赶紧找医生。若检查肝功能发现谷丙转氨酶和血清胆红素升高，或有黄疸出现，应及早住院，对症治疗。

先兆子痫

哪些症状定义先兆子痫

若有妊娠高血压外加水肿或蛋白尿，或二者皆有则称先兆子痫。而先兆子痫又合并抽搐则称之子痫症。先兆子痫的3大症状为：高血压、蛋白尿和全身性水肿，它们出现的顺序不确定，严重程度因人而异。其他临床症状还有头痛、体重增加、上腹疼痛、视物模糊、尿少、胎儿体重过轻或急性窘迫、凝血因子耗损及胎盘早期剥离等。

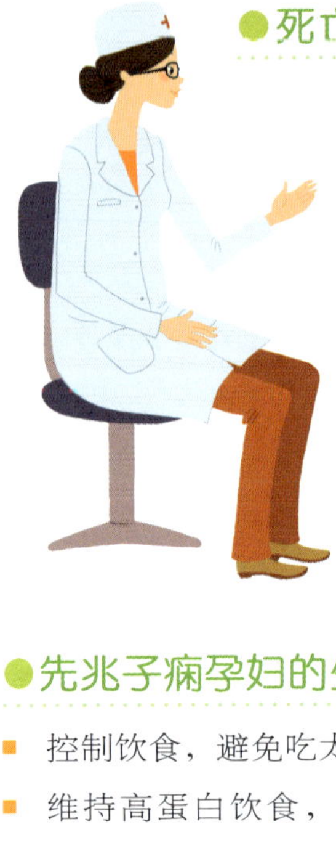

死亡率极高的先兆子痫

对患有先兆子痫的孕妇来说，母亲及胎儿的死亡率特别高。子痫症症状严重时，胎儿的死亡率为10%～28%，胎儿早产率为15%。

先兆子痫的真正原因迄今仍没有很好的解释。最主要的病理变化是血管痉挛及水分和盐分滞留。这些改变，减少肾脏的滤过功能，胎盘血量的供应也减少，于是便产生了血压增高、尿中有蛋白及水肿现象，胎儿也有发育过小的情形。

先兆子痫孕妇的生活准则

- 控制饮食，避免吃太咸的食物，如腌制品、罐头食品。
- 维持高蛋白饮食，每天摄取80～90克蛋白质，补充尿中流失的蛋白质。
- 多卧床休息，以左侧卧为宜。
- 保持情绪稳定、心情愉快，以减轻身体的负担。
- 自行监测血压，建议每天早晚各量一次血压，以了解血压的变化，有异常就应立即就医。
- 症状严重者需住院，并以药物降血压，并监控用药后的状况。

妊娠期腰腿痛

腰腿痛的真实原因

妊娠早期，有些孕妇常有腰疼的感觉，一般来说，正常孕妇不会有这样症状，多为先兆流产征兆，应引起重视，及时治疗。

妊娠中、晚期，随着胎儿发育，子宫逐月增大，孕妇的腹部渐向前突，身体重心前移，为了保持身体的平衡，孕妇上身后仰，双腿分开站立，使背部伸肌经常处于紧张状态，当腰椎过度前凸时更明显，孕期内分泌的变化，引起脊柱及骨盆、关节、韧带松弛，失去正常的稳定性，造成腰背疼痛，此时的腰背疼痛主要是由于肌肉过度疲劳所致。

妊娠期腰腿痛易引发哪些疾病

怀孕后孕妇腰腿痛加重，主要是孕期妇女的内分泌激素发生了改变，使韧带比较松弛。此时，因腰骶部的关节、韧带和筋膜比较松弛，使稳定性减弱，子宫内逐渐发育成熟的胎儿增加了腰椎的负担，而且这种负担持续存在。在此基础上若有腰椎劳累和损伤，很容易发生腰椎间盘突出症。

腰腿痛的按摩注意事项

针对孕妇的生理性腰腿疼痛，若避免提重物，纠正过度姿势，做些轻微的运动加强脊柱的柔韧度，注意睡硬床垫，穿低跟鞋，可以减轻腰背疼痛。

若孕妇腰腿痛加重，必须治疗，可请有经验的推拿医师操作，适当做做小牵引、按摩、理疗等。牵引力度不宜太大，按摩手法不宜太重，尤其不要在孕妇腰骶部强刺激。一般最好在临产前3个月，停止手法按摩和孕前锻炼等。其次，不要乱用活血祛淤的热敷药和膏药，以免造成流产或早产。

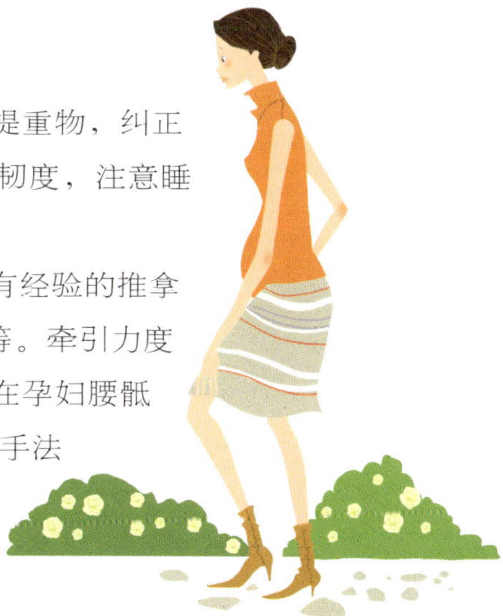

推荐食谱

出现孕期不适 饮食调理有高招

缓解孕期不适食谱

Huanjie Yunqi Bushi Shipu

孕期出现恶心、呕吐、便秘、尿频等不适时，尽量采取食补，多吃一些含蛋白质、维生素多的食物，不要暴饮暴食，尽量少食多餐，多吃一些清淡不油腻的食物。

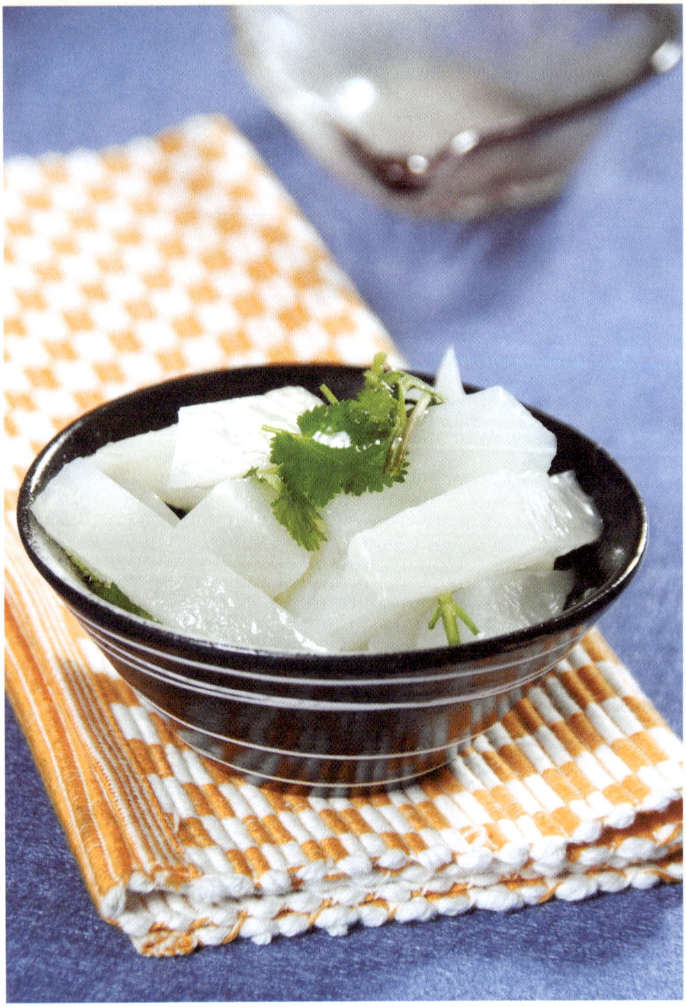

COOKING

香菜萝卜*

材料

香菜100克、白萝卜200克。

调料

植物油、盐、味精各适量。

做法

1. 白萝卜洗净，去皮，切成片。
2. 香菜洗净，切成小段。
3. 锅倒油烧热，下入白萝卜片煸炒片刻，炒透后加适量盐，小火烧至烂熟时，再放入香菜、味精即可。

温馨小提示

此道菜中的白萝卜下气止呕，香菜温中理气，对孕妇的孕吐症状有很好的辅助治疗作用。

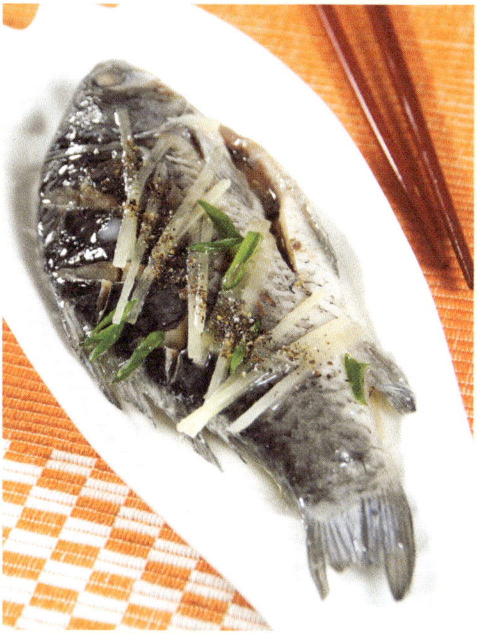

COOKING

胡椒葱段鲫鱼*

材料

鲫鱼1条。

调料

味精、胡椒粉、姜、葱、植物油、盐、料酒、淀粉各适量。

做法

1. 鲫鱼处理干净，用清水洗净，沥水；葱洗净，切成段；姜去皮，洗净，切丝。
2. 把植物油、盐拌匀纳入鱼腹，用淀粉封刀口，把葱段、姜丝铺在鱼身上，放入少许料酒和味精，撒上胡椒粉，隔水蒸熟食用。

COOKING

粟米丸子*

材料

粟米粉200克。

调料

盐少许。

做法

1. 将粟米粉加适量清水，揉成粉团，再用手搓成长条状，做成小丸子，备用。
2. 锅置火上，加入适量清水，大火煮沸，将丸子下入锅内，小火煮至丸子浮在水面后再煮3～4分钟，加盐调味即可。

温馨小提示

↘滋阴养胃，清热止呕。适用于胃阴亏虚所致的呕吐或时作干呕，口燥咽干，胃中嘈杂不舒等症。

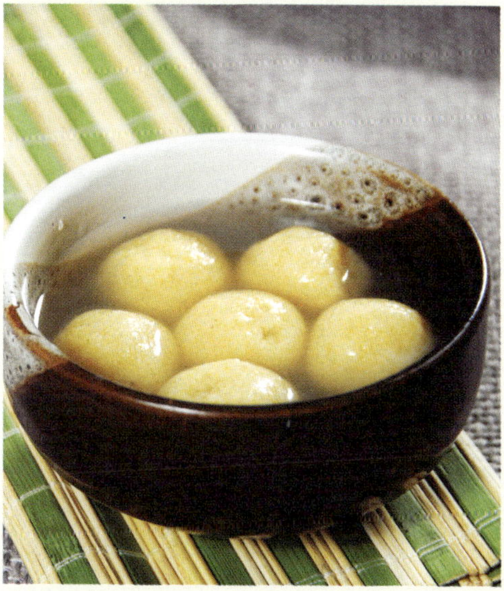

COOKING

白萝卜饼*

材料

白萝卜、面粉各150克，猪瘦肉100克。

调料

姜、葱、盐、植物油各适量。

做法

1. 白萝卜洗净，切丝，用油翻炒至五成熟，备用。
2. 猪瘦肉洗净，剁碎，加白萝卜丝、调料，调成白萝卜馅。
3. 将面粉加水和成面团，揪成面剂，擀成薄片，包入萝卜馅，制成夹心小饼。
4. 锅置火上倒油烧热，放入小饼烙熟即可。

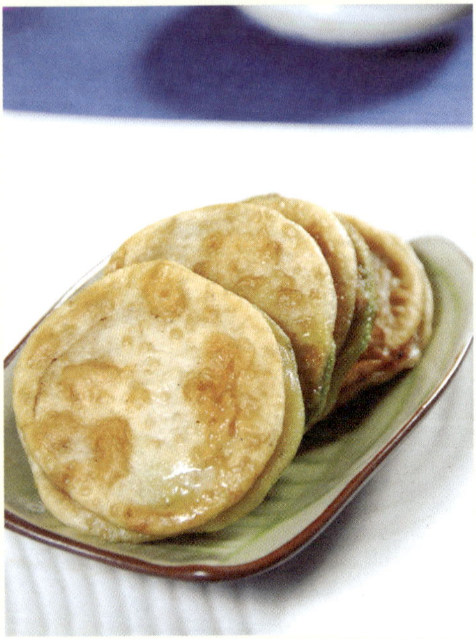

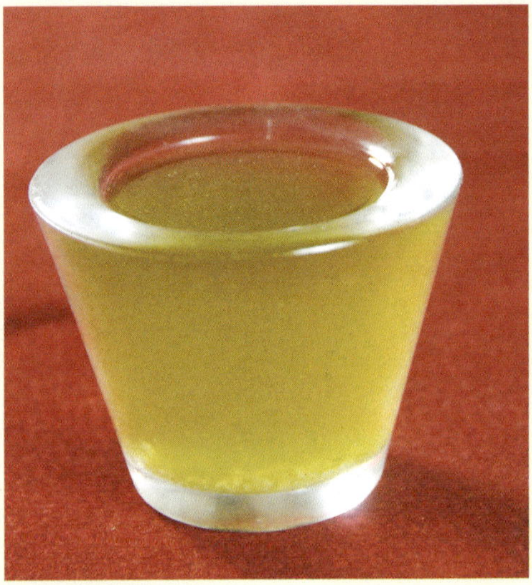

COOKING

韭菜生姜汁*

材料

韭菜45克、嫩姜1根。

调料

白糖少许。

做法

1. 韭菜择洗干净，切成小段。
2. 嫩姜洗净，切小段。
3. 在韭菜、嫩姜中加白糖，加水一起放入果汁机中打碎，去渣留汁即可。

温馨小提示

↘女性怀孕之后，胎盘即分泌出绒毛膜促性腺激素，抑制了胃酸的分泌。胃酸分泌量的减少，使消化酶的活力大大降低，孕妇就会出现恶心、呕吐、食欲不振等症状。此汁可改善怀孕初期呕吐、食欲不振的情况。

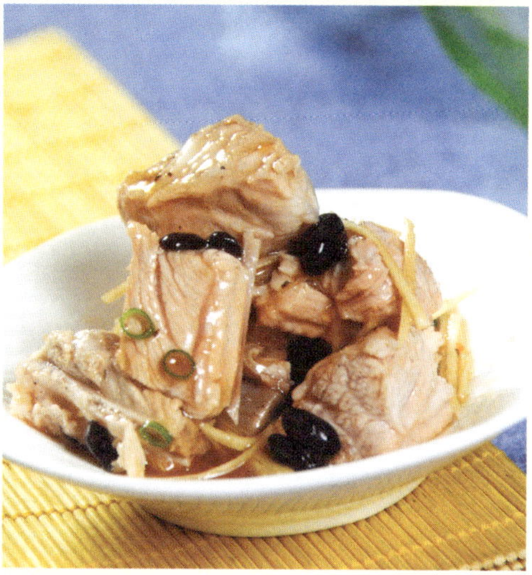

COOKING

豉汁蒸排骨 *

材 料

猪肋骨500克、豆豉30克。

调 料

葱、姜、白糖、味精、生抽、盐、植物油、香油、醋、水淀粉各适量。

做法

1. 将排骨从骨缝逐条切开，清水冲洗干净，剁成小块备用。
2. 把豆豉放入小碗里用水浸泡5分钟，洗净备用。
3. 葱洗净，切段；姜去皮，洗净，切丝。
4. 将排骨用豆豉、生抽、盐、白糖、味精、香油、植物油、水淀粉、醋拌匀，在上面撒少许姜丝，装入盘中摊平，上锅用大火蒸约半小时，熟透取出，食时撒上切好的葱段即可。

COOKING

清蒸生姜砂仁鲈鱼 *

材 料

鲈鱼1条，砂仁、生姜各10克。

调 料

料酒、盐、麻油、味精各适量。

做法

1. 将砂仁洗净，沥干，捣成末；生姜去外皮，洗净，切成细丝。
2. 鲈鱼处理干净，抹干水分，把砂仁末、生姜细丝装入鲈鱼腹中，置于大盘中。
3. 再加入料酒、盐、麻油、味精和清水，置蒸笼内蒸至鱼肉熟透即可。

温馨小提示

↘ 补中安胎，适用于患有脾虚气滞所致的脘闷呕逆、胎动不安等症的孕妇。

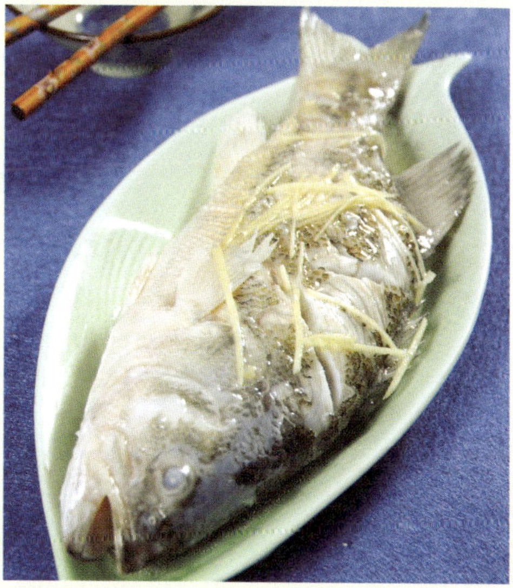

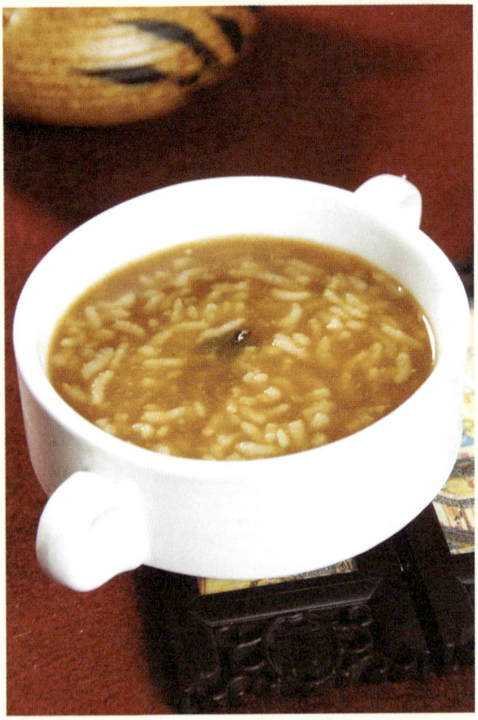

COOKING

鸡蛋白糖粥*

材 料

鸡蛋3个，大米150克。

调 料

白糖100克。

做法

1. 将鸡蛋打入碗内，用筷子顺着一个方向搅匀，备用。
2. 把大米淘洗干净，入煮锅加清水上火烧沸，熬煮成粥，调入白糖，倒入鸡蛋液拌匀，稍煮片刻，即可供食用。

温馨小提示

滋阴润燥，养血安胎，主治孕期热病烦闷，燥咳音哑，目赤咽痛，胎动不安等病症。

COOKING

阿胶红糖糯米粥*

材 料

阿胶30克，红糖、糯米各100克。

做法

1. 糯米淘洗干净，放入煮锅内，置火上大火煮沸。
2. 待粥将煮好时，放入捣碎的阿胶，边煮边搅匀，待粥黏稠时，加入红糖调味即可。

温馨小提示

滋阴补虚，养血止血，安神固胎。适于治疗功能失调性子宫出血及妇人血虚胎动不安等病症。此粥每日1剂，分2次服完，3天为1疗程。

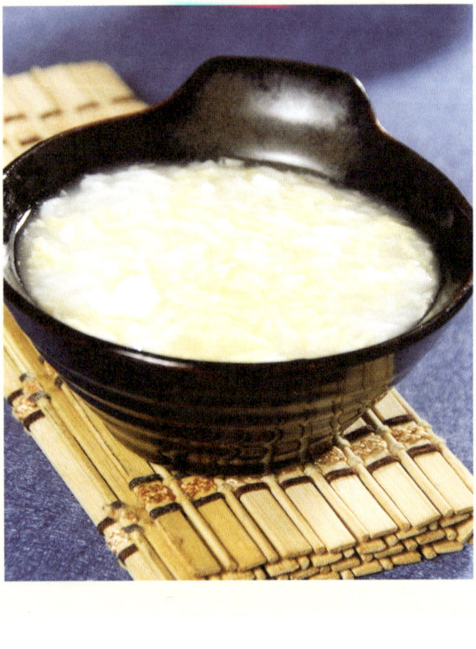

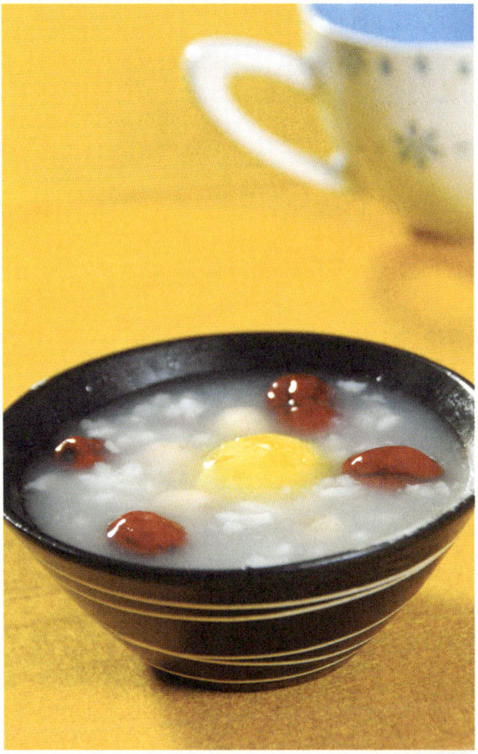

COOKING

核桃鸡蛋汤*

材料

核桃6个、鸡蛋2个。

调料

盐、植物油各适量。

做法

1. 将核桃连壳放入清水里洗净，加半碗清水，放入搅拌机里搅烂，备用。
2. 锅置火上，加清水适量，放入核桃煮半小时，去渣取汁，备用。
3. 将核桃汁重置于锅里，打入鸡蛋拌匀，大火煮沸，点入植物油、盐调味即可。

温馨小提示

这是一道补肾，安胎的汤品，适合妊娠胎动不安，阵发性大腹抽搐者食之。每日1次，连服数日，症状即可停止。

COOKING

蛋黄莲子汤*

材料

莲子15克、鸡蛋1个（取蛋黄）、红枣20克、大米适量。

调料

冰糖适量。

做法

1. 莲子、红枣、大米分别洗净，放入锅中加水，大火煮沸后转小火煮约20分钟，加冰糖调味。
2. 将蛋黄放入莲子汤中煮熟即可。

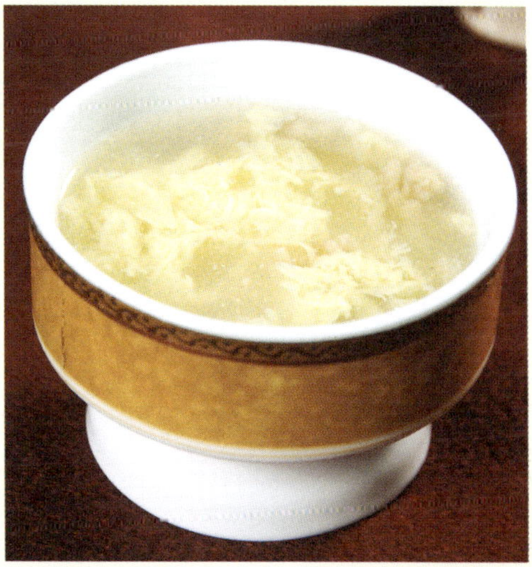

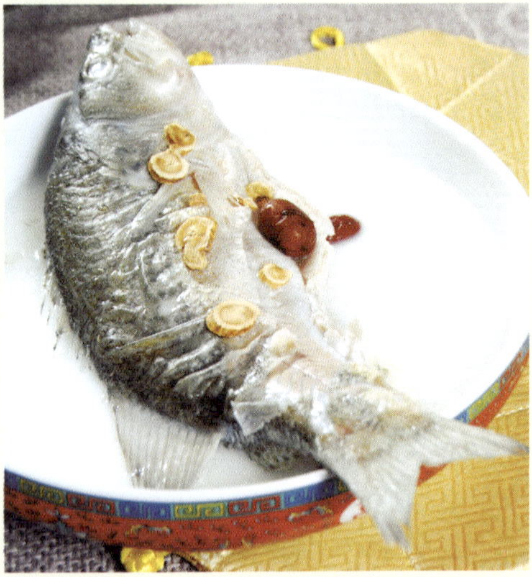

COOKING

北芪红枣鲈鱼*

材料

鲈鱼1条、北芪25克、红枣4颗。

调料

姜片、料酒、盐各适量。

做法

1. 鱼去鳞、内脏，洗净抹干。
2. 北芪洗净；红枣洗净，去核。
3. 将鱼、北芪、红枣、姜片、料酒一同放入炖盅内，倒入沸水，隔水炖1小时，加盐调味即可。

温馨小提示

↘北芪补气增血、改善睡眠、润肠通便，通畅气血；鲈鱼味美清香，营养和药用价值都很高，有滋补、安胎的功效。此菜是治疗妊娠水肿及胎动不安的最佳食品。

COOKING

山楂鸡蛋烧鱼片*

材料

鲜鲤鱼肉300克，山楂片25克，鸡蛋1个。

调料

料酒、姜片、白醋、辣酱油、盐、干淀粉、白糖、植物油各适量。

做法

1. 将鲤鱼去掉内脏、鳃、鳞，洗净，斜刀切成块，放入碗内，加料酒、盐，腌渍15分钟。
2. 将鸡蛋打入碗内与干淀粉搅和，把鱼片放入蛋粉糊中浸透，再粘上干淀粉。
3. 锅倒油烧热，爆香姜片，将鱼片放入油中焯熟捞起。
4. 山楂片加少量水溶化，加上淀粉制成芡汁，倒入留有余油的锅中煮沸，再倒入炸好的鱼片用中火翻炒，鱼片裹汁收紧时，放入白醋、辣酱油、盐、白糖调好口味，即可。

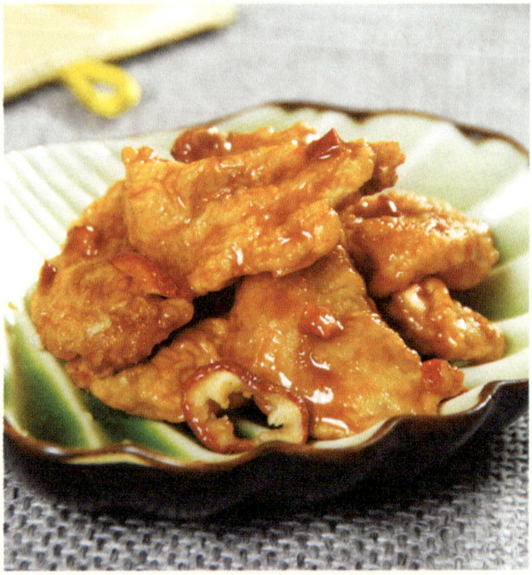

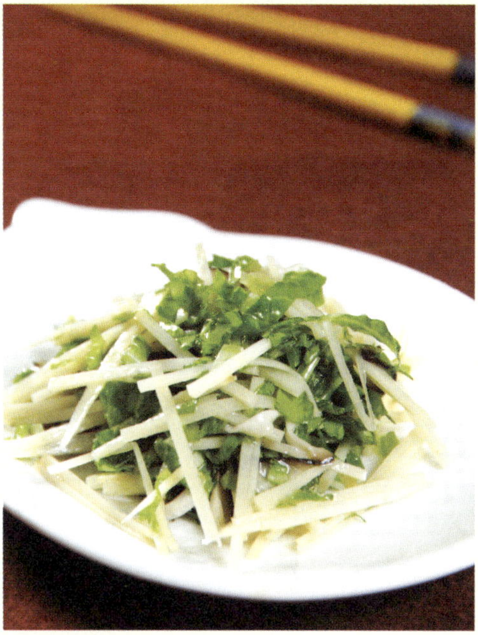

COOKING

胡椒韭菜青鱼肉粥*

材料

净青鱼肉、大米、韭菜白各100克。

调料

盐、胡椒粉、生姜、味精、麻油各适量。

做法

1. 青鱼肉洗净，切成段；韭菜白去杂质，洗净，切成段；生姜去皮，洗净，切成细丝备用。
2. 把大米淘洗干净，放入锅内，加适量清水，置于火上煮沸，再改用小火熬煮成粥，加入青鱼片、韭菜白、盐、姜丝、味精、胡椒粉、麻油，拌匀，稍煮片刻即可。

温馨小提示

补益脾胃，理气化湿。适用于妊娠水肿及脾虚水冷所致的身面水肿，脚萎无力，湿痹等病症。

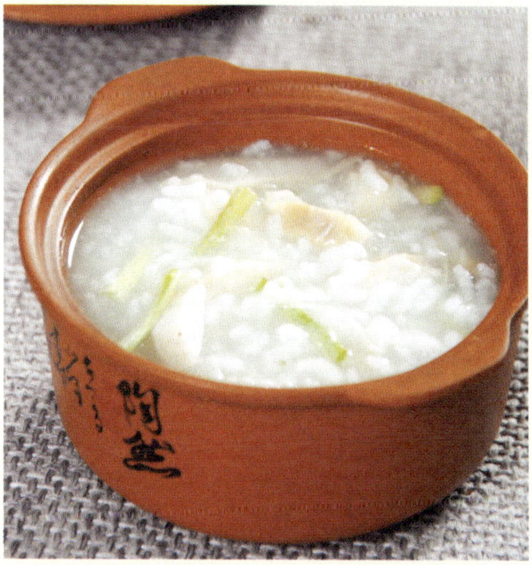

COOKING

素炒三鲜*

材料

竹笋250克、荠菜100克、水发香菇50克。

调料

麻油、植物油、盐、味精各适量。

做法

1. 将竹笋洗净，切成丝，放入沸水锅里焯烫，冲凉后，沥水备用。
2. 把水发香菇去蒂，洗净，切成丝。
3. 荠菜择去杂质，洗净，切成末。
4. 锅置火上，倒油烧热，下入笋丝、香菇丝煸炒片刻，加少许清水，大火煮沸后，转用小火焖煮3～5分钟，下入荠菜末，炒15分钟，加盐、味精调味，淋上麻油即可。

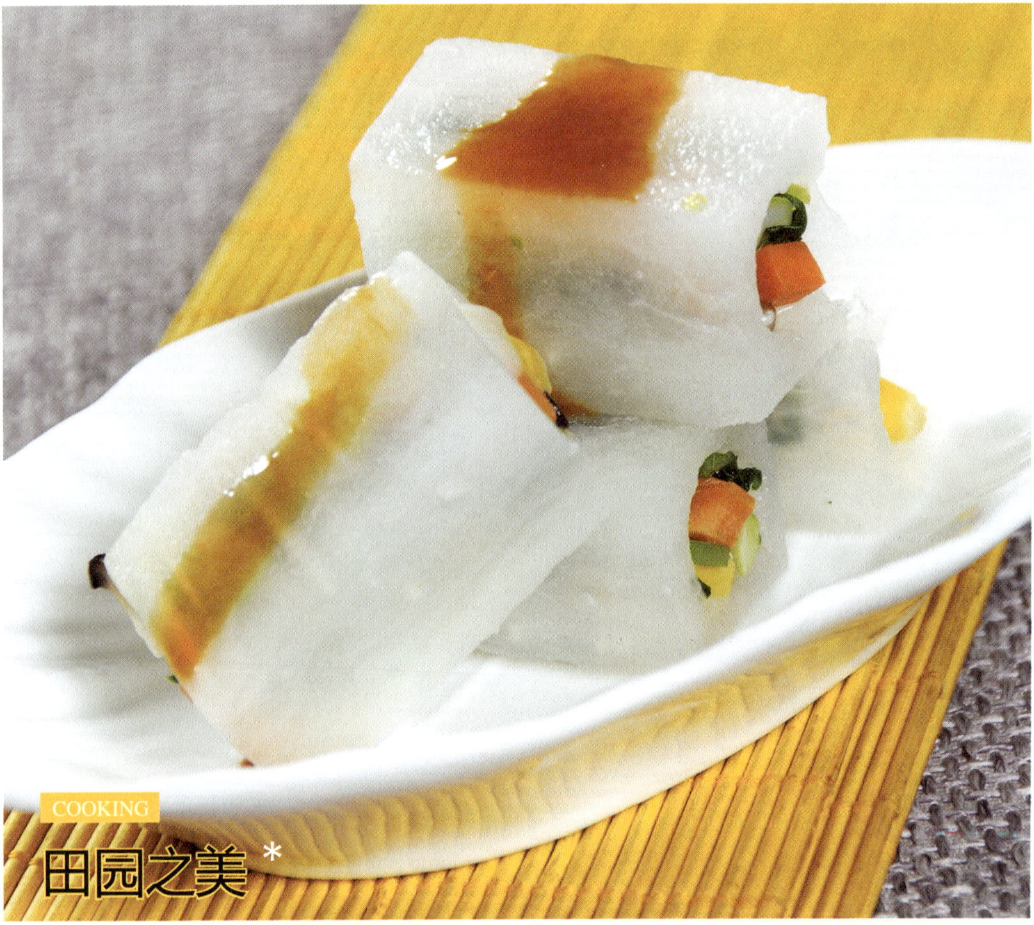

COOKING

田园之美 *

材 料

干香菇5朵，香菜、洋葱、三色蔬菜（胡萝卜、青豆仁、玉米粒）、豆肠各50克，白萝卜半根。

调 料

植物油、素蚝油、水淀粉、白糖各适量。

做 法

1. 干香菇用水泡软；白萝卜去皮，洗净，切段，入热水中煮烂，捞出中间挖空。
2. 香菇、豆肠、洋葱分别洗净，切小丁；香菜洗净，剁碎。
3. 锅倒油烧热，炒香洋葱及香菇，再加豆肠、三色蔬菜、香菜翻炒，填入挖空的白萝卜中。
4. 另起锅加入素蚝油、水淀粉、白糖拌匀，淋在白萝卜上即可。

温馨小提示

吃蔬菜是保证矿物质和维生素C供给的重要途径，有利于孕妇的健康及宝宝的成长。另外，在怀孕期间，孕妈妈很容易便秘，蔬菜中的膳食纤维有预防便秘的作用。

COOKING

桑葚芝麻糕*

材 料

桑葚30克、黑芝麻60克、麻仁10克、糯米粉200克、大米粉300克。

调 料

白糖30克。

做法

1. 黑芝麻放入锅内，用小火炒香。
2. 桑葚、麻仁分别洗净后，放入锅内，加适量清水，用大火烧沸后，转用小火煮20分钟，去渣留汁。
3. 把糯米粉、大米粉、白糖放入盆内，加煮好的汁和适量清水，揉成面团，做成糕，在每块糕上撒上黑芝麻，上笼蒸15~20分钟即可。

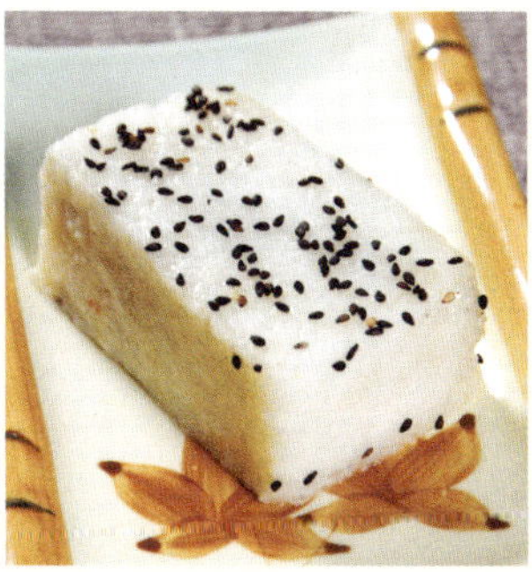

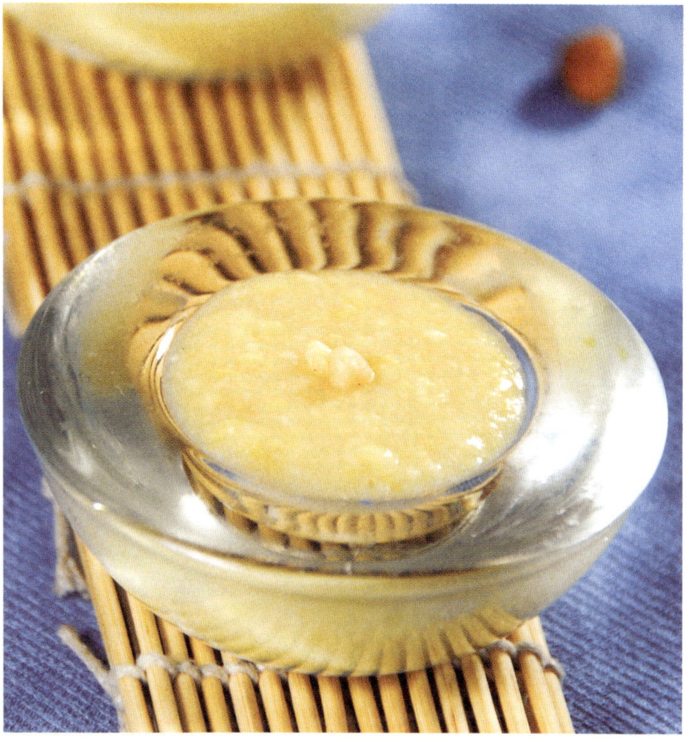

COOKING

松仁膏*

材 料

松子仁300克。

调 料

白糖适量。

做法

1. 松子仁炒熟，加白糖和适量水，用小火煎煮成糊状。
2. 冷却后每次1汤匙，空腹用温开水冲服，每天2次。

温馨小提示

↘松子仁性平、味甘，具有补肾益气、养血润肠、滑肠通便、润肺止咳等作用，这是一道治疗孕期便秘的良方。

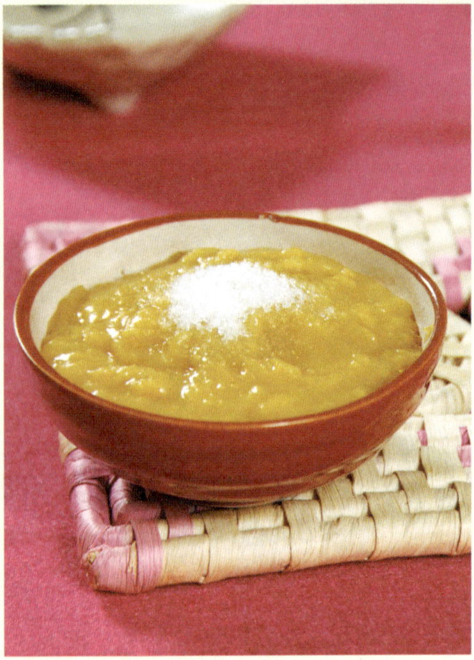

COOKING

菠菜粥*

材料

菠菜50克、大米150克。

做法

1. 大米淘洗干净，用清水浸泡1小时。
2. 锅置火上，放入大米和适量清水煮粥，待粥将熟时加入菠菜，适当再加点水，煮至粥黏稠时即可食用。

温馨小提示

↘菠菜茎叶柔软滑嫩、味美色鲜，含有丰富的维生素C、胡萝卜素、蛋白质，以及铁、钙、磷等矿物质，做成粥佐餐食用，可有效预防和治疗孕期便秘。

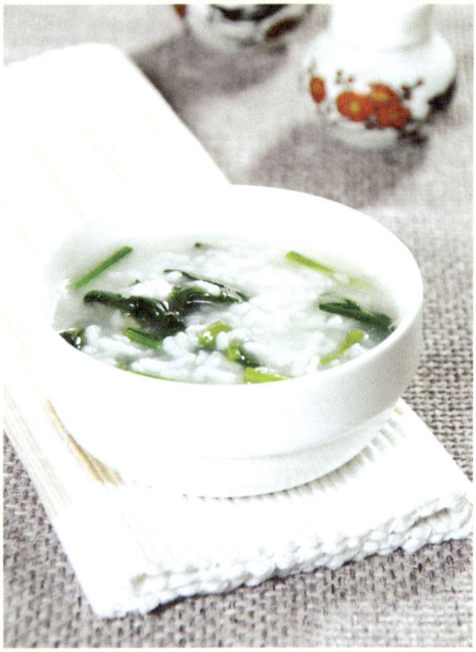

COOKING

红薯糊*

材料

红薯500克。

调料

白糖适量。

做法

1. 红薯洗净，削去外皮，切成块。
2. 锅置火上，将红薯放入锅内，加适量水，熬至熟烂，再加少量白糖调味即可。

温馨小提示

↘红薯补中和血、益气生津、宽肠胃、通便秘，孕妇可以在睡觉前服用红薯糊，第二天就可以轻松排便了。

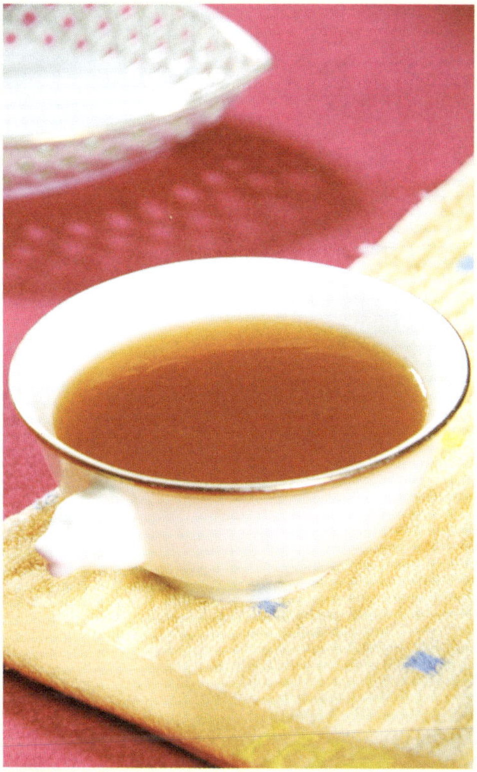

COOKING

香蕉草莓土豆泥*

材料

香蕉3根、土豆50克、草莓40克。

调料

蜂蜜适量。

做法

1. 香蕉去皮，用汤匙捣碎。
2. 土豆去皮，洗净，入锅中蒸至熟软，取出压成泥状，放凉备用。
3. 将香蕉泥与土豆泥混合，摆上草莓，淋上蜂蜜即可。

温馨小提示

↘ 香蕉含有丰富的镁，可帮助孕妇缓解疲劳，消除烦躁。

COOKING

蜂蜜香油汤*

材料

蜂蜜50克、香油25克。

做法

1. 将蜂蜜放入碗内，用竹筷不停地搅拌，使其起泡。
2. 蜂蜜搅至泡浓密时，边搅动边将香油缓缓地淋入，搅拌均匀。
3. 把蜂蜜、香油搅匀后，将温开水徐徐倒入，再搅匀，搅至开水、香油、蜂蜜成混合液状即可。

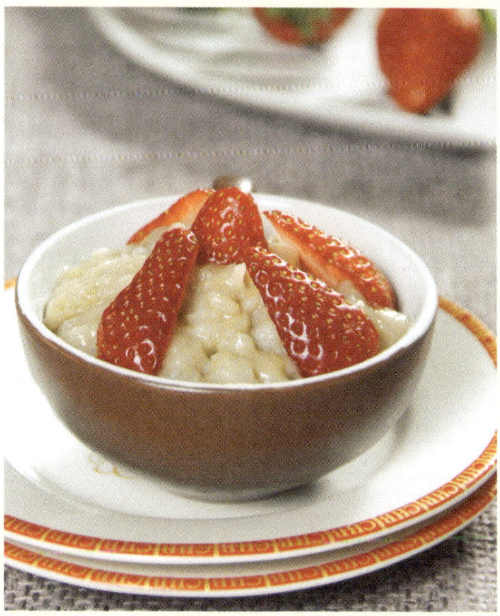

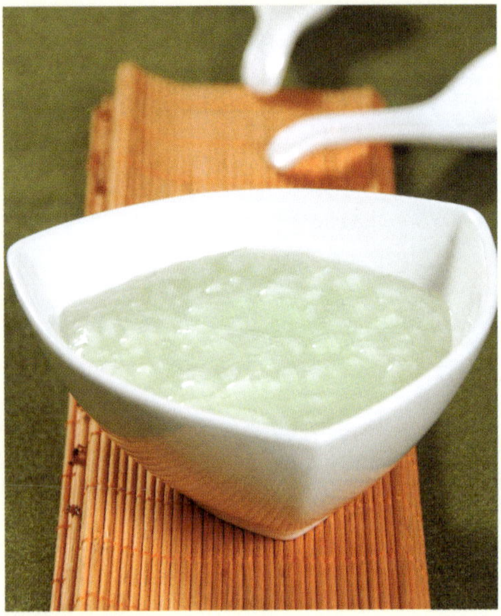

COOKING

芹菜粥*

材 料

芹菜30克、大米50克。

做法

1. 芹菜择洗干净，切成碎末；大米淘洗干净，用清水浸泡半小时。
2. 锅置火上，倒入大米和适量水，大火煮沸，再转小火熬煮。
3. 加入芹菜末，粥稠菜熟即可。

温馨小提示

↘芹菜中分离出的一种碱性成分，有镇静作用，对人体能起安定作用，用芹菜熬粥可以使这种碱性成分充分释出，有利于孕妇安定情绪，消除烦躁。

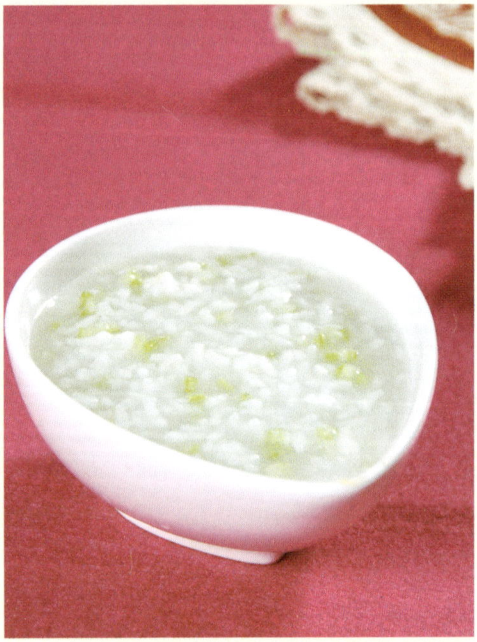

COOKING

枸杞粥*

材 料

新鲜枸杞叶100克、糯米50克。

调 料

白糖适量。

做法

1. 新鲜枸杞叶洗净加水300毫升，煮至200毫升，去叶留汁。
2. 糯米洗净，倒入枸杞水中，再加入300毫升清水，大火熬煮。
3. 待粥将熟时，放入白糖调味即可。

温馨小提示

↘枸杞叶清热养阴，安神除烦，用其熬成粥适于妊娠期阴虚心烦。

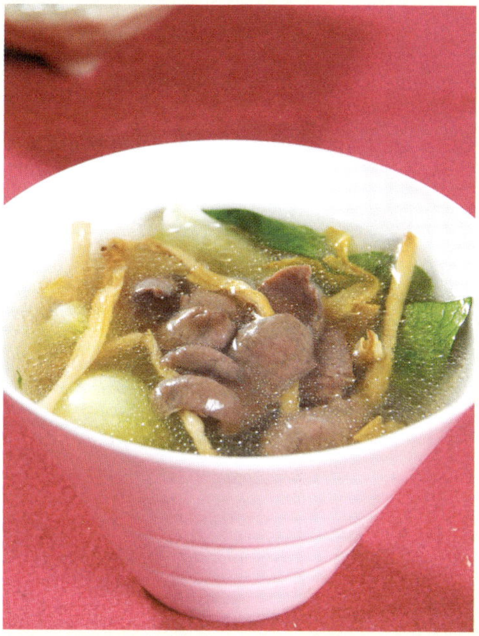

COOKING

金针菇油菜猪心汤*

材料

干金针菇20克、猪心1个、小油菜50克。

调料

盐适量。

做法

1. 猪心洗净对剖；小油菜洗净；金针菇泡发，洗净备用。
2. 将猪心放入沸水中焯烫，去血水，捞出洗净。
3. 将猪心放入水中，大火煮沸后转小火煮约25分钟，取出切成薄片。
4. 锅中加水，放入猪心片、金针菇、小油菜煮沸，加盐调味即可。

COOKING

黄花猪心汤*

材料

黄花菜20克、猪心半个、小油菜50克。

调料

盐适量。

做法

1. 猪心洗净，入沸水中焯烫，捞起过凉，挤去血水，再冲洗干净。
2. 将猪心放入锅中加适量水，大火烧沸后转小火煮约15分钟，取出切薄片。
3. 将黄花菜去蒂、泡水洗净；小油菜洗净备用。
4. 锅加水煮沸，加入黄花菜，水沸后将小油菜、猪心片放入，加盐调味即可。

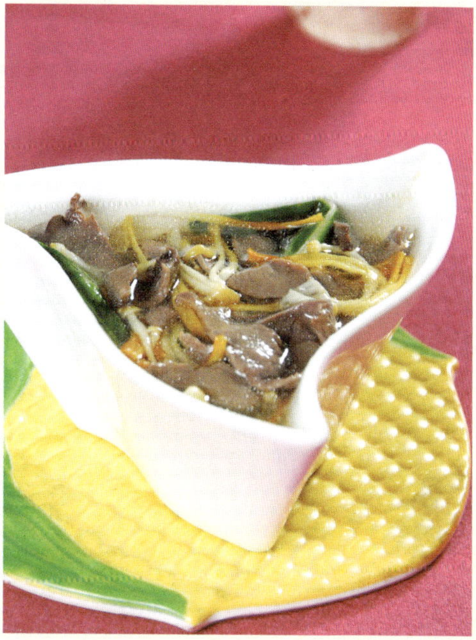

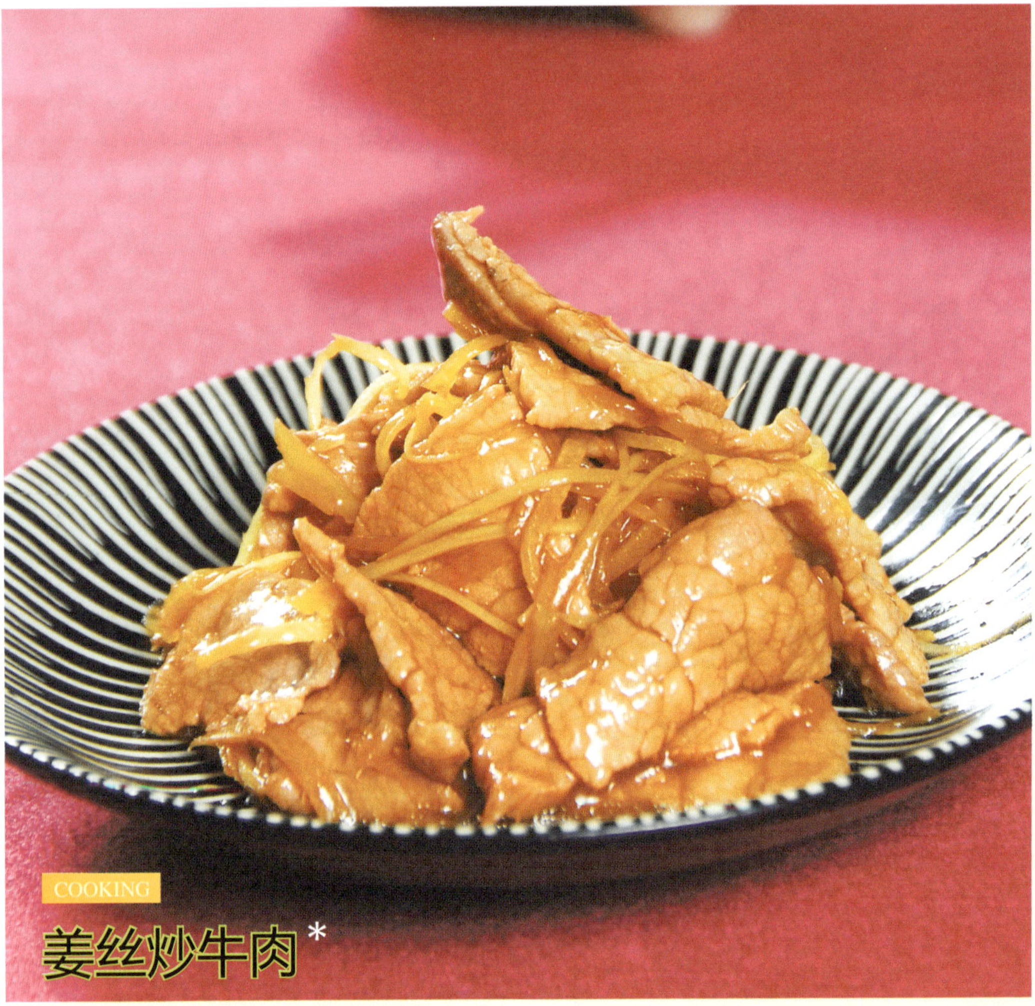

COOKING

姜丝炒牛肉*

材料

牛肉片75克、姜丝适量。

调料

植物油、酱油、水淀粉、料酒、香油各适量。

做法

1. 牛肉片先用酱油、料酒、水淀粉腌渍20分钟。
2. 锅内倒油烧热后以大火快炒牛肉片，牛肉熟后，放入姜丝快速翻炒几下，淋入香油即可。

温馨小提示

↘ 牛肉富含蛋白质、维生素B_6和维生素B_{12}、铁和锌，尤其铁质含量丰富，有治疗及预防贫血的作用。中医学认为牛肉具有补脾胃、补气养血、强筋骨的功效，对虚损、腰膝酸软都有一定疗效。

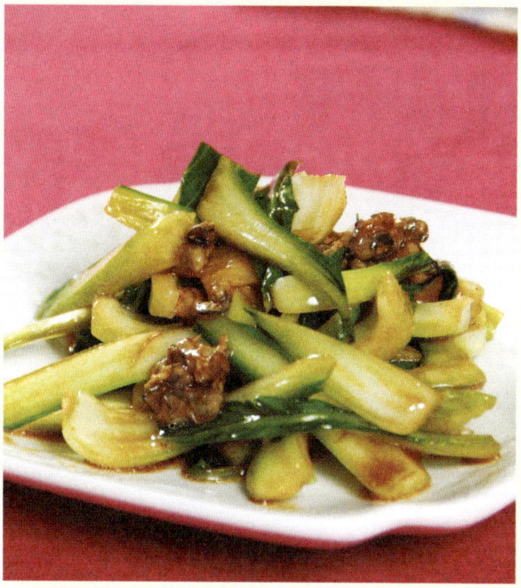

COOKING

牡蛎油菜*

材料

小油菜、牡蛎各100克。

调料

植物油、盐、姜片、料酒、酱油、蚝油、白糖、水淀粉各适量。

做法

1. 油菜洗净，切成段，放入加了油和盐的沸水中焯一下，用清水冲凉，备用。
2. 锅中倒油烧热，煸香姜片，再放入牡蛎用大火炒熟，加油菜段、料酒、酱油、蚝油、白糖炒匀，加水淀粉勾芡即可。

温馨小提示

牡蛎重镇安神，潜阳补阴，活血化淤，解毒消肿，宽肠通便，强身健体。牡蛎油菜可以帮助孕妇补气养血，血虚的孕产妇不妨多吃。

COOKING

猪肝羹*

材料

鲜猪肝200克，鸡汤300毫升。

调料

盐、料酒、葱姜汁各适量。

做法

1. 鲜猪肝洗净，切成小块，用清水浸泡30分钟，沥干，放入榨汁机内，加鸡汤一同打碎，倒出，用粗纱网过滤。
2. 将滤好的汤加入盐、料酒、葱姜汁搅拌均匀，盛在小碗中，用电饭锅蒸10分钟，见其凝固即可。

温馨小提示

猪肝含有丰富的铁、磷，它是造血不可缺少的原料，并富含蛋白质、卵磷脂和微量元素，非常适宜气血虚弱，面色萎黄，缺铁性贫血的孕妇食用。

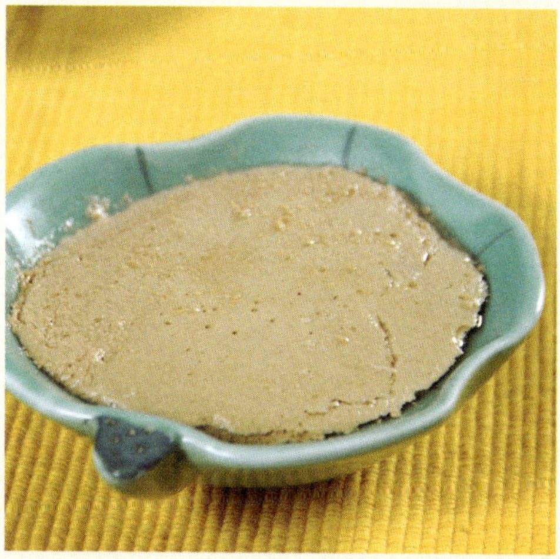

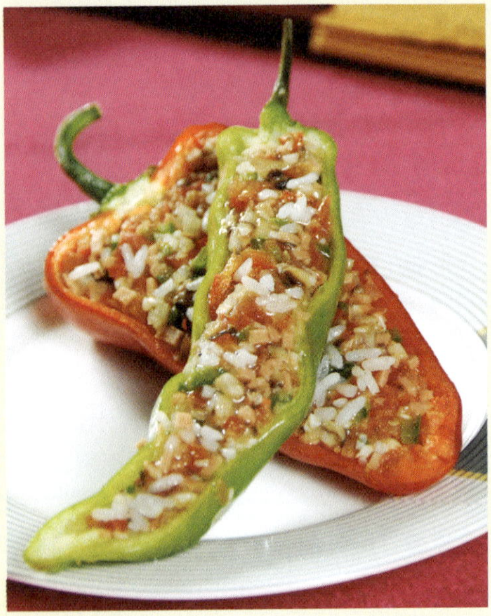

COOKING

什锦果羹*

材 料

鲜荔枝、草莓各4颗，菠萝肉50克，橙子1个。

调 料

白糖、水淀粉各适量。

做 法

1. 荔枝洗净，去壳，去核；橙子去皮，切成丁；草莓洗净，切成两半；菠萝洗净，切丁。
2. 锅中放水烧沸，加白糖调味，用水淀粉勾芡，再放入所有水果烧沸即可。

温馨小提示

荔枝、草莓、菠萝和橙子均富含各种营养素，特别是维生素C含量丰富，可有效缓解孕期牙龈出血。

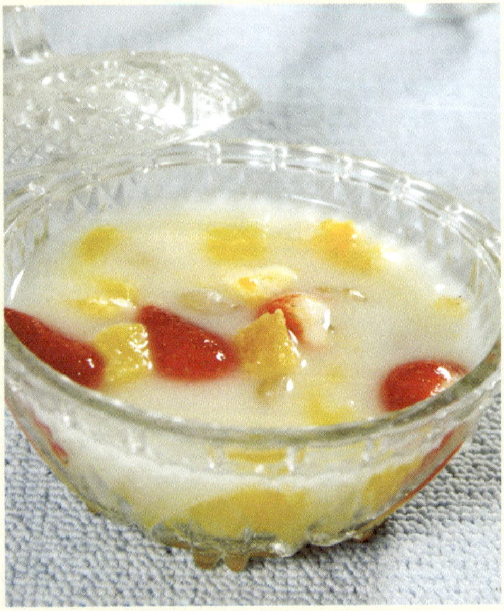

COOKING

青椒镶饭*

材 料

番茄、洋葱、红椒、青椒各1个，香菇20克，火腿肉、米饭各适量。

调 料

植物油、咖喱粉各适量。

做 法

1. 香菇泡软，洗净，切细丁；番茄、洋葱、火腿肉分别洗净，切细丁。
2. 青椒、红椒去蒂对半切开去子，洗净，一半切细丁，另一半内部刮净备用。
3. 锅倒油烧热，将全部丁状材料入锅爆香，放入米饭及咖喱粉翻炒片刻。
4. 炒好的饭置于另一半青椒、红椒内，入烤箱以170℃烤8分钟即可。

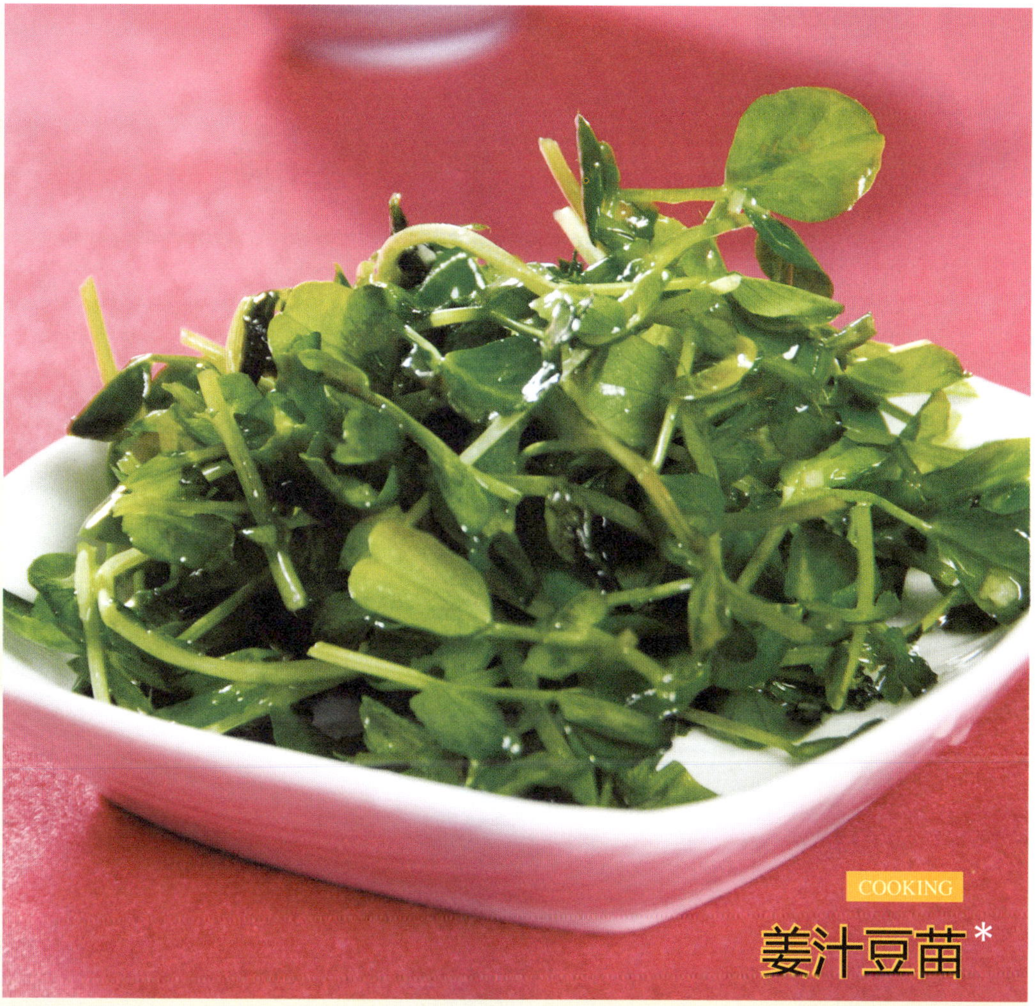

姜汁豆苗*

材料

豌豆苗200克。

调料

姜末、盐、麻油各适量。

做法

1. 豌豆苗择洗干净。
2. 锅中加清水烧沸，放入豌豆苗焯熟，捞出晾凉。
3. 将豌豆苗加盐、麻油和姜末一起拌匀即可。

温馨小提示

↘豌豆苗性清凉，是燥热季节的清凉食品，对清除体内积热也有一定的功效；原因是豆苗性滑、微寒，对孕期口腔发炎、牙龈红肿、口气难闻、大便燥结、小便金黄等情况都有一定的改善作用。

Part

4 产后营养好 妈妈宝宝都健康

Message

- "坐月子"的利与弊
- 母乳喂养5大好处
- 催乳注意事项
- 不同体质调养

产后妈妈的营养直接关系到自身体能的恢复以及母乳的多少和质量，因此应合理进补，适当调配，荤素合理，全面补充。

产后调养须知

产后妈妈的身体变化

乳房的变化

当孕妇成为新妈妈以后，乳房的主要变化就是开始泌乳。产妇的乳房通常于产后即开始充盈、变硬，触之有硬结，随之有乳汁分泌。产后乳房的变化会衍生出一些问题，如产后乳腺炎通常发生在产后第10～14天，尤以初产妇多见，主要发病原理是产后身体抵抗力下降，易使病菌侵入、生长、繁殖。其治疗一般采取卧床休息、热敷、水分摄取及抗生素治疗。如症状非常严重，应及时到医院就诊。另外，新妈妈的乳房可能有下垂现象。有些妈妈以为乳房下垂是由于哺乳而造成的。其实，乳房的变化是怀孕造成的，并不是哺乳的缘故，只要用合适的乳罩支撑，并注意锻炼胸大肌是可以逐渐改善的。

子宫的变化

怀孕期间，母亲身体的各个系统为了适应胎儿生长发育的需要，必须进行一系列适应性生理变化，以子宫的变化最大。怀孕前子宫只有梨子般大小，而等到妊娠足月，子宫会变得像个大冬瓜。当胎儿和胎盘娩出以后，子宫会立即收缩，逐渐恢复到正常大小，这个过程称为子宫复旧。

子宫恢复的快慢与产妇的年龄、健康状况、产程长短、分娩方式、分娩次数，以及是否哺乳都有关系。一般来说，由于胎儿的娩出和胎盘的剥离，在子宫内膜的表面形成了一个创面，需要等到产后6周，即42天以后才能够完全愈合，这时候子宫也基本上能恢复到非孕期的状态。

分娩后，子宫颈呈现松弛、充血、水肿状态；至产后1周左右，宫颈外型及内口恢复原形；2周左右内口关闭；4周恢复正常大小。由于分娩挫伤，子宫颈会由未产时的圆形变成横裂口。

会阴部的变化

顺产妈妈的外阴，因分娩压迫、撕裂而产生水肿、疼痛，这些症状在产后数日即会消失。

初次分娩的产妇在进行自然生产的时候，由于会阴部位比较紧、胎儿头围较大，以及助产操作等因素，容易引起会阴撕裂受伤，为了避免这种情况的发生，很多妈妈会做一个会阴侧切手术。因此，当分娩结束后，做过侧切术的新妈妈需要注意会阴部的护理，保持会阴部的清洁和干燥，避免伤口感染。

在产后，新妈妈的阴道腔逐渐缩小，阴道壁肌张力逐渐恢复，产后出现的扩张现象3个月后即可恢复。如经过挤压撕裂，阴道中的肌肉受到损伤，其恢复需要更长的时间。另外，产后需要及时通过一些锻炼来加强弹性的恢复，促进阴道紧实。

腰腿痛

许多产妇分娩后或多或少都会感到腰腿痛。这是由于妊娠期间，胎儿的发育使子宫增大，同时腹围也变大，重量增加，变大的腹部向前突起，为适应这种生理改变，身体的重心就必然发生改变，腰背部的负重加大，所以孕妇的腰背部和腿部常常感到酸痛。到了分娩的时候，产妇多采用仰卧位，产妇在产床上时间较长，且不能自由活动，而分娩时要消耗掉许多体力和热能，致使腰部和腿部酸痛加剧。

另外，坐月子期间，有的产妇不注意科学的休养方法，种种情况都可能引起产妇在产后感到腰腿疼痛。产妇在产后感到腰腿痛一般属于生理性的变化，是可以恢复的，如果疼痛不见减轻，相反逐渐加重，就要请医生及时医治。

■排尿的变化

在孕期，妇女的体内滞留了大量水分，所以产褥初期尿量明显增多。另外，有些新妈妈还出现了尿失禁的现象。导致尿失禁的内因是女性尿道相对比较短，外因是生产时胎儿通过产道，使得膀胱、子宫等组织的肌膜受伤、弹性受损、尿道松弛而失去应有的功能。

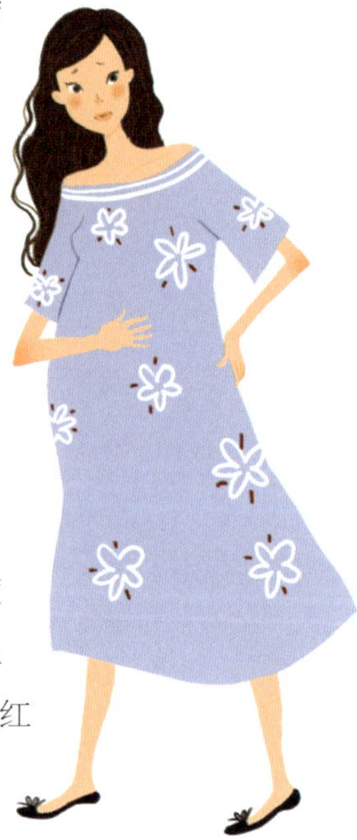

因此，产妇应避免过早劳动，注意预防便秘，还要有意识地经常做缩肛运动，慢慢恢复盆底肌肉的收缩力，一段时间后失禁便会自行缓解、消失。如果情况仍未好转，则需要到泌尿科或产科求诊。

■皮肤、体形等外表的变化

妊娠期，许多准妈妈的皮肤上都出现不同程度的色素沉着，下腹部出现妊娠纹。在产后，下腹正中线的色素沉着会逐渐消失；然而，腹部出现的紫红色妊娠纹会变成永久性的银白色旧妊娠纹。腹部皮肤由于受妊娠期子宫膨胀的影响，弹力纤维断裂，腹肌呈不同程度分离，在产后表现为腹壁明显松弛，但在6～8周后会有所恢复。

女性产后，由于体内雄性激素骤然恢复正常，刺激头发脱落，表现为产后容易掉头发。

由于产后雌激素和孕激素水平下降，新妈妈的面部易出现黄褐斑，而且绝大多数女性的身体在生过孩子后会发生明显变化，如腹部隆起、腰部粗圆、臀部宽大。

刚分娩不可立即大补

产妇分娩后数小时至1日内，由于体力消耗过多，消化吸收能力下降，只适合吃流质或者半流质食品，例如牛奶、蛋花汤、红糖水、小米粥等。分娩后第2日起，由于消化功能逐渐恢复，可逐渐增加各种富于营养的食物，如脂肪、蛋白质之类。但由于产后数周内脾胃功能亦处于虚弱状态，因此进食量应采取渐进的方式。食物品种要多种多样，新鲜可口，并多进食汤类。新妈妈每日可吃5～6餐，每餐应尽量做到干稀搭配、荤素搭配。

哪些食物适合产妇食用

鸡蛋

营养丰富，蛋白质含量高，而且还含有卵磷脂、卵黄素及多种维生素和矿物质，容易消化，适合产妇食用。

红糖

所含的葡萄糖比白糖多得多，所以饮服红糖后会使产妇全身温暖。红糖中铁的含量高，还可以给产妇补血。此外红糖中含多种微量元素和矿物质，能够利尿、防治产后尿失禁，促进恶露排出。中医学认为，红糖还有生乳、止痛的效果。

汤类

鸡汤、鱼汤、排骨汤含有易于人体吸收的蛋白质、维生素、矿物质，而且味道鲜美可刺激胃液分泌，提高食欲，还可促进泌乳。产妇出汗多再加上乳汁分泌，需水量要高于一般人，因此产妇要多喝汤汁。

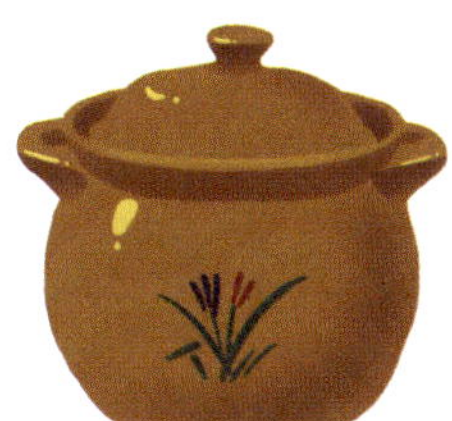

小米

含有丰富的维生素B_1和维生素B_2，能够帮助产妇恢复体力，刺激肠蠕动，增进食欲。

莲藕

含有大量的淀粉、维生素和矿物质，营养丰富，清淡爽口，是祛淤生新的最佳蔬菜。产妇多吃莲藕，能及早清除腹内积存的淤血，增进食欲，帮助消化，促使乳汁分泌，有助于对新生儿的喂养。

黄花菜

含有蛋白质及磷、铁、维生素A、维生素C等，营养丰富，味道鲜美，尤其适合做汤用。产褥期（坐月子）容易发生腹部疼痛、小便不利、面色苍白、睡眠不安，多吃黄花菜可消除以上症状。

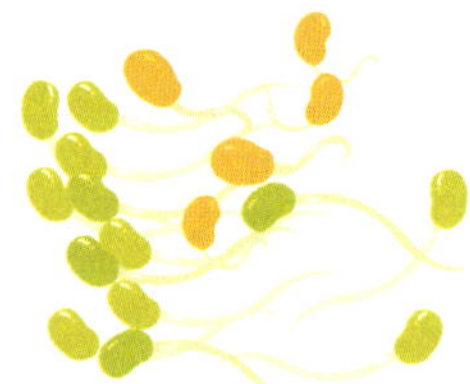

黄豆芽

含有大量蛋白质、维生素C、纤维素等，能修复生孩子时损伤的组织，防止出血及产妇便秘，适合产妇食用。

海带

含碘和铁较多，产妇多吃能增加乳汁中碘和铁的含量，有利于新生儿身体的生长发育，防止呆小症。

“坐月子”的利与弊

名　称	简　介
“坐月子”之利	产后妈妈“坐月子”是中国的传统。坐月子期间，新妈妈的营养总是得到全家的特别关注，因此有助于新妈妈的产后身体恢复。
“坐月子”之弊	常常导致妈妈在生完孩子头一个月里营养过剩，或者因为天天面对大量油腻肥厚的食物大败胃口。其次，“坐月子”往往只注重第一个月的营养，出了月子也即从第二个月起开始忽视妈妈的营养，导致母乳质量明显下降，不利于宝宝生长。

因此，产后妈妈应注重在整个哺乳期的科学合理膳食，应该持续均衡地摄取各种营养，这样才能为宝宝提供营养充分的母乳。

新妈妈饮食5大原则

01 补充足够热能

喂奶的产妇每天热能的供给量应为2500卡路里左右，而喂牛奶的妈妈每天所需的热量要比完全母乳者少500～700卡路里，母乳和牛奶混合喂养的人则要看母乳的分泌情况而定。

02 荤素兼备营养足

新妈妈经过怀孕、生产，身体已经很虚弱，这个时候加强营养是必需的，但这并不意味着要猛吃鸡、鸭、鱼肉和各种保健品，荤素兼备、合理搭配才是新妈妈的饮食之道。

03 补血、补钙、补维生素

新妈妈产后失血较多，需要补充铁质以制造血液中的红细胞。瘦肉、动物的肝和血以及菠菜含铁较多，多吃有助于补血。新妈妈多吃些牛奶、豆腐、鸡蛋、鱼虾，可增加乳汁中的钙含量，从而有利于宝宝骨骼、牙齿的发育。因为足够的B族维生素能使乳汁充沛，所以新妈妈要适当吃一些粗粮、水果、蔬菜。

04 散寒、助消化、防便秘

应吃些红糖，因为红糖所含的葡萄糖比白糖多得多，所以饮服红糖后新妈妈会感觉全身温暖。红糖里的铁、锌、镁、铜等物质，还有补血、生乳、止痛的效果。山楂酸甜可口，能增进食欲，帮助消化，而且能兴奋子宫，可促使子宫收缩和加快恶露的排出。新妈妈每餐吃些新鲜蔬菜和水果，如红萝卜、苋菜、苹果等能防止新妈妈因产后肠蠕动减缓而引起的便秘。

05 补水、少刺激

饮水不足也会影响乳汁分泌，因此新妈妈还要记得多喝水。新妈妈须忌食葱、生姜、大蒜、辣椒等辛辣大热的食物。因为这些食物，不仅容易引起新妈妈便秘、痔疮等，还可能通过乳汁影响宝宝的肠胃功能。

产后饮食有十忌

01 忌生冷、油腻食物

由于产后胃肠蠕动较弱，故过于油腻的食物如肥肉、板油、花生仁等应尽量少食以免引起消化不良。如夏季分娩，产妇大多想吃些生冷食物，如冰淇淋、冰镇饮料和拌凉菜、凉饭等，这些生冷食物容易损伤脾胃，不利恶露排出。

02 忌食辛辣等刺激性食物

韭菜、大蒜、辣椒、胡椒等可影响产妇胃肠功能，引发产妇内热，口舌生疮，并可造成大便秘结或痔疮发作。

03 忌食坚硬粗糙及酸性食物

产妇身体虚弱，运动量小，如吃硬食或油炸食物，容易造成消化不良，还会损伤牙齿使产妇日后留下牙齿易于酸痛的遗患。

04 忌食过咸食物

因咸食中含盐较多，可引起产妇体内水钠潴留，易造成水肿，并易诱发高血压病。但也不可忌盐，因产后尿多、汗多，排出盐分也增多，需要补充一定量的盐。

05 忌营养单一或过饱

产妇不能挑食、偏食，要做到食物多样化，粗细、荤素搭配，广而食之，合理营养。由于产妇胃肠功能较弱，过饱不仅会影响胃口，还会妨碍消化功能。因此，产妇要做到少食多餐，每日可由平时3餐增至5～6餐。

06 哺乳者禁食大麦及其制品

大麦芽、麦乳精、麦芽糖等食物有回乳作用，故产后哺乳期应忌食。

07 药物禁忌

产后子宫出血较多，一般需要使用一些子宫收缩药物，但需哺乳产妇不宜使用麦角制剂，因麦角制剂抑制垂体泌乳素的分泌，从而产生回奶效应，同时它还有较强的升压作用，故高血压产妇应禁用。

08 产后不宜吸烟喝酒

烟酒都是刺激性很强的东西，吸烟可使乳汁减少，烟中的尼古丁等多种有毒物质也会侵入乳汁中，婴儿吃了这样的乳汁，生长发育会受到影响。新妈妈饮酒时，酒精会进入乳汁，可引起婴儿沉睡、深呼吸、触觉迟钝、多汗等症状，有损婴儿健康。

09 产后不宜多吃味精

味精内的谷氨酸钠会通过乳汁进入婴儿体内。过量的谷氨酸钠能与婴儿血液中的锌发生特异性的组合，生成不能被机体吸收的谷氨酸，而锌却随尿排出，从而导致婴儿锌缺乏。这样，婴儿不仅出现味觉差、厌食，而且造成智力减退，生长发育迟缓等不良后果。因此，为了婴儿不出现缺锌症，产妇应忌吃过量味精。

10 产后忌食下列食物

◆ **【产后不宜多喝茶】**产妇不宜喝太多茶，因为茶叶中含有的鞣酸会影响肠道对铁的吸收，容易引起产后贫血，进而影响乳腺的血液循环，抑制乳汁的分泌，造成奶水分泌不足。而且，茶水中还含有咖啡因，产妇饮用后不仅难以入睡，影响体力恢复，咖啡因还可通过乳汁进入婴儿的身体内，间接影响婴儿，导致婴儿发生肠痉挛或无故啼哭。

◆ **【产后不宜多喝黄酒】**产后少量饮用黄酒可祛风活血，避邪逐秽，有利于恶露的排出，促进子宫收缩，但饮用过量容易上火，还有可能导致子宫收缩不良，并且可通过乳汁影响婴儿。因此新妈妈产后不宜多喝黄酒。

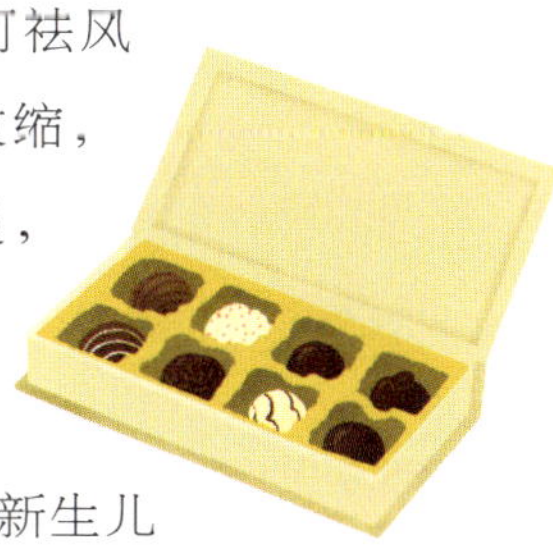

◆ **【产后不宜多吃巧克力】**产妇在产后需要给新生儿喂奶，如果过多食用巧克力，巧克力中所含的可可碱会进入母乳，并通过哺乳进入婴儿体内，损害婴儿的神经系统和心脏，并使婴儿肌肉松弛，排尿量增加，导致消化不良、睡眠不稳、哭闹不停等。另外，常吃巧克力会影响产妇的食欲，造成身体所需的营养供给不足。因此，新妈妈产后不宜多吃巧克力。

◆【产后不宜吃炖母鸡】产妇在分娩中，当胎儿和胎盘脱离母体后，血液中雌激素和孕激素的浓度，会随胎盘的脱出而大幅度降低。此时，催乳素开始发挥泌乳作用，促进乳汁的生成和分泌。如果产妇产后食用炖老母鸡，由于母鸡的卵巢和蛋衣中含有一定量的雌激素，会使产妇血液中的雌激素水平再度上升，抑制催乳素发挥泌乳作用，造成产妇乳汁不足甚至无奶。

From 专家

∷由于产褥期卧床较多，腹肌及骨盆底肌肉松弛，肠道蠕动缓慢，容易发生便秘。出现这种情况时，不可使用致泻药物，以免影响乳汁的分泌。

预防产后消化不良

一般情况下，产妇卧床时间较长，运动少，容易产生消化不良的现象。

为防止出现消化不良，产妇要注意饮食结构的平衡，荤素搭配合理，少食油腻食品，因为过分油腻不仅给消化系统增加负担，同时也会影响产妇的食欲。饮食要做到少食多餐，饭菜要细软，以利于产妇的消化吸收。

蔬菜水果中富含纤维素和果胶，可以帮助肠道蠕动，要适量食用。必要时，还可服用助消化的药物，如多酶片、乳酶生等。不能食用辛辣刺激性食品，以免对肠胃造成损害，阻碍消化吸收功能。每天饮用500毫升左右的牛奶，对产妇的消化吸收功能有一定的帮助。产妇在身体条件允许的情况下，应适当下床活动，以帮助食物的消化吸收。

必需营养科学摄取

多吃含蛋白质多的食物

新妈妈要比平时多吃一些蛋白质，尤其是动物蛋白质，如鸡、鱼、瘦肉、动物肝等；牛奶、豆类也是新妈妈必不可少的补养佳品。但也要适量摄取，不然会加重肝肾负担，还易造成肥胖，反而对身体不利，一般每天摄入85～90克蛋白质为宜。

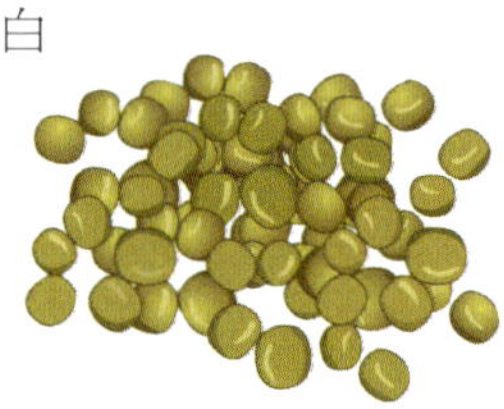

■不能只吃精米精面

还要搭配杂粮，如小米、燕麦、玉米粉、糙米、标准粉、赤小豆、绿豆等。这样既可保证各种营养的摄取，还可使蛋白质起到互补的作用，提高食物的营养价值，对恢复身体很有益处。

■要摄取适量优质脂肪

不饱和脂肪酸对宝宝中枢神经的发育特别重要。新妈妈饮食中的脂肪含量及脂肪酸组成，会影响乳汁中这些营养的含量，但要适量摄取，以防肥胖。

■产后要多吃蔬菜、水果和海藻类

新鲜蔬菜和水果中含丰富的维生素、矿物质、果胶及足量的膳食纤维，海藻类还可提供适量的碘。这些食物既可增加食欲、防止便秘、促进乳汁分泌，还可为新妈妈提供必需的营养素。

■产后要多吃补血类食物

对新妈妈来说，产后出血及哺喂宝宝的需要使铁的补充也是非常必要的，不然容易发生贫血。饮食中要多吃一些含血红素铁的食物，如动物血或肝、瘦肉、鱼类、油菜、菠菜及豆类等，就可防止产后贫血。

■产后要多喝汤

汤类味道鲜美，易消化吸收，还可促进乳汁分泌，如红糖水、鲫鱼汤、猪蹄汤、排骨汤等，需注意的是一定要汤和肉一同进食。

●新妈妈减肥误区

误区一 生完孩子立即节食

有些新妈妈减肥心切，刚坐完月子便开始了产后减肥计划，盲目节食减肥，这对身体非常不好。因为刚生产完的新妈妈，身体还未完全恢复到孕前的程度，加之还担负繁重的哺育任务，需要补充营养。产后节食，不仅会导致新妈妈身体恢复慢，严重的还有可能引发产后各种并发症，所以产后减肥不可过早进行。

误区二 不正确的减肥观念

◆【不吃早餐】有人误认为不吃早餐能减少热能的摄入，从而达到减肥的目的，殊不知不吃早餐对人体伤害极大，无益健康。

◆【长期使用固定食谱】会减少许多东西的摄入，久而久之会使身体缺少全面的营养成分，有害无益。

◆【高纤维食品摄入较少】如果是精工制作的麦类面包，其中的高纤维在加工中已被去除，营养也不全面。

◆【混淆烦躁和饥饿】有时心情不好，肠胃不适，误认为是想吃东西。

◆【以药物代替天然食品】一味服用营养品、维生素类药物，而忽视日常饮食。

误区三 产后服用减肥茶、减肥药

哺乳期的新妈妈服用减肥药，大部分药物会从乳汁里排出，这样就等于宝宝也跟着服用了大量药物。新生婴儿的肝脏解毒功能差，大剂量药物易引起宝宝肝功能降低，造成肝功能异常。所以，产后减肥服用减肥药非常不可取，减肥饮品也要谨慎选择。

误区四 产后急于做运动

产后立即剧烈运动减肥，很可能导致子宫康复变慢并引起出血，严重的还会引起生产时手术断面或外阴切口再度遭受损伤。

一般来说，顺产4～6周后，妈妈才可以开始做产后减肥运动，剖宫产则需要6～8周或更长的恢复期，而且产后减肥应避免高强度的运动。

误区五 在便秘的情况下减肥

因为便秘不利于瘦身，所以新妈妈瘦身前应先消除便秘。有意识地多喝水和多吃富含纤维的蔬菜是预防和治疗便秘的有效方法，红薯、胡萝卜、白萝卜等对治疗便秘相当有效。

便秘较严重时可以多喝酸奶和牛奶，早晨起床喝一大杯水以加快肠胃蠕动，每天保证喝7～8杯水。

误区六 母乳喂养一定能减肥

母乳是宝宝最好的天然营养食物，其次喂奶还可以促进新妈妈的子宫收缩，有利于产后恢复。要想减肥，就好好喂奶，因为哺乳可以帮助新妈妈消耗热能，即使多摄取汤汤水水，体重也不会增加很多。但并不是仅仅这样就可高枕无忧了，因为过度的进食仍不利于产后减肥。

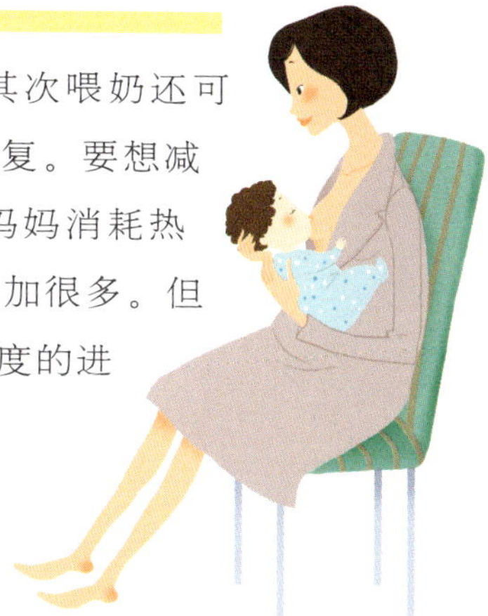

产后瘦身饮食方案

方案一 排出多余水分

一般说来，怀孕全程所增加的体重约12千克。婴儿连同胎盘的重量约5.5千克，在分娩之后可以自然减去，剩下还有6.5千克，而其中水分就占60%以上。换言之，因怀孕的各种因素而产生的水分，必须在妈妈分娩后慢慢地排出。因此，若是在坐月子期间，吃的食物太咸或含有酱油、醋、番茄酱等调味品，或是食用腌渍食品、罐头食品等，都会使身体内的水分滞留，不易排出，体重自然无法下降了。

因此产妇在产后第1周要以“利水消肿”为目的，切忌没有顾忌地喝水，否则就会对新陈代谢产生负面影响，那么，想瘦就变得很难了。

方案二 实施阶段性食补

我国素有集中于产后进补的风俗，产妇坐月子，鸡、鸭、鱼、肉、蛋等各种高脂肪、高蛋白食物，像填鸭子似的拼命塞，似乎这样奶水才足。其实这是一种误解。产妇在妊娠期间，体内已积聚了2～3千克的脂肪，这就是为产后哺乳所准备的，而且不是产妇吃得越多分泌乳汁就越多，乳汁的分泌关键在于婴儿吸吮，吸吮越早，次数越多且有力，则分泌的乳汁也越多，至于乳汁的成分，只要能保证一定的营养，受膳食的影响并不大，所以产后不需大补，这是保证分娩后正常体形的重要措施。产后第1周的主要目标是“利水消肿”，使恶露排净，因此绝对不能大补特补。正确的进补观念是：先排恶露、后补气血，恶露越多，越不能补。

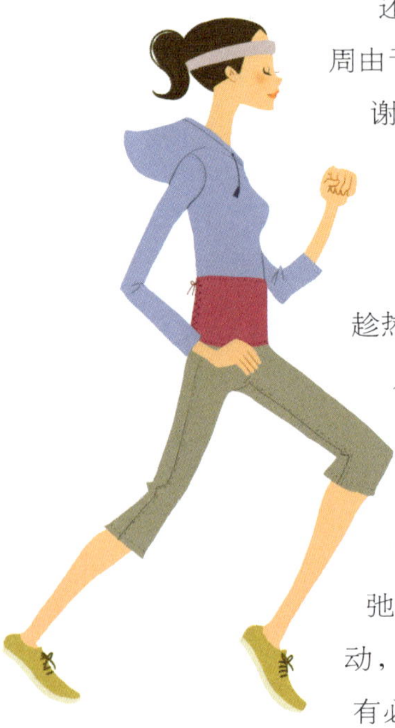

还要把握阶段性食补的概念。简单地说，就是产后前2周由于恶露未净，不宜大补，饮食重点应放在促进新陈代谢，活化血液循环，预防腰酸背痛，排出体内过多水分上。等到产后第3～4周，恶露将净，才可以开始补血理气。

除此之外，饮食上更应力求清淡、少盐、忌脂肪、趁热吃饭、细嚼慢咽、谢绝零食等，如能遵守这些原则，月子内的进补就不会有发胖之虞，可谓两全其美。

方案三 使用腹带和及时运动

新妈妈生产过后一定要绑腹带，这样不但可以帮助身材的恢复，还有预防内脏下垂和皮肤松弛、消除妊娠纹的作用。此外，产妇虽然应避免劳动，但适度运动以消除腰部、臀部的赘肉、恢复弹性是有必要的。

一般来说，产后24小时应立即起床活动，两周后就可以做一般家务劳动，开始进行腹肌收缩、仰卧起坐等运动，以增强腹肌的收缩力，促进对新陈代谢的调节，消耗体内过多的脂肪和糖分，当然就可以防止产后肥胖，保持身材的苗条。总之，产后运动如能持之以恒，效果将出奇的好。

方案四 亲自哺乳

妈妈的身体为了制造乳汁，会将怀孕期间所储存的脂肪组织一点一点消耗掉。坚持亲自哺乳的妈妈，一个月后，会比不哺喂母乳的妈妈多消耗15000～24000卡热量，换算成脂肪的话，就是将近2千克的肥肉。

此外，许多医学研究都证实，母乳喂哺的宝宝身体免疫力较强，患病的几率低，且亲自喂哺对妈妈自身的恢复也是有很大好处的。

亲自哺乳的好处

01 早日恢复身材。

02 降低乳腺癌的发病率。

03 降低卵巢癌的发病率。

产后哺乳常识

哺乳妈妈吃好，宝宝才更健康

新妈妈的饮食不仅关系到自身的能量供应，还关系到孩子能否获得成长所需的足够营养。因此，新妈妈哺乳时口味应尽量保持食物的原味，吃低盐食品，忌辣椒、胡椒粉、味精、葱、姜、蒜等辛辣食品和调料，否则孩子易发生过敏。蔬菜、水果应尽量选择绿色无污染的安全食品。新妈妈虽然需要增加比平常多的热能食物，但是饮食搭配要均衡，切勿太油腻，否则孩子会得脂肪泻。

只要饮食合理得当，而且新妈妈身体没什么大碍，就用不着刻意服用一些保健品。

什么是初乳

一般来说，孩子生下来以后，乳腺在两三天内开始分泌乳汁，但这时的母乳比较黏稠、略带黄色，这就是初乳。初乳含有大量的活淋巴细胞，在机体内能制造免疫球蛋白A，而且，这些活淋巴细胞进入婴儿体内也同样可使婴儿体内产生免疫球蛋白A，从而保护婴儿免受细菌侵害。

母乳中有哪些养分

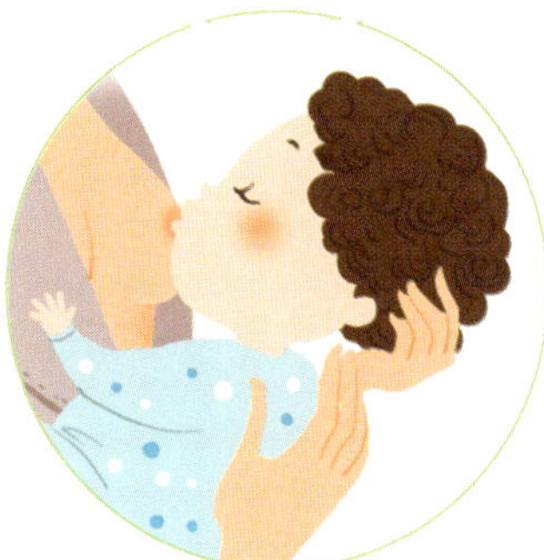

现代医学证实，母乳是妈妈给予孩子的天然的最理想的食物，母乳中有各种婴儿成长时所需养分，其中包括蛋白质（乳清蛋白与酪蛋白）、脂肪（不饱和脂肪酸、饱和脂肪酸、亚麻油酸）、糖类、矿物质（钠、钾、钙、铁、磷、锌……）。

母乳中所含的脂肪酸、乳糖、水、氨基酸的比例刚好适合婴儿的消化系统，能促进脑的发育和身体的成长。妈妈体内产生的抗体通过母乳进入婴儿体内后，有助于提高婴儿免疫能力，减少患病机会。

母乳喂养5大好处

01 营养丰富

母乳含有各种适合婴儿成长的营养成分，而且容易消化吸收。

02 含有抗体

在婴儿的免疫系统尚未发育完全时，母乳可以帮助婴儿抵御疾病以及抗过敏，因此母乳喂养的婴儿在出生半年之内不容易生病。

03 方便卫生

乳汁是现成的，不用消毒，不用调配，温度也合适。

04 安抚婴儿的好方法

有时婴儿哭闹并不是饥饿，但喂奶是安抚他的好办法，因为他需要吮吸妈妈乳房时的那份安全感。

05 有助于妈妈恢复身材

新妈妈哺乳时释放的荷尔蒙可以促进子宫很快恢复到正常大小，而且乳汁的分泌会消耗妊娠期间积蓄的脂肪。

乳母饮食如何影响乳汁营养

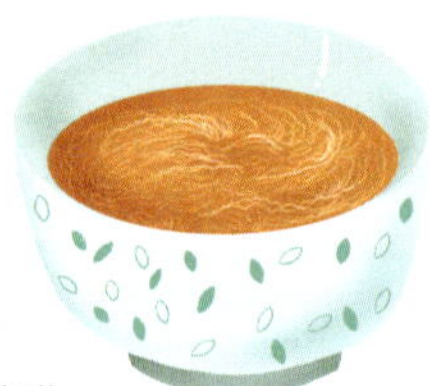

当乳母膳食的蛋白质质量较差、摄入量又严重不足时，将会影响乳汁中蛋白质的含量和组成。母乳中脂肪酸、磷脂和脂溶性维生素的含量受乳母膳食摄入量的影响，如维生素A在乳汁中的含量与乳母膳食关系密切，当乳母膳食中维生素A丰富时，则乳汁中也会有足够量的维生素A；而水溶性维生素的含量有的受母亲膳食的影响，有的则不受影响。

母乳中钙的含量一般比较恒定，即使膳食中钙供给不足时，首先会动用母体内的钙，用以维持乳汁中钙含量的恒定。但是，乳母膳食中长期缺钙也可导致乳汁中钙含量的降低。

催乳第一步——婴儿吮吸奶头

产妇生产后，要想得到足够的奶水，营养必须跟上。同时，要想使奶水分泌旺盛，生产后30分钟就应该开始让婴儿吮吸奶头。即使这时宝宝吃不到奶，吸吮乳头也能刺激催乳素产生，从而促进乳汁的分泌和延长泌乳期，使产妇早下奶、多下奶。

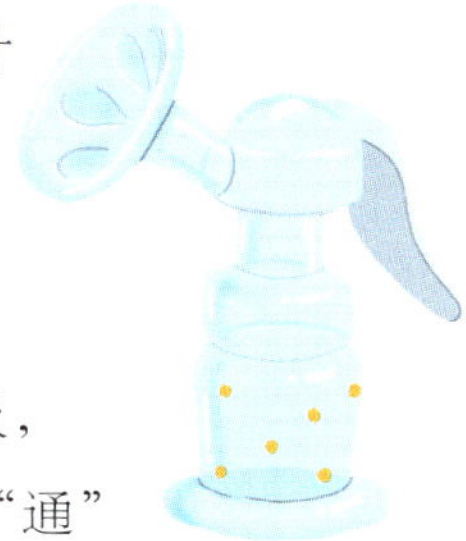

催乳的最好时机

初乳的分泌量不很多，加之婴儿此时尚不会吮吸，所以好像无乳，可是若让婴儿反复吮吸，初乳就会“通”了。大约在产后的第四天，乳腺开始分泌真正的乳汁。因此，从产后第三天开始给产妇催乳是比较适宜的。既能为初乳过后分泌大量乳汁作准备，又可使产妇根据下乳情况，随时控制汤饮数量。

催乳的注意事项

喝汤催乳时，若是身体健壮、营养好、初乳分泌量较多的产妇，可适当推迟喝汤时间，喝的量也可相对减少，以免乳房过度充盈、淤积而不适。如产妇各方面情况都比较差，就吃早些，吃的量也多些，但也要根据“耐受力”而定，以免增加胃肠的负担而出现消化不良。另外，产妇若为顺产，产后第一天一般比较疲劳，不要急于喝汤，待身体稍微恢复后再喝汤；若为人工助产，产妇进食催乳汤的时间可适当提前。如果新妈妈每天摄取的水分不足，就可能造成乳汁分泌减少。

健康关照

如何保证催乳的质量

催奶不应该只考虑量，质也非常重要。喝汤水虽能产生奶水，但必须注意高过敏原食物，例如有壳海鲜等，这些并非完全不能吃，而是应该适可而止。新妈妈在哺乳的过程中，应该谨记“均衡饮食，少量多样”的大原则，并观察宝宝的大便及体重成长情形，作为判断母乳是否安全、健康的参考依据。

不同体质产妇的恢复与调养

你属于哪种体质

体质即机体素质，是指人体秉承先天遗传，受后天多种因素影响，所形成的与自然、社会环境相适应的功能和形态上相对稳定的固有特性。这种特性由脏腑盛衰所决定，并以气血为基础。

体质可分为平和质、气虚质、阳虚质、阴虚质、痰湿质、湿热质、淤血质、气郁质和特禀质九类。除平和质被视为健康表现外，其余八种体质都可发展为亚健康乃至疾病状态。

平和质

面色肤色润泽，头发稠密有光泽，目光有神。唇色红润，无口气。不容易疲劳，精力充沛，对冷热有较好的耐受力。睡眠良好，胃口好。大小便正常。舌头颜色淡红，脉和而有力。这种体质的人平时患病少。

气虚质

语声低怯、气短懒言，容易疲乏，精神不振，易出汗，舌头呈淡红色，舌体胖大，舌边缘有齿印痕，脉象虚缓。这种体质的人平素体质虚弱，容易感冒、头晕、健忘。

阳虚质

怕冷，喜欢热饮热食，精神不振，睡眠偏多，舌头颜色偏淡，略显胖大，边缘有齿印痕，舌苔湿润，脉象沉迟微弱。这种体质的人易出现痰饮、肿胀、腹泻。

阴虚质

容易燥热，咽喉干涩，口渴爱喝冷饮，大便干燥、舌头红，口水和舌苔偏少。这种体质的人容易出现阴亏燥热的病变，或者于病后表现为阴亏。

痰湿质

面部皮肤油脂较多，汗水多且黏，容易胸闷，痰多，平时爱吃甜食和肥腻食物，大便正常或者略稀烂，小便量不多或者颜色稍微有些浑浊。这种体质的人容易患糖尿病、脑卒中。

■湿热质

平时面部常有油光，容易生痤疮粉刺，舌头颜色偏红，舌苔黄腻，易口苦口干，身体常感沉重，容易疲倦。这种体质的人易患痤疮、黄疸。

■淤血质

皮肤偏暗，有色素沉着，唇色暗淡或者发紫，舌色暗且有点、片状淤斑，脉象细涩。这种体质的人容易患出血、脑卒中等疾病。

■气郁质

性格内向，抑郁脆弱，敏感多疑，平时睡眠较差，痰多，大便发干，小便正常，舌头颜色淡红，舌苔薄白，脉象弦细。容易出现食欲减退、健忘、抑郁、失眠。

■特禀质

是指易患遗传性疾病，包括胎传性疾病，如为过敏体质则容易患药物过敏、花粉症等病，或患有遗传疾病如血友病、先天愚型等。

阴虚体质的产后调养

不论哪种体质的产妇，因为分娩时费时用力，耗血伤气，极易于产后形成不良体质，应于产后及时调养，否则会对今后的身体健康造成极大影响。阴虚的产妇表现为阴津不足，身体呈缺水状态，以致眼干、鼻干、口干、皮肤粗糙，头发干枯。阴虚症状包括心烦易怒、失眠多梦、头晕眼花、腰膝酸软、小便次多量少、心跳偏快、脉搏偏细或夜间盗汗、手足心发热、双目干涩、耳鸣等。

人分阴阳，阳指身体的功能，阴则指体内的津液，包括血液、唾液、泪水、精液、内分泌及油脂分泌等。

阴虚则补其不足，在滋补的过程中要遵循滋阴潜阳的原则。对于体质较弱的产妇，应在医生的指导下适时进补，进补宜采用补阴、滋阴、养阴等法，补阴虚的药物可选用生地黄、麦冬、玉竹、珍珠粉、银耳、冬虫夏草、石斛、龟甲等。阴虚的产妇若胡乱补食壮阳的食物，如人参、鹿茸等，便会令阳火过旺，身体功能处于一种过度兴奋及活跃的状态，耗费体内津液。病者亦会感到口干喉痛，严重时会出现低热、手足心热及心烦失眠。

凡阴虚体质者，**宜食甘凉滋润、生津养阴的食品如：大枣、黑豆、核桃、黑芝麻、桂圆、甲鱼、燕窝、百合、鸭肉、黑鱼、海蜇、藕、金针菇、荸荠、生梨等，可经常交替选服。宜吃新鲜蔬菜瓜果、含优质蛋白质丰富的食品，忌吃辛辣刺激性、煎炸炒爆的食品。产妇还可食用枣皮粳米粥、百合粳米粥、麦冬粳米粥、银耳红枣羹、百合莲子羹等可滋阴的食物。**

情志有喜、怒、忧、思、悲等，中医有"五志化火"之说，火旺则伤阴，因此，除了食补，产妇日常要保持心情舒畅，生活有规律。

气虚体质的产后调养

气虚体质是指人的体力和精力都感到缺乏，稍微劳作便有疲劳之感，机体免疫功能和抗病能力都比较低下，常表现为身倦乏力，少气懒言，爱出汗，劳累时症状加重等。气虚体质的产妇是因分娩时用力过度所致，严重者除了上述几种症状加重以外，还伴有咳喘无力，食少腹胀，脱肛，子宫脱垂，经常出现心悸怔忡，精神疲惫，或腰膝萎软，小便频多等。

气虚者需补气，补气的药物可选用人参、黄芪、党参等。常用的补气食物可选用牛肉、鸡肉、兔肉、猪肉、猪肚、鸡蛋、大豆、大枣、鲫鱼、黄鱼、比目鱼、鹌鹑、黄鳝、虾、蘑菇、小米、糯米、扁豆、菜花、胡萝卜、香菇、红薯等，这些食物都有很好的健脾益气作用。亦可选用补气药膳调养身体，如黄芪蒸鹌鹑、人参大枣粥、枸杞莲子汤等。

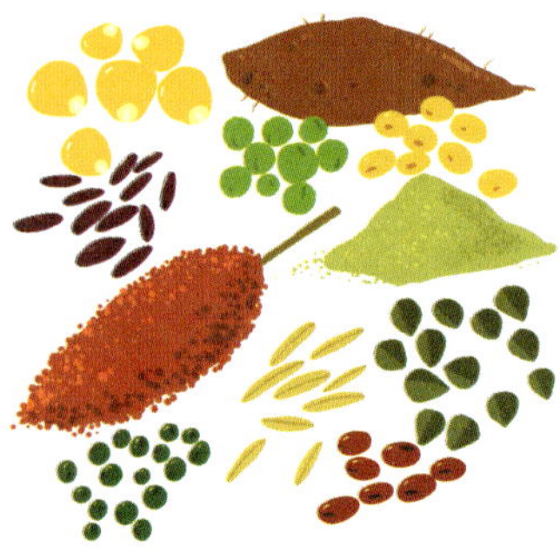

阳虚体质的产后调养

阳虚，又称阳虚火衰，是气虚的进一步发展，阳虚之体的主要表现为形体偏胖，精神状态不好，面色灰暗，缺少光泽，常感到身体疲惫，手脚发凉，浑身无力，语声低微，口中乏味，不喜喝水或喜热饮，大便偏稀，小便多或容易水肿。

阳气虚弱的产妇进补宜补阳、益阳、温阳，补阳虚的药物可选用红参、鹿茸、杜仲、冬虫夏草、肉桂、海马、香附子、补骨脂、菟丝子等中药。宜适当多吃一些温肾壮阳的食物如羊肉、黄牛肉、狗肉、鸡肉、麻雀肉、鹿肉、猪肚、带鱼、黄鳝、虾、栗子、牛鞭、海参、淡菜、桂圆、鹌鹑、桂皮、茴香等，这些食物可补五脏，添髓，强壮体质。在饮食习惯上，即使在盛夏也不要过食寒凉之物。还可选用适合的药膳进行调养，如海马童子鸡、韭菜白米虾等。

血虚体质的产后调养

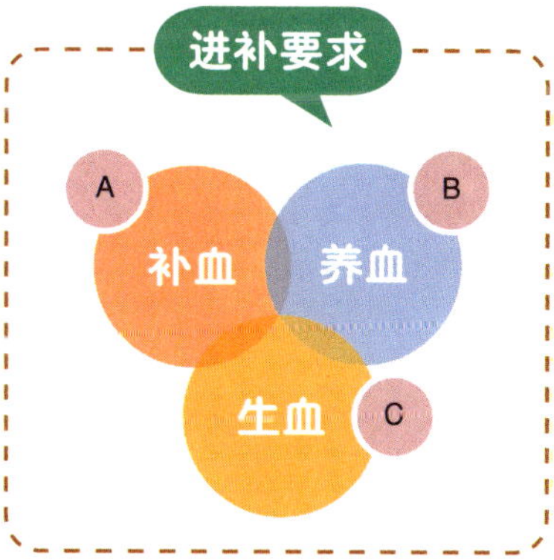

所谓血虚是指血液不足或血的滋养功能减退出现的一种病理状态。这种体质是由于孕妇分娩时失血过多所致。若血虚不能充养机体，则出现面色无华、视物不清、四肢麻木、皮肤干燥等病理变化。血虚体质之人，临床常表现为面色苍白或者枯黄，没有光泽，嘴唇、指甲缺少血色，头晕眼花、心悸失眠，手足麻木，舌质淡白，脉细无力，妇女月经量少、延期，甚至闭经等症状。

进补宜采用补血、养血、生血之法，补血的药物可选用当归、阿胶、熟地黄、桑葚等。常用于补血的食物有黑米、莲子、龙眼肉、荔枝、桑葚、蜂蜜、黑木耳、黑芝麻、芦笋、番茄、牛奶、乌鸡、羊肉、猪蹄、猪肝、猪血、红糖等，也可以选用适合的药膳进行调养，如当归乌骨鸡、阿胶糯米粥、枸杞肉丁、当归生姜羊肉汤等。

产后出血饮食调养

产妇把胎盘娩出后，1天内出血达到400毫升者，称为产后出血。产后出血包括胎儿娩出后至胎盘娩出前、胎盘娩出至产后2小时以及产后2小时至24小时3个时期，多发生在前两期。

临床表现

产道出血急而量多，或持续小量出血，重者可发生休克。同时可伴有头晕乏力、嗜睡、食欲不振、腹泻、水肿、乳汁不通、脱发、畏寒等。

产妇在分娩后两小时内最容易发生产后出血，所以分娩后仍需在产房内观察。经过产房观察两小时后，产妇和孩子都到了爱婴区，产妇自己也要继续观察，因为此时子宫收缩乏力也会引起产后出血。

产妇一旦发生产后出血，后果严重。休克较重、持续时间较长者，即使获救，仍有可能发生严重的垂体前叶功能减退后遗症。

产后出血除从出血量进行诊断外，还应对病因作出明确的诊断，才能作出及时和正确的处理。

产后出血常见原因
子宫收缩乏力
软产道裂作伤
胎盘、胎膜残留
凝血机制障碍

产后出血的治疗原则是迅速止血、纠正失血性休克及控制感染，必要时手术治疗。产妇应卧床休息，以减轻疲劳感。产妇进食高热能、高蛋白、易消化且含铁丰富的食物，以增加营养，并坚持少食多餐。

及时选用合适的药膳可以使治疗效果更为理想，如人参粥、柿饼饮、乌蛋饮、生地益母汤等。

产后恶露不绝饮食调养

新妈妈在分娩后，阴道会流出一定量的血样的东西，即通常所说“恶露”，主要是子宫内膜脱落后的血液、分泌物和黏液等。最开始为红色恶露，多在产后持续一周左右，以后排出浆性恶露，最后排出白恶露。如产后已三周，仍有血性恶露，称为产后恶露不绝。

中医学认为，恶露不绝主要是气虚不摄，淤血停留，阴虚血热所致。常因身体虚，产时失血伤气或产后操劳过早造成。

食疗原则

① 属气虚型 → 应补中益气，升阳固摄。

② 属血淤型 → 应活血化淤。

③ 属血热型 → 应清热解毒，养阴止血。

气虚型——恶露色淡红，质稀无臭，产妇时觉下腹下坠，神疲倦怠，少气懒言，头晕目眩，舌质淡红，脉缓弱。治宜补益中气，升阳固摄。可食用黄芪粥、参术芪米粥。

血淤型——恶露量少，色紫黑，产妇腹痛拒按，舌质紫暗，边有淤点，脉弦实有力。治宜活血化淤。可食用益母草红糖汤、姜楂茶、红花草糖水。

血热型——恶露量多，色鲜红或深红，质稠而臭，产妇面赤口干，舌红脉数。治宜清热解毒，养阴止血。可食用冬瓜皮赤豆茶、莲草茅根炖肉、田七炖鸡。

产后腹痛饮食调养

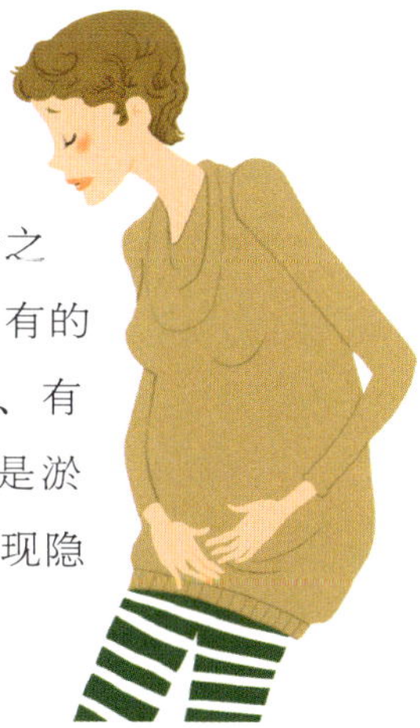

新妈妈分娩后下腹疼痛，称做“产后腹痛”。有的人腹部疼痛剧烈，而且拒绝触按，按之有结块，且恶露不下，此是淤血阻在子宫引起；有的人疼痛夹冷感，热痛感减轻，恶露量少、色紫、有块，此是寒气入宫、气血阻塞所致。本病大多是淤和寒引起，但也有失血过多，子宫失于滋养而表现隐痛、恶露色淡。

针对产后腹痛的饮食宜清淡，少吃生冷食物。山芋、黄豆、蚕豆、豌豆、零食、牛奶、白糖等容易引起胀气的食物，也应少食为宜。注意保持大便畅通，便质以偏烂为宜。产妇不要卧床不动，应及早起床活动，并按照体力渐渐增加活动量。产妇宜食用羊肉、山楂、红糖、赤豆等。常用食疗方法有当归生姜羊肉汤、八宝鸡、山楂饮、桂皮红糖汤、当归煮猪肝等。

如果产妇腹痛较重并伴高热（39℃以上），恶露秽臭色暗，应考虑感染加重，要立即就医，以免贻误病情。

产后便秘饮食调养

产后子宫收缩，直肠承受的压迫突然消失而使肠腔舒张、扩大；产后卧床休息，缺少活动，胃肠运动缓慢；产后饮食精细，食物残渣少；产后疏忽调理大便或孕期便秘未能治愈等都是引起产后便秘的原因。产后便秘大部分引起肛裂，造成排便时肛门剧烈疼痛和出血，因恐惧疼痛产妇不敢进食，直接影响产妇的健康。

饮食调养

①适当活动 → 调整肠胃。

②饮食搭配 → 做到粗、细粮搭配，主食多样化。

③心情舒畅 → 避免不良精神刺激。

因此产妇在分娩后，应适当地活动，不能长时间卧床。产后头两天应勤翻身，吃饭时应坐起来。两天后应下床活动。饮食上要多喝汤、饮水。每日进餐应适当配一定比例的杂粮，做到粗、细粮搭配，力求主食多样化。在吃肉、蛋食物的同时，还要吃一些含纤维素多的新鲜蔬菜和水果。平时应保持精神愉快、心情舒畅，避免不良的精神刺激，因为不良情绪可使胃酸分泌量下降，肠胃蠕动减慢。食疗方有葱味牛奶、香蜜茶、紫苏麻仁粥等。

产后水肿饮食调养

产后水肿，是指妇女产后面目或四肢水肿。一方面是因为子宫变大、影响血液循环而引起水肿，另外受到黄体酮的影响，身体代谢水分的状况变差，身体会出现水肿。

针对产后水肿，中医会以补肾活血的食疗方法，去除身体水分。可适当食用薏苡仁、冬瓜、鲤鱼等去肿利水的食物，常用的食疗方有薏仁红豆汤、红糖生姜汤、豆瓣鲤鱼等。

产后浮肿的分类

01 气虚血亏产后水肿。

02 气滞血淤产后水肿。

03 脾虚产后水肿。

04 肾虚产后水肿。

05 湿热下注产后水肿。

产后发热饮食调养

产后发热是指产妇在产褥期内由于种种原因出现发热的症状。发病的原因有好几种。需针对不同原因，予以分别处理。相应的饮食原则也不相同。

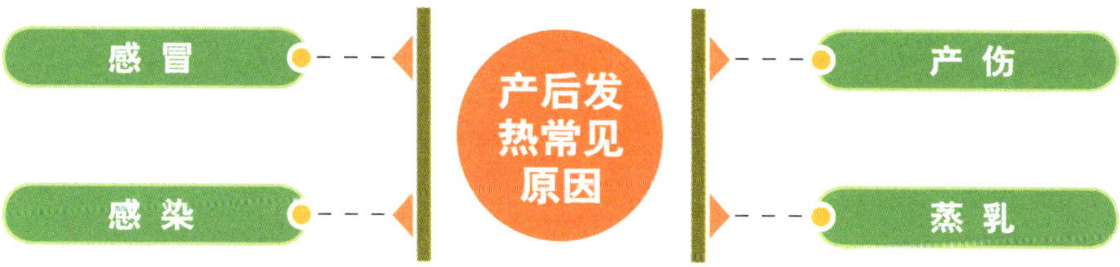

产后感冒引起的发热

主要症状为恶寒、发热、出汗，还有关节疼痛和咽喉疼痛等，以祛风清热解毒为基本治疗原则，可食用蜜芷茶、葱豉肉粥进行辅助治疗。

产后感染引起的发热

是产后发热中最为常见的，起病于产后24小时至10天以内，患者主要症状为高热、寒战，产妇出现头痛、身痛、小腹疼痛拒按，恶露量可从正常至较多、颜色紫暗、有腥臭味。如行妇科检查，可见会阴、阴道及宫颈红肿。如炎症发展严重，可能波及内生殖器，出现腹肌紧张等急腹症症状。以清热解毒、活血去淤为基本治疗原则。孕妇可多食藕、小麦、猪肝、淡菜、银鱼、鲫鱼等食物。推荐食用无花果炖猪瘦肉、黑木耳煮桑葚、猪肾汤等。

发热

是由于产妇出血过多引起的，此时，产妇热度不太高，自觉有汗，主要症状是面色潮红、耳鸣、心悸、头晕眼花，以滋阴清热为主要治疗原则，可食用姜汁黄鳝饭、牛血粥等。

蒸乳发热

通常起于产后3～4天，产妇除发热外，主要表现为乳房膨胀、疼痛、乳汁不畅、局部红肿，此时应及时处理，防止发展为乳腺炎。以清除热痛、疏通乳脉为基本治疗原则。辅助饮食有丝瓜络茶、鸽肉杏仁汤、油菜粥等。

产后关节痛的饮食调养

新妈妈在产褥期间出现肢体酸痛、麻木者，称“产后身痛”，或称“产后关节痛”，亦称“产后痛风”。特点是产后肢体酸痛、麻木，局部有红、肿、灼热，中医学认为是因分娩时用力、出血过多，气血不足，筋脉失养，肾气虚弱，或因产后体虚，再感受风寒，风寒乘虚而入，侵及关节、经络，使气血运行不畅所致。

饮食上多吃易消化且又富含高营养的汤类食物，如猪蹄汤、鲫鱼汤、鸡汤等；多吃高蛋白食物，如瘦肉、鸡蛋等；多吃补血类食物，如肝、枣、黑木耳、莲子等；也要适当吃些蔬菜，以保持大便通畅。禁食寒凉食物；不吃过辣的食物。对于关节疼痛剧烈，且有高热者，应及时到医院就诊，以防患风湿热而延误病情。

产后身痛除按中医辨证服用相应药物外，在日常饮食、起居等方面要注意保暖；室内既要通风，但不能让风直接吹产妇，尤其夏天更要注意；注意足部的保暖，不能赤足，最好穿上袜子；室内注意保持干燥、卫生，避免潮湿。

产后排尿异常的饮食调养

产后排尿异常指妇女产后小便不通或尿意频数，甚至小便失禁。本病发生原因是膀胱气化失职所致，临床又可分为气虚、肾虚、膀胱损伤3种。

临床分类

①属气虚型	如小便频或失禁，其量昼夜相等。
②属肾淤型	夜尿特多或遗尿。
③膀胱损伤	多有产伤史，小便常带有血液。治疗以补气温阳为主。若小便频数或失禁者，应以固温为主；若小便不通者，则应以行水通利为主。

建议适当食用西瓜、陈皮、赤豆等食物，常用食疗方有西瓜皮饮、赤豆陈皮粥、芝麻散等。

产后自汗、盗汗的饮食调养

产妇于产后2～3天内出汗较多，为正常现象，若妇女产后出汗过多，或出汗时间过长而不能自止，且活动时加重，恶风，并出现面色发白，气短懒言，语声低快，倦怠乏力，舌淡，苔薄，脉虚弱等症状者，称为产后自汗，常与肺卫气虚有关。

产后盗汗，是指产妇睡后汗出湿衣，醒来即止，常与阴虚内热有关。

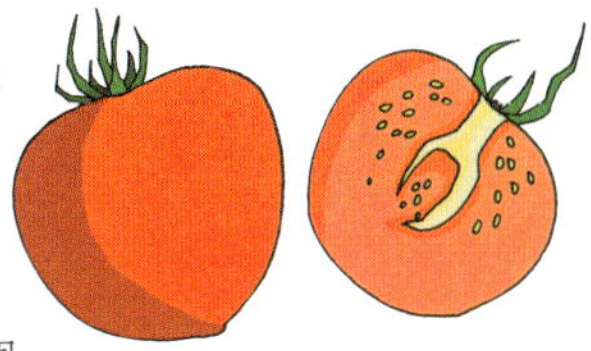

妇女产后自汗、盗汗治疗上以补气固表、止汗、养阴为主。除药物治疗外，可采用适当饮食调养，如多吃黑豆、番茄、菠菜、山药、百合、银耳、鸡蛋、冬虫夏草，注意忌食辣椒、烟、酒、葱、姜等刺激、辛辣之物，以促进疾病早日康复。常用食疗方有黄芪桂圆羊肉汤、参鸽汤、羊肚粥、猪肚粥等。

产后营养好 妈妈宝宝都健康

产后调养食谱

Chanhou tiaoyang Shipu

产后营养的补充很重要，应尽量遵循以下原则：1.食量不宜过多；2.食物品种宜多样化；3.多吃水分多一些的食物；4.食物烧煮方式应以细软为主。

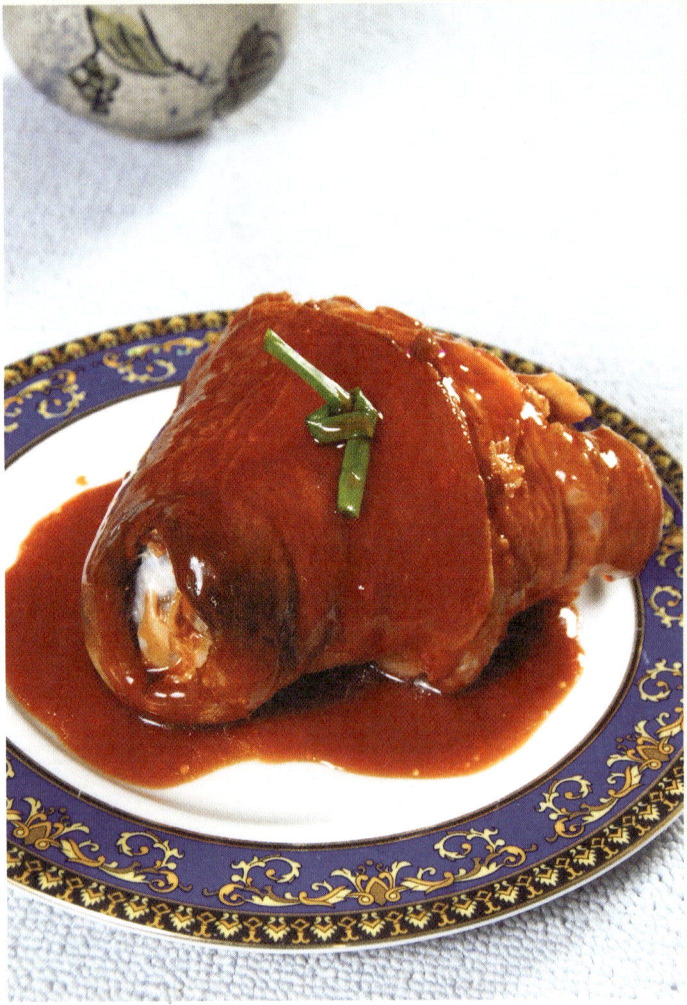

COOKING

红烧肘子*

材料

猪肘子1只、竹片数节。

调料

香葱、姜片各少许，白糖、酱油各适量。

做法

1. 将肘子刮干净，用刀直线划开（见骨头），下沸水锅内煮约2分钟捞出；香葱打结。
2. 取沙锅一个，内放竹片垫底，肘子皮向下放在竹片上，加入葱结、姜片、酱油、白糖及水（水与肉面平），用大火烧沸，撇去浮沫，盖上锅盖，改用小火焖约1小时。
3. 将肘子翻身（皮向上），肘子熟烂时，取出竹片即可。

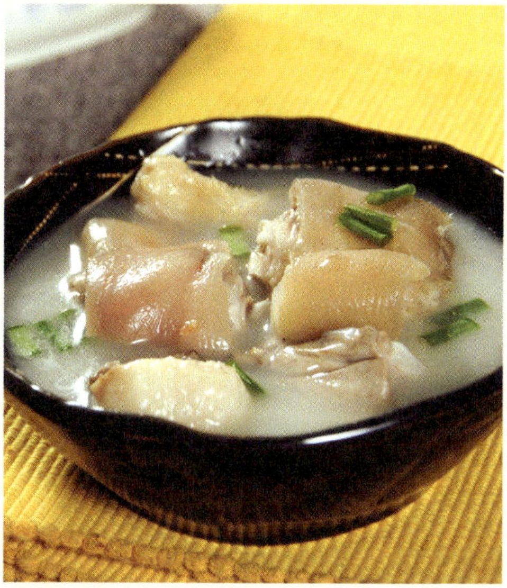

COOKING

老鸭炖猪蹄*

材料

净老鸭1只、猪蹄1对。

调料

香葱1根，生姜1块，花椒少许，料酒、盐各适量。

做法

1. 老鸭洗净，切成小块，放入沸水锅中焯2分钟捞出，沥去血水，洗净备用。
2. 猪蹄刮尽毛垢，洗净，劈为2块；生姜洗净，切片；香葱洗净，切小段。
3. 锅内放适量清水，将鸭块与猪蹄同入锅内，先用大火烧沸，撇去汤面上的浮沫，然后投入姜片、葱段、料酒、花椒，用小火炖约2小时，至猪蹄与鸭块均脱骨，放入盐调味即可。

COOKING

肉焖蚕豆瓣*

材料

猪肉150克，蚕豆瓣350克。

调料

盐、料酒、植物油、胡椒粉、鲜汤、味精、水淀粉各适量。

做法

1. 蚕豆瓣洗净；猪肉洗净，切成片。
2. 锅置火上，放入植物油，将肉片炒松散，放入蚕豆瓣同炒1分钟，加入鲜汤、胡椒粉、味精、料酒，加盖焖约5分钟，淋入水淀粉勾芡，加盐调味即可。

温馨小提示

↘此菜味道鲜美，营养丰富，产后食用可以帮助产妇恢复体能，提高免疫力。

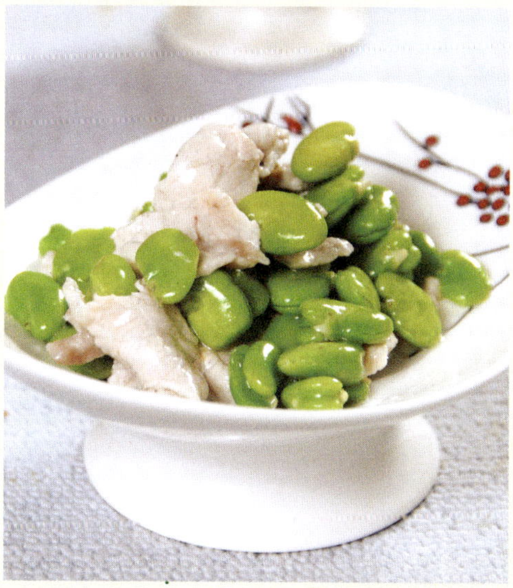

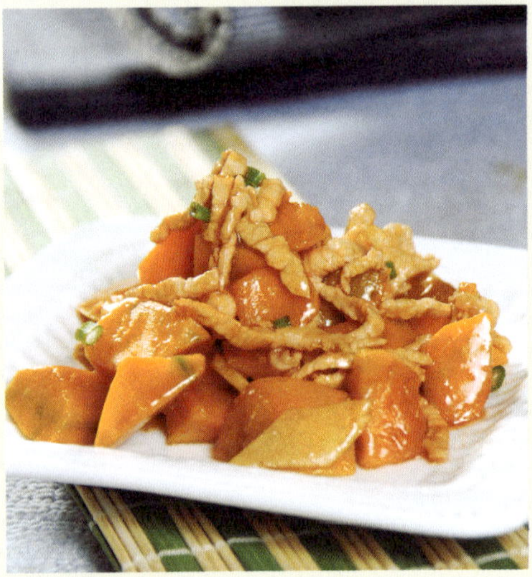

COOKING

南瓜炒肉丝*

材料

南瓜250克、猪肉丝45克、姜片15克。

调料

植物油、酱油、盐、葱末各适量。

做法

1. 南瓜洗净，去皮、瓤，切成块状，备用。
2. 锅倒油烧热，爆香姜片、葱末，然后放入肉丝、酱油及盐，略炒1分钟，再加入南瓜，翻炒2分钟，加水，盖上锅盖，以小火焖煮10分钟，待南瓜熟软即可。

温馨小提示

↘南瓜在瓜类蔬菜中营养价值较高，性温、味甘，补中气，消炎止痛，润肺化痰，可以治疗多种疾病；猪肉含有丰富的蛋白质、B族维生素和锌；此菜品对于产妇体质的恢复有很大帮助。

COOKING

莲子炖猪肚*

材料

净猪肚1个、去心莲子30克。

调料

盐、姜丝、葱丝各适量。

做法

1. 莲子泡发，备用。
2. 将猪肚放入沸水中大火焯烫，撇净浮沫，捞出沥干水分，切成条。
3. 将肚条、发好的莲子、葱丝、姜丝放入清水中，先大火煮沸，再用小火炖约2小时，放盐调味即可。

温馨小提示

↘猪肚含有蛋白质、脂肪、无机盐等；莲子含有丰富的钙、磷、铁；莲子炖猪肚可健脾益胃、补虚益气，产妇常食可益脾胃。

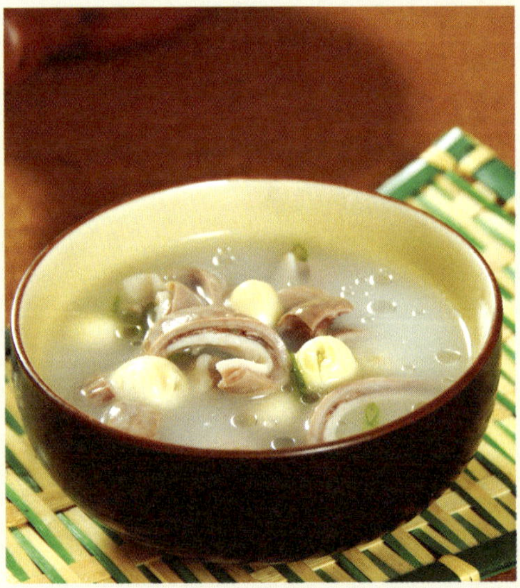

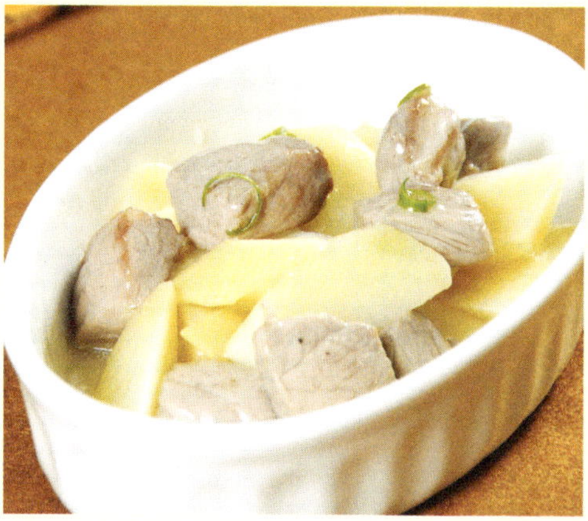

COOKING

白汁牛肉

材料

牛肉85克、土豆15克。

调料

姜片、葱丝、植物油、盐、味精、料酒各适量。

做法

1. 牛肉洗净，切成方块，用沸水焯烫约1分钟。
2. 土豆去皮，洗净，切成块。
3. 锅倒油烧热，先放葱丝、姜片炒香，再放牛肉翻炒3分钟，加水、盐、味精、料酒、土豆块，用小火续煮30分钟后即可。

温馨小提示

↘牛肉具有补脾胃、益气血、除湿气、消水肿、强筋骨等作用，牛肉为发物，因而产妇食用有促进乳汁分泌的作用。白汁牛肉含有丰富的蛋白质和钙质，非常适合产后食用。

COOKING

萝卜烧牛肉

材料

白萝卜、熟牛肉各250克。

调料

植物油、水淀粉、鲜汤、葱末、姜末、蒜片、花椒、大料、醋、白糖、红辣椒、盐、酱油、味精、香油各适量。

做法

1. 白萝卜洗净，切成块；熟牛肉切成块。
2. 锅倒油烧热，倒入牛肉块、白萝卜块，再放入葱末、姜末翻炒片刻。
3. 放入花椒、大料、醋、白糖、红辣椒、盐、酱油、味精和鲜汤调好口味烧沸，用慢火煨至汁浓，加水淀粉勾芡，淋上香油即可。

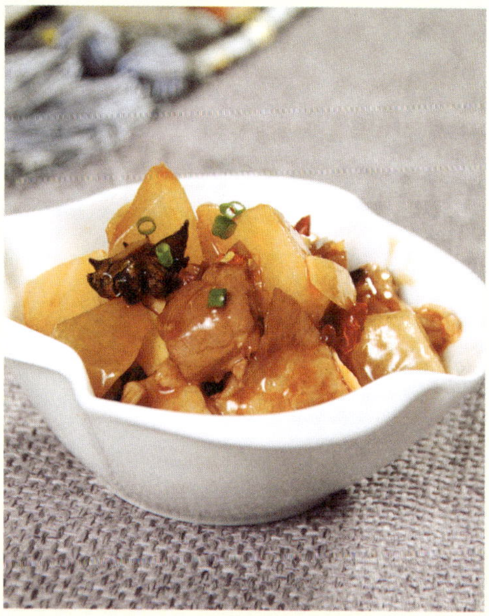

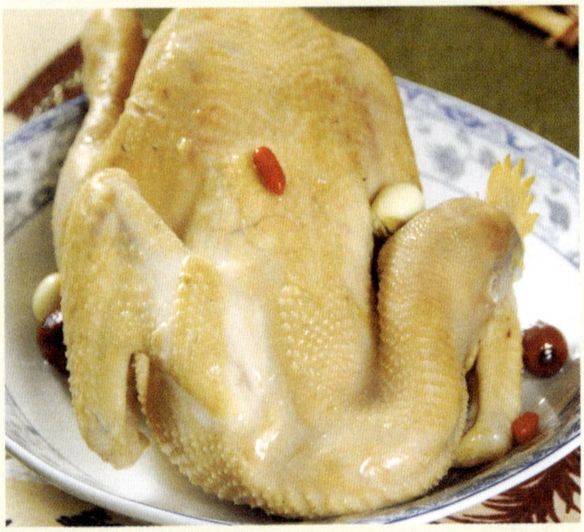

COOKING

五圆鸡*

材料

净母鸡1只，桂圆肉、荔枝肉、小枣各30克，枸杞子、莲子各25克。

调料

白胡椒粉、姜片、葱段、盐、冰糖各适量。

做法

1. 母鸡洗净后用沸水煮透捞出装盆，放进姜片、葱段、适量水，上屉蒸30分钟取出。
2. 枸杞子、桂圆肉、荔枝肉、小枣、莲子上屉蒸熟后，装入鸡腹，加入冰糖，继续蒸至肉烂，取出装盘。
3. 将蒸鸡的汤汁烧沸收浓，加盐、白胡椒粉并调好味，浇在鸡身上即可。

温馨小提示

菜中的桂圆、枸杞子、莲子、小枣都是补气养血的妙药，对产后气血亏虚所致的汗出、倦怠有益。

COOKING

黄蘑炖小鸡*

材料

净小鸡1只，水发黄蘑、油菜各少许。

调料

盐、味精、花椒水、肉汤、姜块、葱段、大料、植物油各适量。

做法

1. 将鸡洗净，剁成方块；黄蘑洗净，大的用手撕开；油菜洗净，切成段。
2. 锅内放水烧沸后，将黄蘑放入沸水烫透，捞出，沥净水分；锅内另放水烧沸，将鸡块放入焯出血味，捞出，沥净水分。
3. 锅内放少量油烧热，用葱段、姜块炝锅，放入肉汤，加鸡块、黄蘑、花椒水、大料、盐，烧沸后放在小火上，鸡肉炖烂时加油菜、味精，再炖2～3分钟，取出大料、葱段和姜块，盛入碗内即可。

温馨小提示

黄蘑含蛋白质、脂肪、糖类、多种氨基酸和多种微量元素以及维生素，而鸡肉补益五脏，非常适合产后妇女食用。

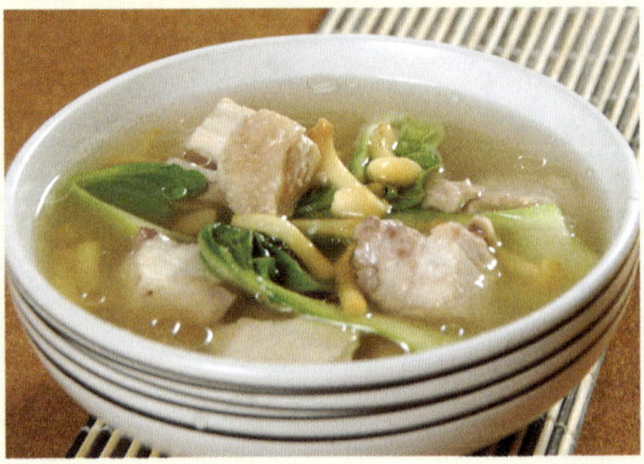

COOKING

枸杞鸡丁*

材 料

鸡脯肉300克，枸杞子30克，鸡蛋1个（取蛋清），荸荠、牛奶各适量。

调 料

植物油、水淀粉、盐、味精、葱末、姜末、蒜末各适量。

做法

1. 枸杞子洗净放入碗中，上屉蒸30分钟；荸荠去皮，洗净，切成小方丁。
2. 鸡脯肉洗净，切成小方丁，放入鸡蛋清、水淀粉搅拌均匀备用。
3. 锅内倒油烧至五成热，放入浆好的鸡丁，快速翻炒几下，放入荸荠丁、蒸好的枸杞子再翻炒片刻。
4. 将盐、葱末、姜末、蒜末、牛奶、味精、水淀粉勾成芡汁浇入锅内，翻炒均匀即可。

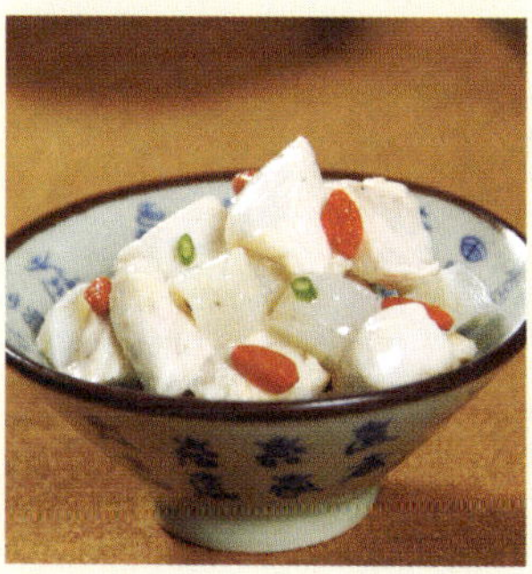

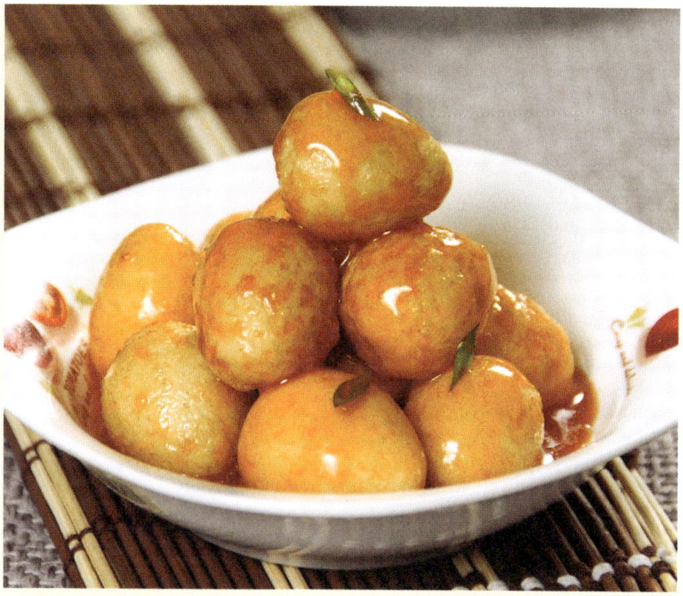

COOKING

茄汁鹌蛋*

材 料

鹌鹑蛋30个。

调 料

味精、白糖、胡椒粉、水淀粉、香油、盐、姜末、蒜末、番茄酱、葱花、植物油、鲜汤各适量。

做法

1. 盐、白糖、味精、香油、胡椒粉、鲜汤、水淀粉对成汁备用。
2. 鹌鹑蛋放入凉水锅内慢慢加温至沸后3分钟，捞起浸入凉水中，待凉后捞起剥壳。
3. 锅倒油烧至七成热，将鹌鹑蛋放入，炸至金黄色捞起，沥油。
4. 余油烧热，放入番茄酱炒红，炒出香味后下入姜末、葱花、蒜末，炒出香味，再烹入调好的味汁，待汁浓稠时即倒炸过的鹌鹑蛋，翻炒均匀，使鹌鹑蛋全身粘满茄汁即可。

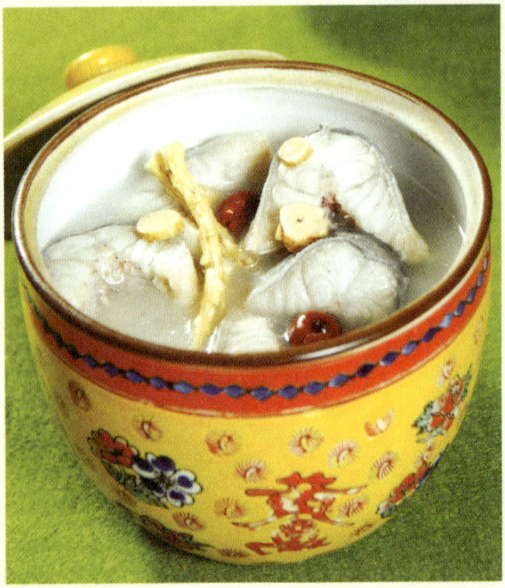

COOKING

炖鳗鱼

材料

鳗鱼1条，当归、黄芪、红枣各15克。

调料

料酒、盐各适量。

做法

1. 鳗鱼洗净，切段备用。
2. 沙锅中放入鳗鱼、当归、黄芪、红枣、料酒、盐和适量清水，炖煮50分钟，待鳗鱼熟烂即可。

温馨小提示

↘鳗鱼含有丰富的蛋白质、维生素A、维生素E及多量的钙，含有23%的脂肪，其中长链多不饱和脂肪酸的含量较高。鳗鱼具有补虚活血、祛风明目的疗效，其蛋白质含量丰富，适合产妇坐月子食用。

COOKING

韭黄炒鳝鱼

材料

鳝鱼、韭黄各适量。

调料

植物油、酱油、姜丝、香菜、葱花、香油、水淀粉、蒜末、胡椒粉各适量，白糖、味精、料酒各少许。

做法

1. 韭黄洗净，切段；鳝鱼洗净，备用。
2. 锅内倒油烧热，放入葱花爆香，倒入鳝鱼翻炒，再加入白糖、味精、料酒、酱油、胡椒粉和适量清水。
3. 大火翻炒后加入韭黄，炒约2分钟，淋上水淀粉及香油，将蒜末、香菜、姜丝倒入，即可。

温馨小提示

↘鳝鱼含有多种营养成分，补虚损，去风湿，强筋骨，与韭黄同炒，有健胃、提神、保暖功效，对妇女产后调养和生理不顺也有舒缓的作用。

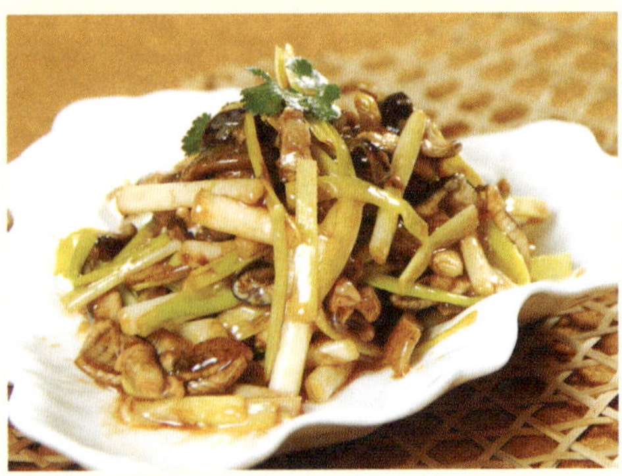

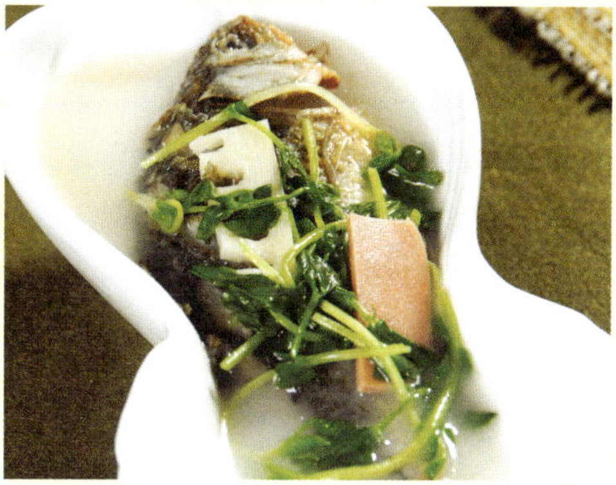

COOKING

奶油鲫鱼*

材料

净鲫鱼1条、熟火腿2片、豆苗15克、笋片25克、高汤500毫升。

调料

植物油、味精、料酒、盐、葱结、姜片各适量。

做法

1. 鲫鱼洗净，用刀在鱼背上每隔1厘米宽划出刀纹。
2. 把鱼放入沸水锅中烫一下捞出，洗净，去腥。
3. 锅置火上，倒油烧至七成热，放入葱结、姜片爆出香味，放入鲫鱼略煎，翻身，洒入料酒略焖，随即放入高汤、适量清水和少许植物油，盖牢锅盖滚3分钟左右，使汤白浓，调至中火焖至鱼熟，放入笋片、盐、味精，大火烧至汤呈乳白色，加入豆苗略滚，拣掉葱、姜，将笋片、火腿齐放在鱼上面，豆苗放两边即可。

COOKING

葱酥鱼*

材料

鲫鱼500克、泡红椒适量。

调料

料酒、醪糟汁、高汤、酱油、味精、植物油、冰糖、葱白段各适量。

做法

1. 鲫鱼去内脏，洗净，放入油锅煎至两面黄色时捞起。
2. 锅置火上，倒油烧热，放入冰糖炒成金黄色的糖汁。
3. 锅中再倒入适量植物油，烧至四成热时，炝香一半葱白段，放入料酒、酱油、味精、高汤、糖汁（一半）、植物油少许。
4. 另起一锅，底垫葱白段，葱面上放鱼，鱼上再放葱白段、泡红椒，随后将烹过的佐料和汤倒入鱼锅内，在小火上慢烧，至汁减半时，将鱼翻面再烧，下醪糟汁，直到汤干鱼酥时起锅装盘即可。

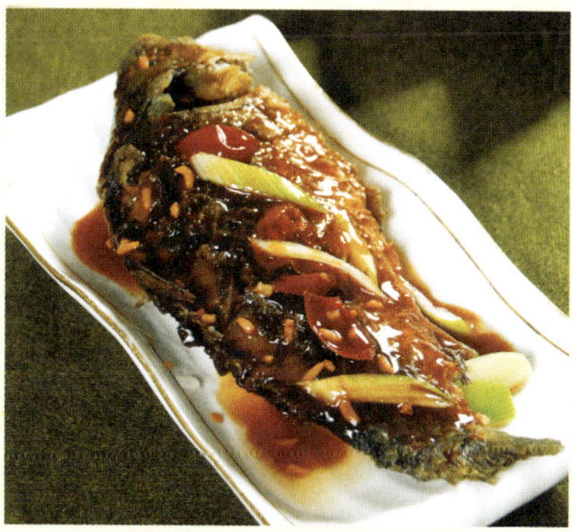

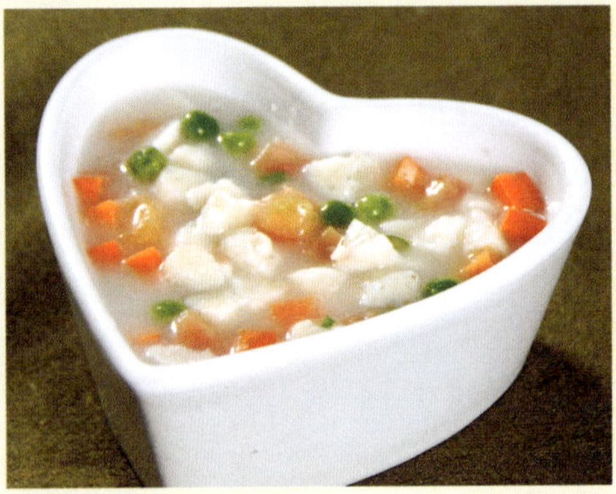

COOKING

三鲜汇*

材 料

鸡脯肉、胡萝卜丁各100克，鸡蛋清20克，嫩豌豆25克，番茄丁50克。

调 料

肉汤、料酒、牛奶、鸡油、味精、淀粉、盐各适量。

做法

1. 鸡脯肉洗净，剁成肉泥。
2. 将少许淀粉用牛奶调和成汁。
3. 把鸡蛋清和鸡肉泥放在一起拌匀。
4. 把肉汤入锅中煮沸，下豌豆、胡萝卜丁、番茄丁，待肉汤滚沸后，用筷子将鸡肉泥拨进锅内，每个鸡肉泥要和豌豆大小一样，待拨完后将锅烧沸，放入味精、盐、鸡油、料酒，最后把淀粉汁倒入锅中勾芡即可。

温馨小提示

↘此菜品大补气血，养肝明目，健脾开胃，促进产后康复。对于平素肝血不足，视力较差者更为适宜。

COOKING

黄瓜炒冬笋*

材 料

净冬笋200克、黄瓜100克。

调 料

盐、味精、料酒、姜末、鸡汤、植物油各适量。

做法

1. 冬笋洗净，放入沸水锅中煮5分钟，捞出，冲凉，切成片；黄瓜洗净，切片。
2. 锅置火上烧热，倒入植物油，煸香姜末，放入冬笋片略炒，再放入黄瓜片，倒入料酒，加盐、味精和鸡汤，用大火翻炒几下，出锅装盘即可。

温馨小提示

↘冬笋是一种富有营养价值并具有医药功能的美味食品，质嫩味鲜，清脆爽口，含有蛋白质和多种氨基酸、维生素，以及钙、磷、铁等微量元素，还含有丰富的纤维素，能促进肠道蠕动，预防产后便秘。

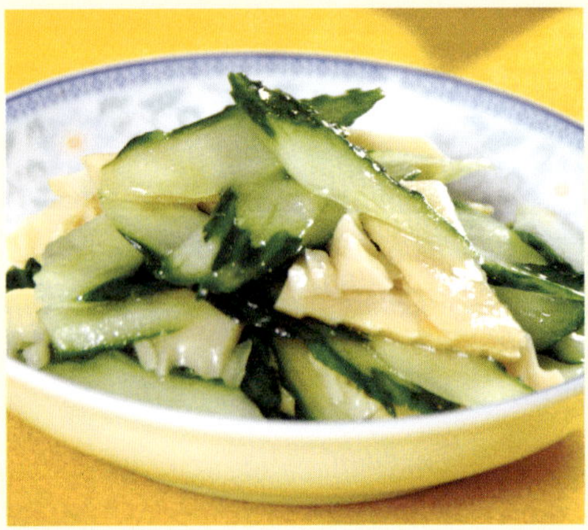

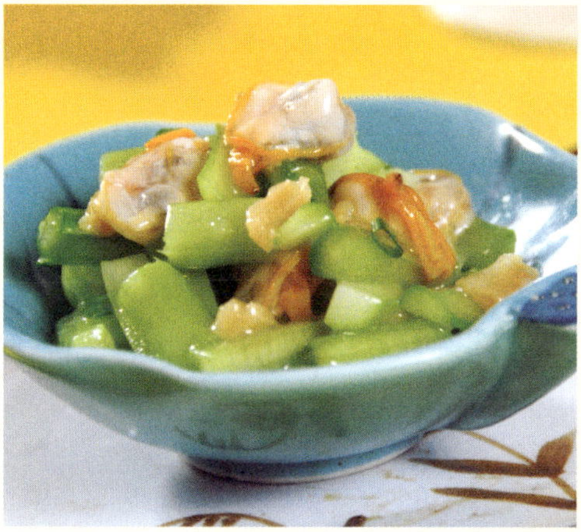

COOKING

干贝芦笋*

材 料

干贝85克、芦笋200克、文蛤300克。

调 料

葱花、盐、香油、植物油各适量。

做法

1. 芦笋去除外皮，洗净，切成小段。
2. 文蛤吐沙、洗净，以沸水烫熟去壳取肉备用。
3. 锅内倒油烧热，爆香葱花，先放入干贝、芦笋拌炒，再放入文蛤以大火略为拌炒，加盐、香油调味即可。

功效解析

↘芦笋含有丰富的营养成分，同时，芦笋中所含的纤维素也有助于排毒养颜，使腿部更健美；干贝有稳定情绪的作用，可治疗产后抑郁症。此菜品含有丰富的蛋白质及适量的膳食纤维，促进产后身体恢复。

COOKING

炸萝卜丸子*

材 料

大萝卜250克、鸡蛋1个。

调 料

植物油、酱油、盐、味精、胡椒粉、葱末、姜末、水淀粉、花椒盐各适量。

做法

1. 大萝卜洗净，去皮，用礤床擦成细丝，再用刀剁碎，加入酱油、盐、味精、胡椒粉、鸡蛋、葱末、姜末、水淀粉搅拌均匀备用。
2. 将搅好的萝卜馅挤成蛋黄大的丸子，下入六成热的油中炸透，呈浅黄色，捞出，沥油，撒上花椒盐即可。

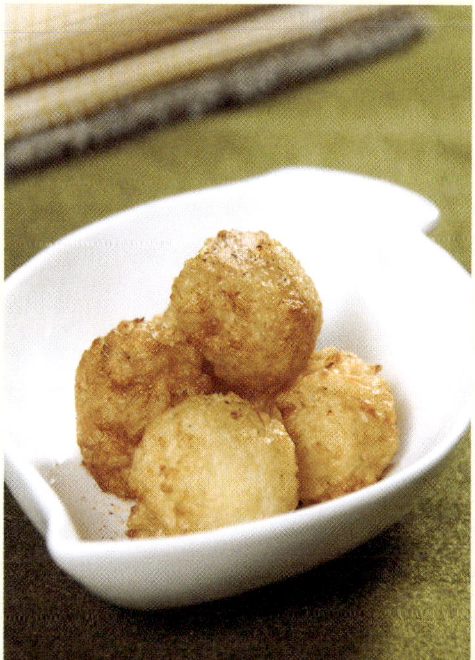

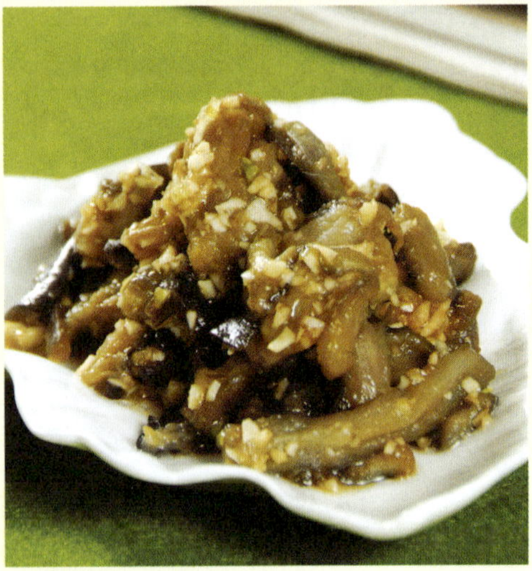

COOKING

清蒸茄段

材料

茄子1个。

调料

植物油、蒜泥、酱油、白醋各适量。

做法

1. 茄子去柄洗净，对剖切长段，将油及水放入大碗中，将茄子放入碗内拌匀。
2. 将茄子取出摆盘，入电饭锅或微波炉蒸软。
3. 沥干水分，加入蒜泥、酱油、白醋拌匀食用即可。

温馨小提示

茄子含有丰富的营养物质，常食茄子可提高人体对各种疾病的抵抗力和抗衰老功能。茄子清蒸，甜度不会流失，营养更好吸收。

COOKING

核桃豆腐丸

材料

豆腐250克、鸡蛋2个、面粉50克、核桃仁适量。

调料

植物油、高汤、盐、淀粉、胡椒粉、味精各适量。

做法

1. 豆腐洗净，用勺子挤碎，打入鸡蛋，加盐、淀粉、面粉、胡椒粉、味精拌匀，做成20个丸子，每个丸子中间塞1个核桃仁。
2. 锅倒油烧至五六成热，下丸子炸熟。
3. 盛出丸子，倒入高汤即可。

温馨小提示

核桃仁含有蛋白质、脂肪、维生素A、B族维生素、维生素C、维生素E及镁、锰、钙等。此菜品有助于产妇产后增强体质。

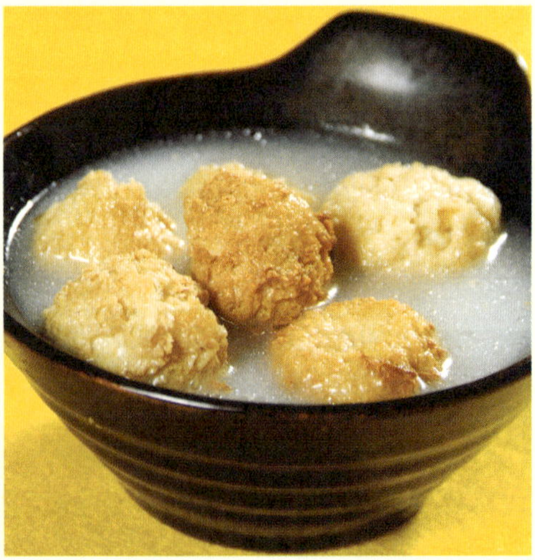

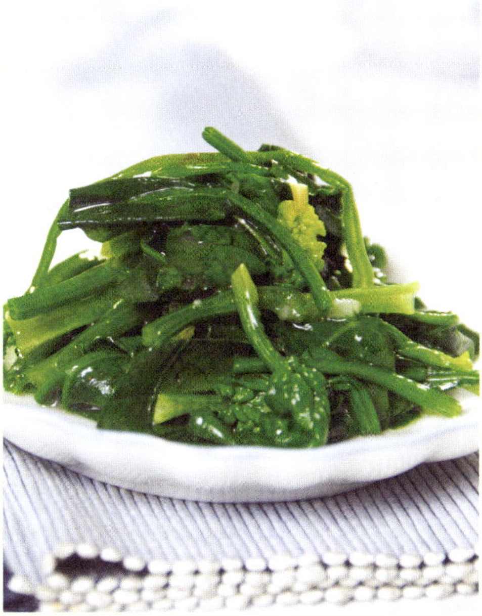

COOKING

姜汁菠菜*

材 料

嫩菠菜400克。

调 料

姜、盐、酱油、味精、醋、花椒油、香油各适量。

做法

1. 菠菜洗净，切成段，沥净水分；姜去皮，洗净，捣烂挤出姜汁备用。
2. 锅中加入适量清水烧沸，倒入菠菜，焯至断生后捞出，用凉水过凉，沥净水分，摆入盘中。
3. 在姜汁碗中加盐、酱油、醋、味精、花椒油、香油拌匀，浇在菠菜上即可。

COOKING

烤什锦菇*

材 料

平菇、金针菇、蟹腿菇、香菇各50克。

调 料

盐、香油、黑胡椒各适量。

做法

1. 平菇、金针菇、蟹腿菇、香菇分别洗净。
2. 取一张铝箔纸，上铺什锦菇，加入盐、香油、黑胡椒，包成圆筒状，放入烤箱中烤约10～15分钟，菇熟即可。

温馨小提示

↘菇类食品是当今世界上最为流行的一种高蛋白、低脂肪、富含天然维生素的独特食品，其所含丰富的纤维素及矿物质可防止便秘。此道菜保留了菇类鲜美的原味，是低热量、高纤维的健康菜点，适合产后食用。

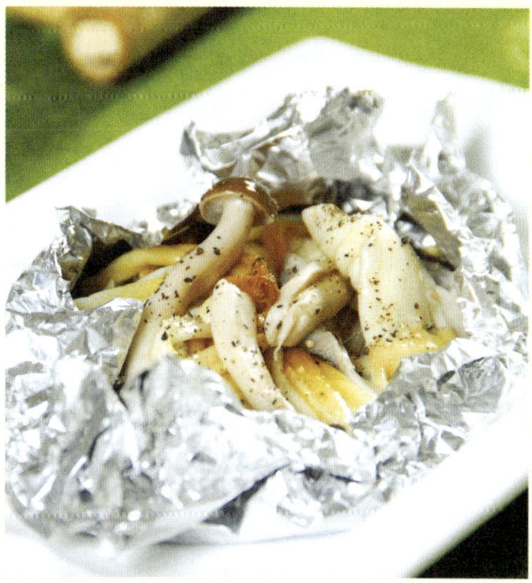

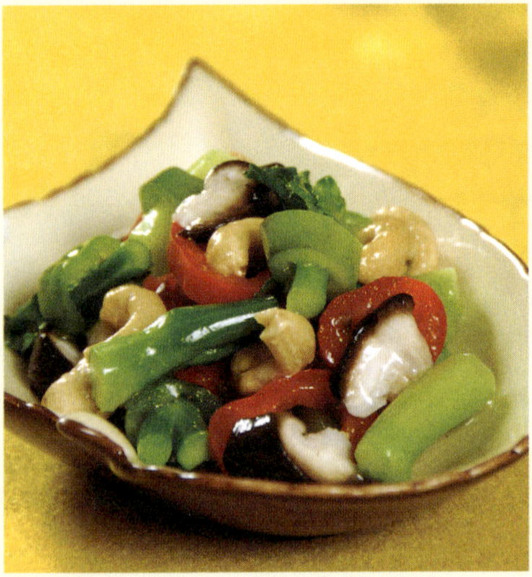

COOKING

芥蓝腰果炒香菇*

材料

芥蓝400克，腰果50克，香菇10朵，红椒、青椒各适量。

调料

盐、味精、白糖、植物油、水淀粉各适量。

做法

1. 芥蓝去叶，刮去外皮，用清水洗净，切成3厘米长段；红椒、青椒分别洗净，去蒂、子，切丝。
2. 将芥蓝、香菇分别放入沸水中焯烫1分钟。
3. 锅倒油烧热将腰果炸熟，捞出沥油，备用。
4. 锅留底油烧热，将芥蓝、腰果、香菇、青椒、红椒倒入锅中翻炒，加盐、味精、白糖调味，用水淀粉勾芡即可。

COOKING

红枣布丁*

材料

鲜牛奶250毫升、红枣100克、琼脂少许。

调料

白糖、蜂蜜各适量。

做法

1. 将红枣洗净放入锅中煮烂，捞出，去掉皮、核，汤汁留用。
2. 将琼脂用凉水泡软，放入锅内，加造量清水后，上火微煮成琼脂液稍凉备用。
3. 将白糖、蜂蜜、琼脂液放入红枣汁中小火煮沸，边煮边不停搅拌。
4. 加入鲜牛奶和枣肉煮沸，边煮边不停搅拌。
5. 倒入洗净擦干且涂抹过一层薄油的布丁模（可用上大下小的瓷茶杯代替）中，冷却后放入冰箱凝固，即可。

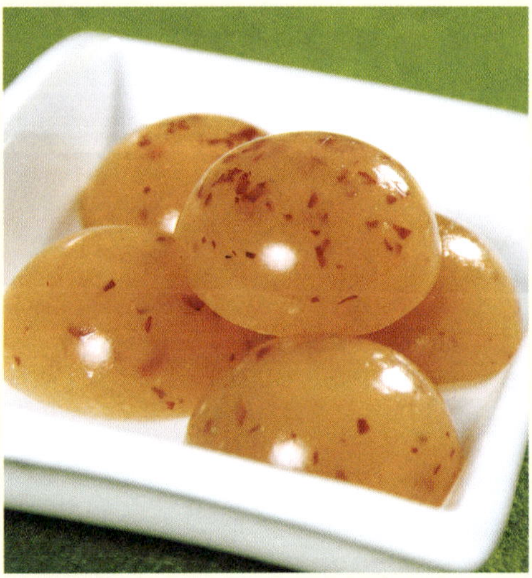

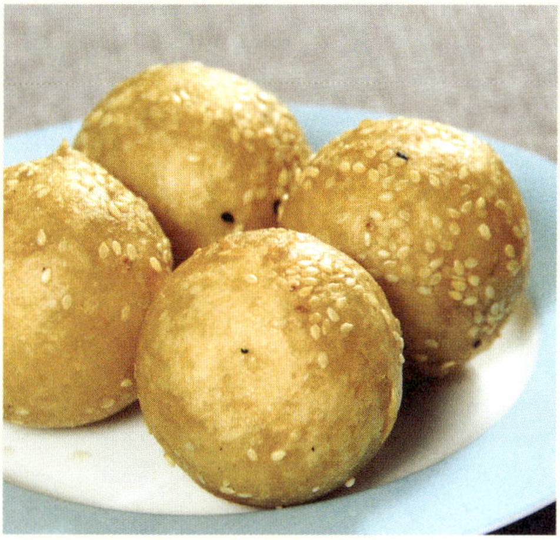

COOKING

腰果麻球*

材料

猪肥肉300克、腰果350克、糯米粉500克、澄面150克、白芝麻适量。

调料

植物油、猪化油各100克，白糖250克，花生酱150克。

做法

1. 糯米粉加入猪化油、温水搅匀，揉成面团；澄面用沸水烫熟，搓匀，再加入和好的面团，揉匀，稍饧。
2. 腰果放入热油锅中炸熟，捞出晾凉后用搅拌器打碎；猪肥肉洗净，切粒状。
3. 将打好的腰果碎和猪肉粒加入白糖和花生酱，调拌均匀成馅。
4. 面团搓成长条状，每50克下2个面剂，压扁，包入馅料，封好口，搓成圆球，粘匀芝麻，下热油中炸透，呈金黄色捞出，沥油装盘即可。

COOKING

菜花肉饼*

材料

西蓝花400克，猪瘦肉馅150克，面包粉、鸡蛋清各适量。

调料

酱油、香油、胡椒粉各适量。

做法

1. 西蓝花掰成瓣，洗净，放入沸水中焯烫后，捞出，冲凉，剁碎。
2. 将碎西蓝花与猪瘦肉馅搅拌均匀，再加入面包粉、鸡蛋清、酱油、香油、胡椒粉拌匀揉成圆饼状。
3. 置入160℃烤箱，烤20分钟即可。

温馨小提示

↘此菜品含有大量的抗氧化剂，不光外表好看，口感颇佳，而且营养价值高。它热能低、纤维多，富含维生素C和维生素A，还含有丰富的抗坏血酸，能增强肝脏的解毒能力，提高机体免疫力。

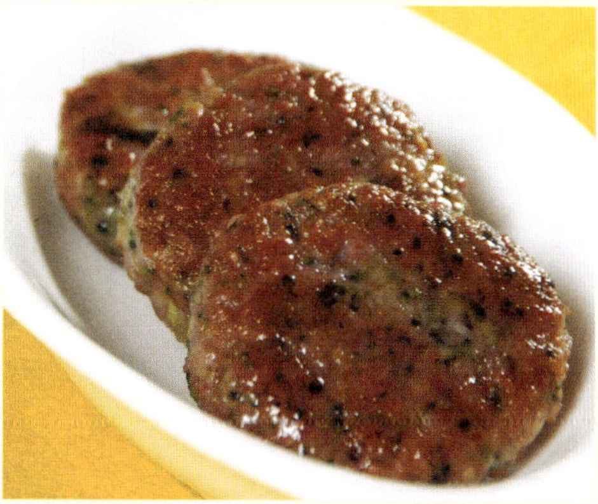

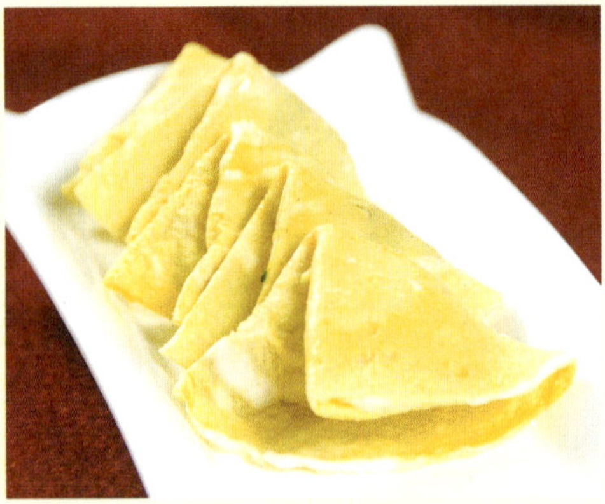

COOKING

苹果煎蛋饼*

材料

苹果250克，鸡蛋1个，奶油、面粉、奶粉各适量。

调料

植物油、白糖各适量。

做法

1. 苹果洗净，去皮、核，切成小丁，放入炒锅中，加入奶油、白糖和少许水翻炒片刻，制成苹果酱备用。
2. 鸡蛋打散，加水、面粉、奶粉搅拌均匀摊入热油锅中制成蛋皮。
3. 将制好的苹果酱加入做好的蛋皮中，对折两次成扇形，即可。

温馨小提示

本品具有养血益气、生津止渴、润肠通便、清热解暑等功效，对预防和治疗产妇产后便秘、乳少、盗汗、暑热烦渴等症状有不错的效果。

COOKING

甜糯米饭*

材料

圆糯米75克，桂圆肉、葡萄干、枸杞子各5克。

调料

砂糖、香油、料酒各少许。

做法

1. 圆糯米洗净；桂圆肉切小丁。
2. 将圆糯米、桂圆肉、葡萄干、枸杞子及料酒一起放入锅中蒸熟。
3. 取出拌入砂糖和香油调匀即可。

温馨小提示

糯米为主食类，性味甘平，有补中益气，暖脾胃、止腹泻的作用，尤其适宜于体质虚弱者，加酒可增加香味；桂圆肉、葡萄干等是含铁质较高的食物，可补充产妇生产时所消耗的铁质。此菜品有补充产妇铁质，增强产妇体质的效果。

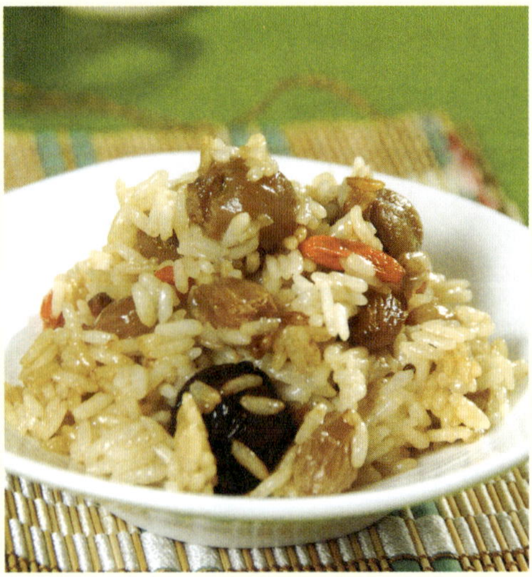

COOKING

五彩米饭*

材料

玉米50克，糯米100克，黑米、小米、绿豆、红小豆各25克。

调料

白糖适量。

做法

1. 将玉米、糯米、黑米、小米、绿豆、红小豆分别淘洗干净；玉米、绿豆、红小豆放入清水中浸泡10小时；糯米、黑米放入清水中浸泡6小时；小米放入清水中浸泡1小时备用。
2. 将所有泡好的米放入电饭锅内，加入1.2倍的清水蒸熟，食用时拌白糖即可。

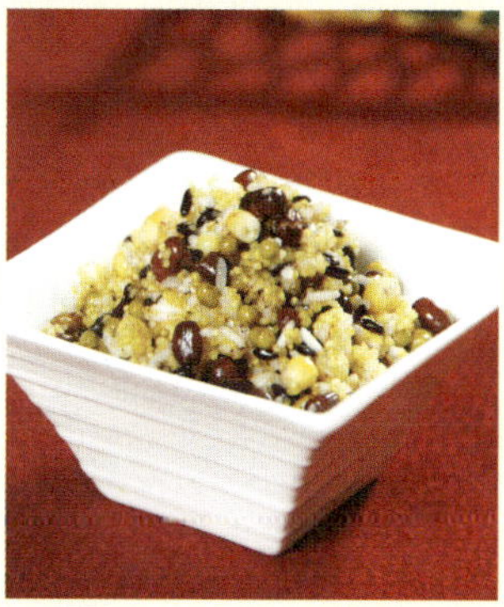

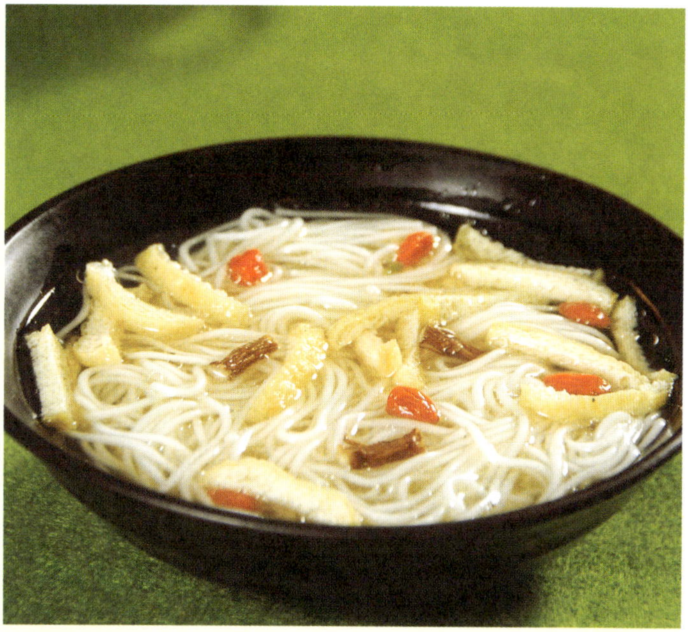

COOKING

当归枸杞面线*

材料

面线15克，油豆泡50克，当归、枸杞子各15克。

调料

盐适量。

做法

1. 油豆泡洗净，切丝备用。
2. 锅中加入水，放入油豆泡、当归、枸杞子煮至味道出来后再放入面线，续煮1～2分钟，加盐调味即可。

温馨小提示

当归有补血活血、调经止痛、润肠通便的作用。当归中所含有的挥发性成分能减缓子宫节律性收缩，缓解孕妇腹痛。枸杞子含有氨基酸、生物碱、甜菜碱、酸浆红素及多种维生素。此道菜品含有丰富的蛋白质及能量，有补气血的功效。

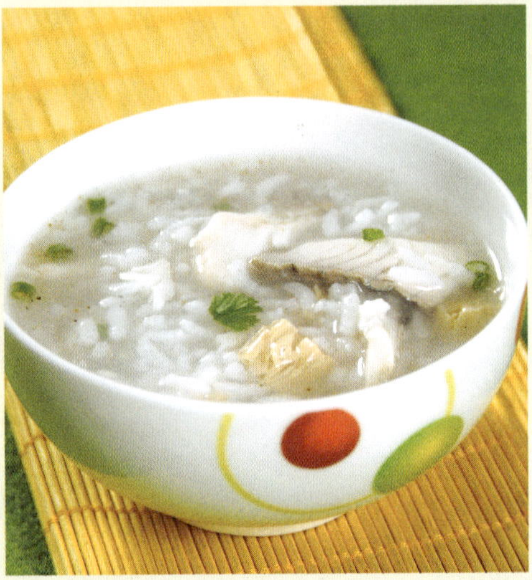

COOKING

鲜滑鱼片粥*

材料

大米、草鱼净肉各100克，猪骨200克，腐竹40克。

调料

味精、盐、姜丝、葱花、水淀粉、香菜末、胡椒粉、香油各适量。

做法

1. 猪骨洗净，敲碎；腐竹用温水泡软；大米淘洗干净。
2. 将猪骨、大米、腐竹放入沙锅，加适量清水，先用大火烧沸，改用小火慢熬一个半小时左右，放入盐、味精调好味，拣出猪骨。
3. 草鱼洗净，斜刀切成大片，用盐、水淀粉、姜丝、香油拌匀，倒入滚沸的粥内轻轻拨散，待粥熟烂时，撒上胡椒粉、香油、葱花、香菜末即可。

COOKING

银耳莲子枸杞粥*

材料

大米100克，银耳10克，莲子、枸杞子各20克。

调料

冰糖适量。

做法

1. 银耳泡发，去蒂，切小块备用。
2. 大米洗净，用清水浸泡30分钟。
3. 将莲子、枸杞子洗净后，和银耳、大米及水，一起放入锅中，以大火煮沸，再以小火煮约40分钟至所有材料熟烂。
4. 加入冰糖调味，即可。

温馨小提示

↘银耳润肺养元气，疗效比同燕窝；莲子去心火，养心气，解烦助眠；枸杞子滋阴生血，是一道非常适合产妇服用的粥品。

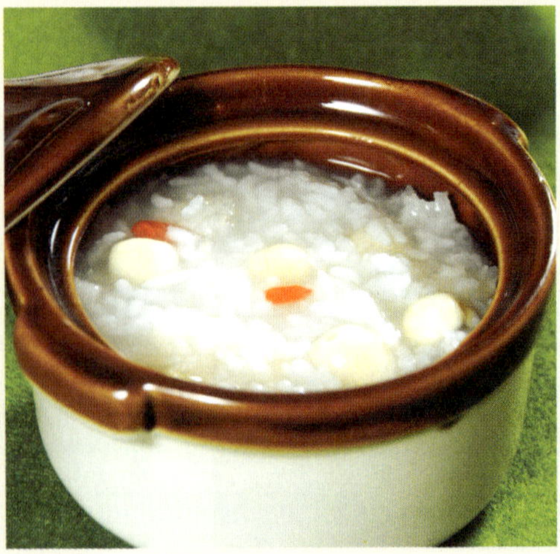

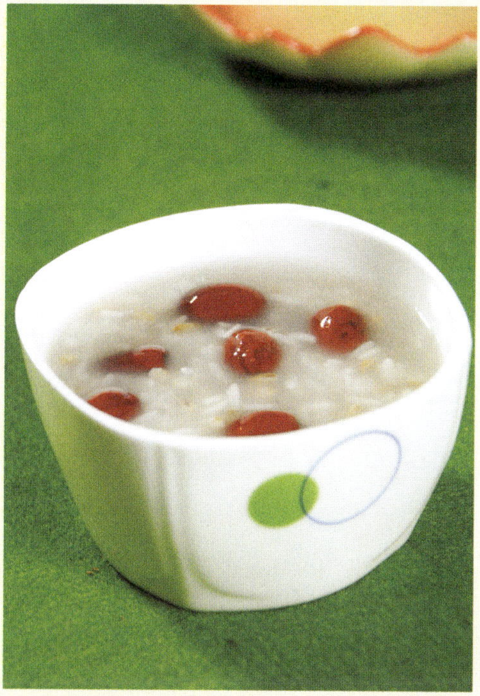

COOKING

双花高粱粥*

材 料

双花5克，高粱米100克。

调 料

料酒、盐、姜各适量。

做法

1. 将双花用清水煎熬3次，过滤后，收集滤液500毫升。
2. 姜洗净，切片备用。
3. 将高粱米淘洗干净，放入锅内，下入双花汁，加入料酒、姜片和少许盐，置火上煮成粥，至高粱米熟烂即可。

功效解析

↘双花性寒、味甘、气平，具有清热解毒之功效；高粱米和胃健脾，益气消积。此粥产妇食用可以开胃消食。

COOKING

小麦糯米粥*

材 料

小麦仁60克、糯米30克、红枣15颗。

调 料

白糖少许。

做法

1. 小麦仁、糯米、红枣分别洗净。
2. 将小麦仁、糯米、红枣和适量清水放入锅中，大火煮沸，调入白糖即可。

温馨小提示

↘此粥养阴益气，适用于产妇因阴虚引起的盗汗。

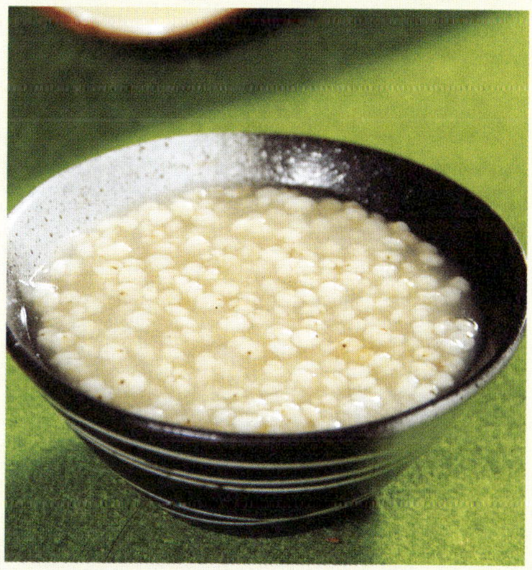

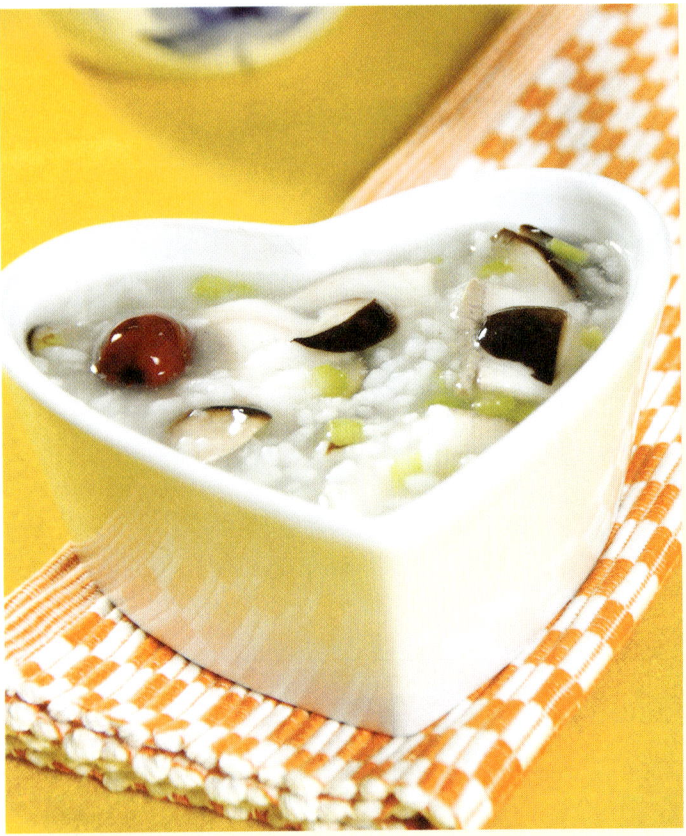

COOKING

羊肚黑豆粥*

材 料

羊肚1个、黑豆50克、黄芪40克。

做法

1. 将羊肚剖洗干净，细切丝，备用。
2. 锅置火上，倒入羊肚丝、黑豆、黄芪和适量清水，大火煮沸熬成粥。

温馨小提示

健脾益气，固表止汗，适用于气虚、产后盗汗。

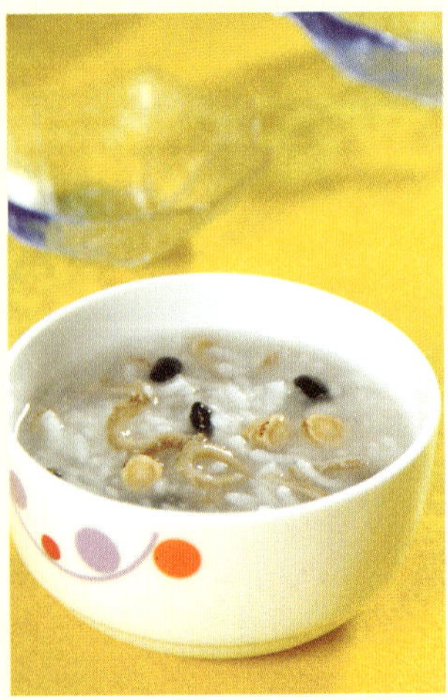

COOKING

香菇鱼片粥*

材 料

鱼片、芹菜、糙米、红枣、香菇各25克。

调 料

香油、盐、姜丝、胡椒粉各适量。

做法

1. 芹菜洗净，切碎备用；糙米、红枣、香菇分别洗净备用。
2. 糙米、红枣和适量清水放入锅中一起煮成稀饭后，加入姜丝、鱼片、香菇大火煮沸后，再加入芹菜末及香油、盐、胡椒粉即可。

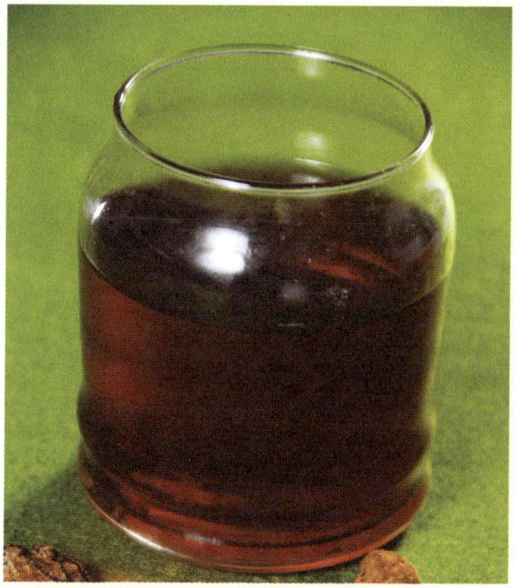

COOKING

大补当归酒*

材 料

当归、续断、肉桂、川芎、干姜、麦门冬各40克，芍药60克，吴茱萸、干地黄各100克，甘草、白芷各30克，黄芪40克，大枣20颗，酒2000毫升。

做法

1. 将上面这些材料一起磨碎，用布包好，用酒浸于干净容器中。
2. 放置一宿，再加水1000毫升，煮取1500毫升。
3. 于饭前温饮15~20毫升，每日3次。

温馨小提示

此酒补血益气，适用于治疗产后虚损，腹部疼痛。

COOKING

黑芝麻猪蹄汤*

材 料

猪蹄1只、黑芝麻100克。

调 料

盐、香油各适量。

做法

1. 黑芝麻用水洗净，放入锅中炒香后，研成粉末。
2. 猪蹄去毛，洗净，切块，焯烫后备用。
3. 锅中放入适量清水，煮沸后将猪蹄放入，中火烧沸后，小火续煮1小时，将芝麻末、盐、香油倒入汤中即可。

温馨小提示

猪蹄能补血通乳，可治疗产后缺乳症；黑芝麻有补肝肾的功能。此道菜品有助于产后体虚、便秘等症状的康复，而且能有效促进母乳分泌。

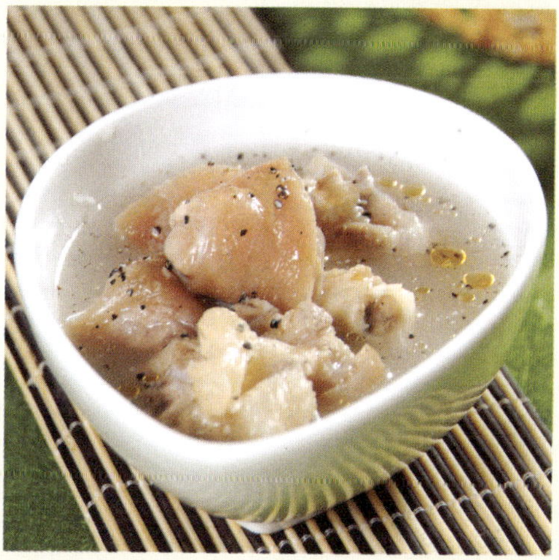

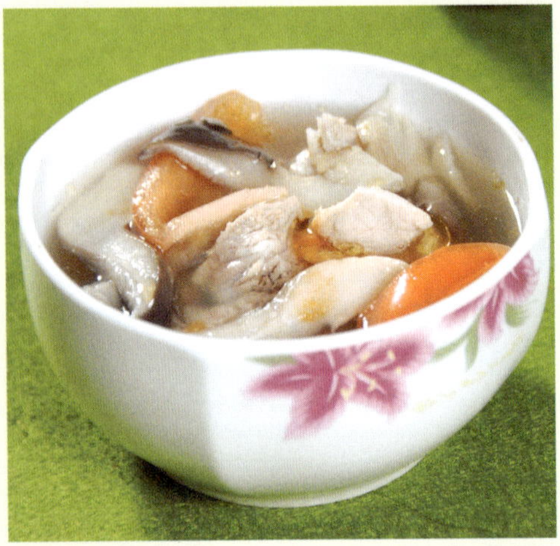

COOKING

大排蘑菇汤*

材 料

排骨200克，鲜蘑菇片、番茄片各50克。

调 料

料酒、盐、味精各适量。

做法

1. 排骨洗净，用刀背拍松，再敲断骨髓后加料酒、盐腌渍15分钟。
2. 锅中加入适量清水，煮沸后放入排骨，撇去浮沫，加料酒，用小火煮30分钟。
3. 汤煮好后加入蘑菇片再煮10分钟，放入盐、味精、料酒后再放入番茄片，煮沸即可食用。

温馨小提示

↘此菜品有排骨、鲜蘑菇、番茄，这种组合含钙、磷、铁丰富，能促进乳母及婴儿的骨质生长发育及造血功能，可以预防及治疗佝偻病、软骨症及贫血，产后大出血者食之尤宜。

COOKING

腰花木耳汤*

材 料

鲜猪腰150克、水发黑木耳15克、笋片20克。

调 料

葱花、盐、味精、高汤、胡椒粉各适量。

做法

1. 将猪腰切成两半，除去腰臊，洗净，切成兰花片，清水浸泡片刻。
2. 将猪腰、木耳、笋片一起放入沸水锅中煮熟后捞出，放在汤碗内，加入葱花、味精、盐、胡椒粉，再将烧沸的高汤倒入汤碗内即可。

温馨小提示

↘猪腰加木耳，可增加补益之效，加强养胃润肺之功，产妇食用，对肺、胃、肾诸内脏有很好的滋补作用。注意：猪肾的白色纤维膜内有一个浅褐色腺体，是富含皮质激素和髓质激素的肾上腺，如果孕妇误食，可诱发孕妇体内血钠增高，影响排水，从而诱发水肿。

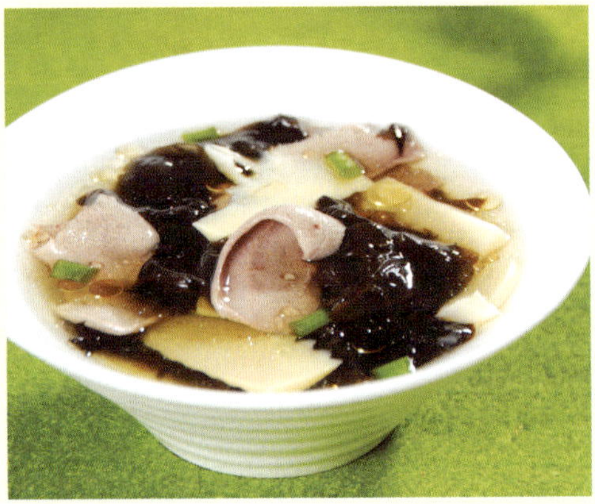

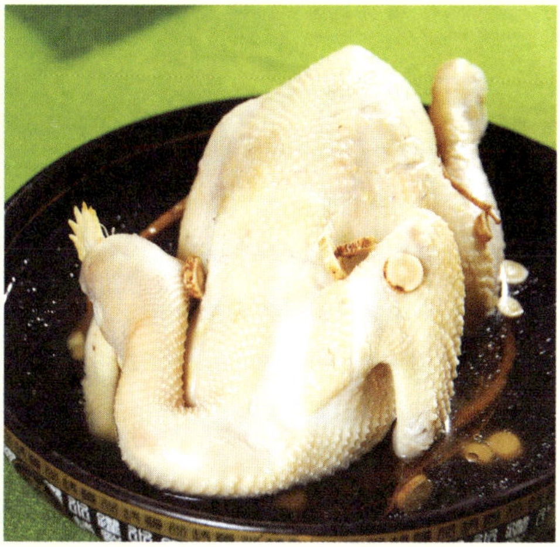

COOKING

芪归炖鸡汤

材料

净母鸡1只、黄芪50克、当归10克。

调料

盐、胡椒粉各适量。

做法

1. 母鸡洗净；黄芪去粗皮、洗净；当归洗净备用。
2. 将母鸡和适量清水放入锅中，大火烧沸后撇去浮沫，加黄芪、当归、胡椒粉。
3. 用小火炖2小时左右，加适量盐调味即可。

温馨小提示

在鸡中加黄芪，以增强补气之效，加用当归以促进生血之功，且当归还有止血活血的作用，有利产后子宫复旧及恶露排出，故此汤具有益气生血、补益五脏、化淤止血、促进母体早日康复的作用。

COOKING

首乌黄芪乌鸡汤

材料

乌鸡肉200克、制首乌20克、黄芪15克、红枣8克。

调料

盐适量。

做法

1. 制首乌、黄芪洗净，用纱布包好。
2. 红枣洗净、去核。
3. 把乌鸡肉洗净，去脂肪，切小块，入沸水中焯烫，去血水，捞出沥干水分。
4. 把纱布药包及红枣、乌鸡肉一起放入沙锅中，加适量清水，大火烧沸，小火煮2小时，去药包后，加盐调味即可。

温馨小提示

制首乌补肝肾，益精血，乌须发，壮筋骨，用于眩晕耳鸣，腰膝酸软。此菜品有补气血、滋肝肾的功效。

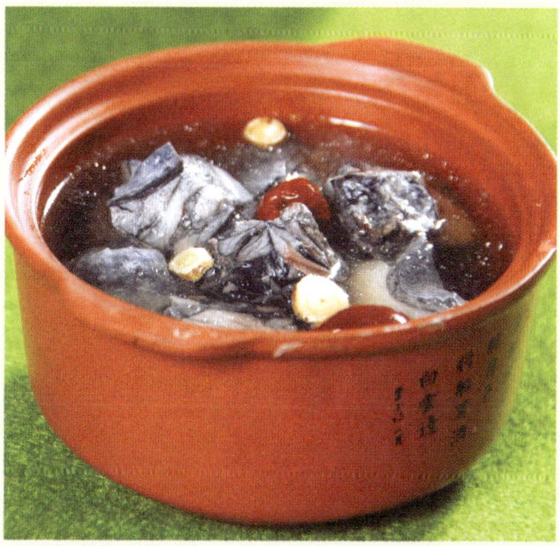

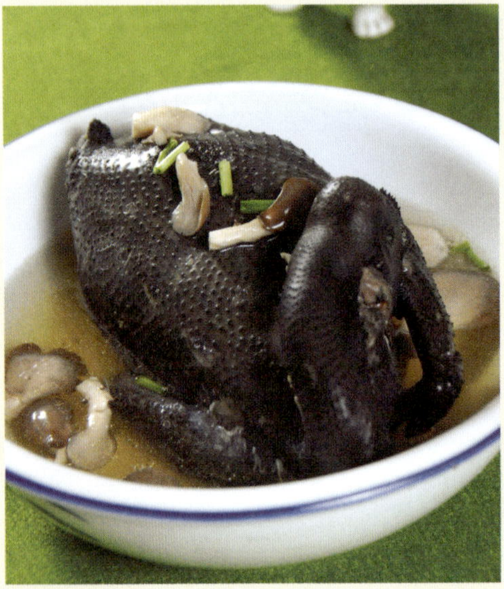

COOKING

乌鸡白凤汤*

材料

净乌骨鸡1只、白凤尾菇50克。

调料

料酒、葱段、姜片、盐各适量。

做法

1. 锅中放清水加姜片煮沸，放入乌鸡、料酒、葱段，用小火焖煮至熟烂。
2. 鸡汤中放入白凤尾菇，加盐调味后沸煮3分钟起锅即可。

温馨小提示

乌骨鸡具有较强的滋补肝肾的功效，长期食用本汤可补益肝肾、生津养血、养益精髓，特别对产后补益、增乳有非常好的效果。

COOKING

八宝鸡汤*

材料

党参、白术、茯苓、炙甘草、熟地黄、白芍各10克，当归15克，川芎7.5克，净母鸡1只，猪肉、棒骨各500克。

调料

葱花、姜丝各少许。

做法

1. 猪肉洗净，切碎；棒骨打碎；余药洗净用干净纱布包裹浸湿。
2. 将母鸡、猪肉、棒骨、药包放入锅中，加水适量，用火烧沸，加入姜丝、葱花，烧至鸡肉烂熟，去药包即可。

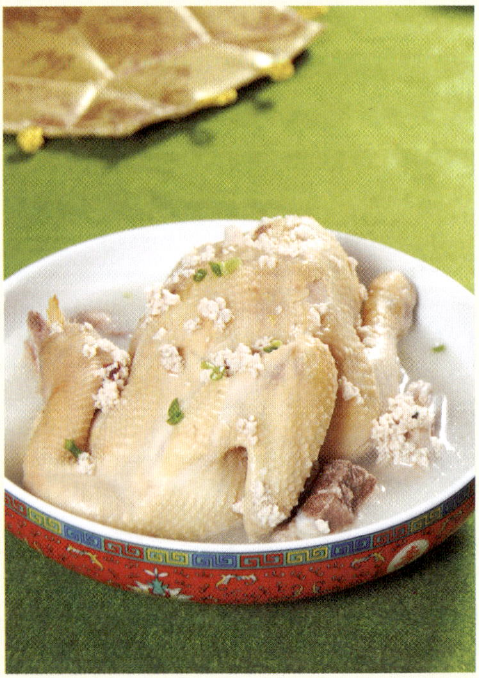

COOKING

海参羊肉汤*

材 料

羊肉250克、海参50克。

调 料

姜末、葱花、盐、胡椒末各适量。

做法

1. 海参泡软后，剪开参体，除去内脏，洗净，切成小块，再用沸水煮10分钟左右，取出后连同水倒入碗内，泡2～3小时。

2. 羊肉洗净，去血水，切成小块，加适量水放入锅中小火炖至将熟，将海参块放入同煮15分钟左右，加入姜末、葱花、胡椒末及盐即可。

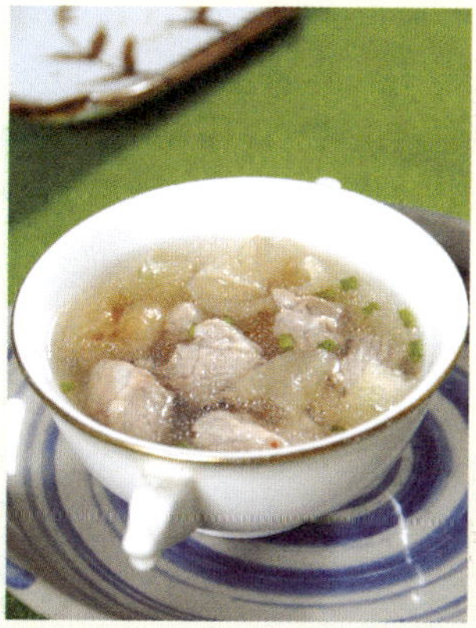

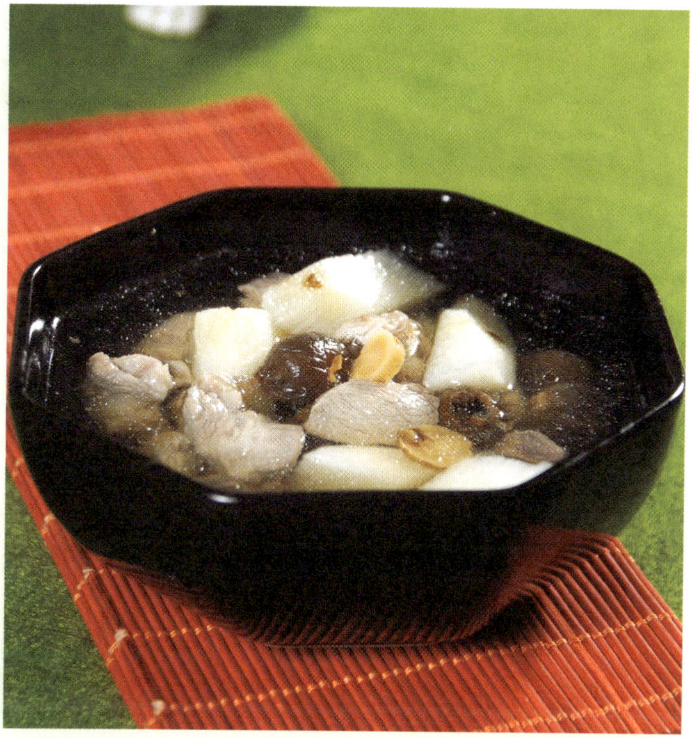

COOKING

黄芪羊肉汤*

材 料

黄芪、山药各15克，羊肉90克，桂圆肉10克。

调 料

盐适量。

做法

1. 羊肉洗净，用沸水稍煮片刻，以除膻味。

2. 锅倒水煮沸，放入羊肉和三味药同煮汤，食时用盐调味即可。

温馨小提示

↘此汤补气固表，适用于气虚引起的产后盗汗。

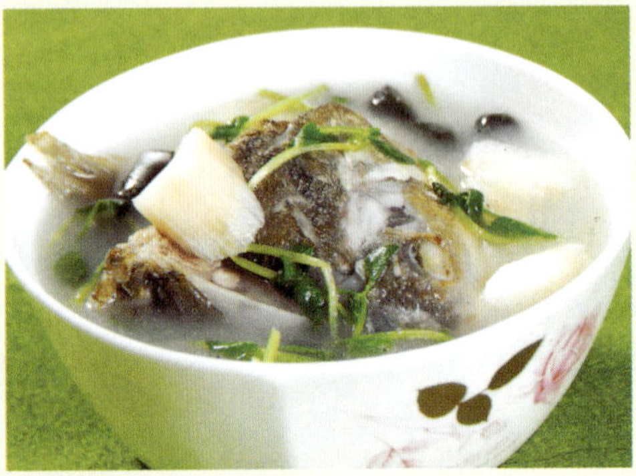

COOKING

山药鱼头汤*

材 料

草鱼或胖头鱼1条，山药150克，豌豆苗、海带结各适量。

调 料

植物油、盐、味精、胡椒粉、姜片各适量。

做 法

1. 将鱼洗净，去鳃，只要鱼头；山药去皮，洗净，切块。
2. 锅内倒油烧热后下鱼头煎至两面微黄时取出。
3. 另起一锅放入水和鱼头、山药、海带结、姜片，大火煮沸后转小火慢熬30分钟。
4. 放入豌豆苗煮2分钟，放入盐、味精、胡椒粉调味即可。

温馨小提示

↘鱼头除蛋白质含量较高外，还富含磷、铁等元素；山药有很好的帮助消化、滋养脾胃等功效，此菜能有效地帮助产妇恢复体能，促进乳汁的分泌。

COOKING

糟鱼肉圆汤*

材 料

青鱼中段150克，猪肉75克，鸡蛋1个（取蛋清），豆苗12克，冬笋、水发冬菇各10克。

调 料

香糟50克，料酒、葱汁、姜汁、鸡油、盐、味精、干姜粉各适量。

做 法

1. 青鱼洗净，切成长方块，盛在碗内，加少量盐拌匀，腌半小时，随即将香糟用料酒调稀后，与鱼块拌匀，腌渍2小时。
2. 冬笋洗净，切成片状；冬菇去蒂，洗净。
3. 猪肉洗净，剁成肉末，放在碗内，加入盐、味精、葱汁、姜汁、鸡蛋清、干姜粉拌匀备用。
4. 锅置火上，倒入清水，将腌好的鱼块洗净，和笋片、冬菇一起下锅，加入盐、味精煮沸。
5. 将拌好的肉泥做成肉圆，放入锅内，用小火滚烧5分钟，撇去浮沫，放入豆苗烫熟后，淋入鸡油即可。

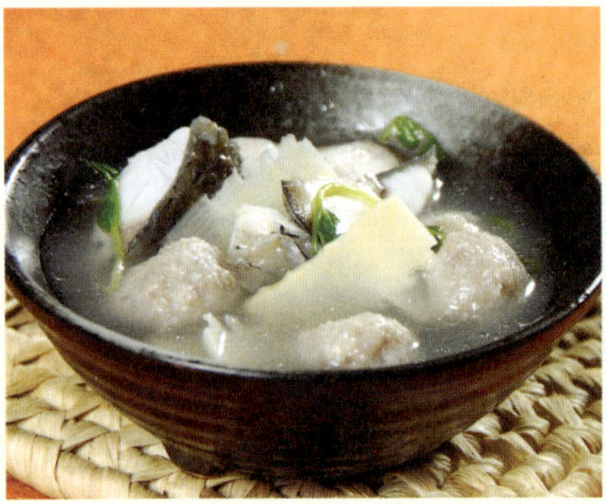

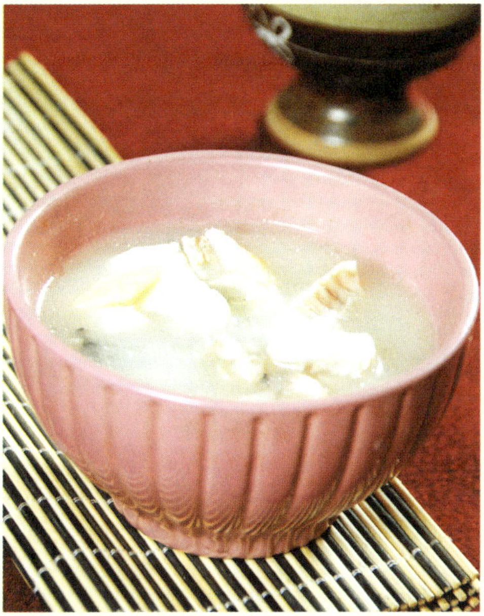

COOKING

鲜鲤鱼汤*

材 料

鲤鱼1条。

调 料

料酒、盐、姜片各少许。

做法

1. 鲤鱼去鳃及内脏，切段，洗净，放入沸水中焯烫。

2. 锅内倒水烧沸，放入鱼、姜片、料酒和盐，转小火煮15分钟至鱼熟即可。

温馨小提示

↘鲤鱼素有“家鱼之首”的美称。鲤鱼肉含丰富蛋白质、铁质、钙质以及各类维生素。鲤鱼汤热能低，且可帮助促进乳汁分泌。

COOKING

银耳莲子红枣汤*

材 料

银耳15克，莲子、红枣各45克。

调 料

冰糖适量。

做法

1. 银耳泡发，去蒂，切小块；莲子、红枣分别洗净备用。

2. 将莲子、红枣、银耳加适量清水，以大火煮沸，再以小火煮约20分钟，加入冰糖调味即可。

温馨小提示

↘银耳、莲子、红枣营养丰富，是传统营养补品。此道菜品能消暑去热，养心去烦。银耳润肺养元气，疗效比同燕窝，莲子去心火，养心气，解烦助眠。产后食用可改善产妇睡眠，充足的睡眠是产妇身体尽快复原的保证。

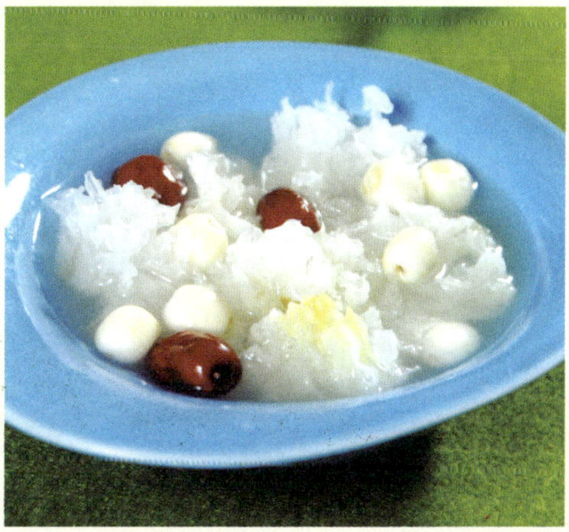

漂亮妈妈从何来 吃好吃巧恢复最佳状态

恢复身材食谱

Huifu Shencai Shipu

产后妈妈瘦身，食物是能起到一定作用的，营养师建议多吃蔬菜，少油、少调味料，三餐定时、定量，均衡摄取各类营养素。

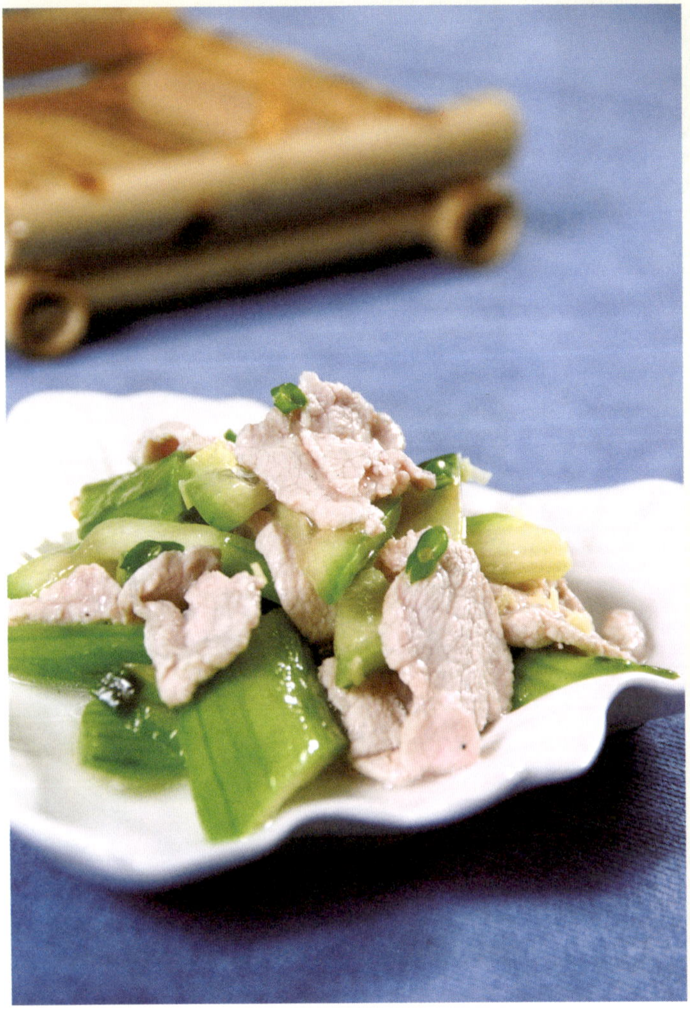

COOKING

丝瓜熘肉片*

材料

丝瓜300克、猪瘦肉100克，鸡蛋清10克。

调料

水淀粉、清汤、盐、味精、料酒、植物油、葱、姜、醋各适量。

做法

1. 将丝瓜刮去皮筋、洗净，切片；葱、姜分别洗净，切末；猪肉洗净，切成薄片，加盐、料酒腌渍，水淀粉、鸡蛋清上浆。
2. 炒锅加植物油，烧至四成热时加葱末、姜末炝香，烹入清汤，加盐、料酒烧开，分散下入肉片滑熟，下入丝瓜片、醋、味精，烧沸后用水淀粉勾芡即可。

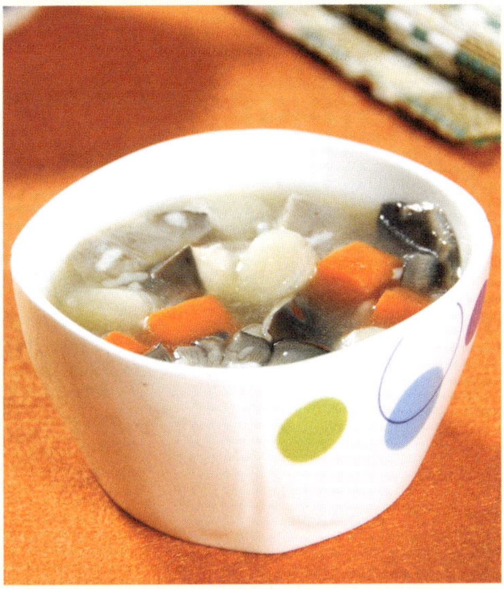

COOKING

牛肉汤炖蘑菇*

材料

蘑菇、葱头各100克，胡萝卜、大米各150克，牛肉50克。

调料

牛肉汤150毫升，盐、香叶、植物油各适量。

做法

1. 将蘑菇洗净后，放入沸水锅中焯透，捞出沥水，切丁；大米淘洗干净，放入清水中浸泡30分钟。
2. 胡萝卜、葱头分别洗净，切成丁。
3. 锅置火上倒油烧热，将胡萝卜丁、葱头丁分别放入锅中，加牛肉、香叶焖透。
4. 锅置火上，将牛肉汤倒入锅中，放入焖熟的胡萝卜丁、葱头丁及牛肉汤汁，倒入蘑菇丁和大米，煮至熟烂时加盐调味即可。

COOKING

竹笋烧鸡条*

材料

鲜竹笋500克、熟鸡肉250克。

调料

葱、姜、料酒、白糖、盐、味精、鸡汤、植物油各适量。

做法

1. 将鲜竹笋剥去外壳洗净，入沸水中焯煮10分钟，再放入清水中浸泡1小时，切成4厘米宽的条。
2. 姜洗净，切片；葱洗净，切段。
3. 锅置火上，下油烧至五成热时，放入笋条煸炒加鸡汤、鸡肉条烧沸，烹入料酒，下姜片、葱段烧至竹笋熟时拣出，下白糖、味精、盐调味即可。

温馨小提示

↘竹笋是低脂肪、多纤维食物，有清热消痰、利膈爽胃、消渴益气的作用，能促进胃肠蠕动、助消化。此菜清热益气、消脂减肥。

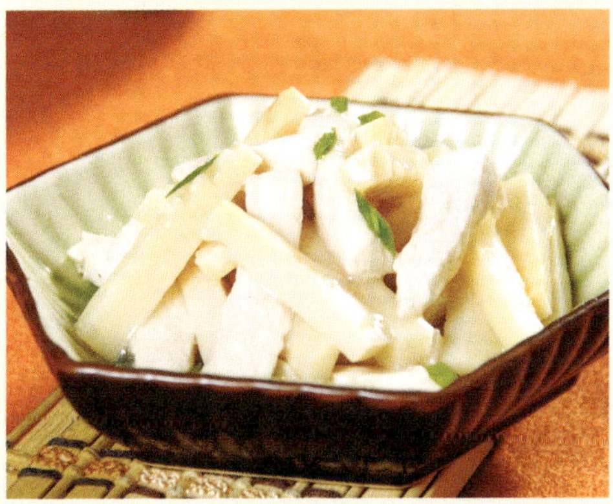

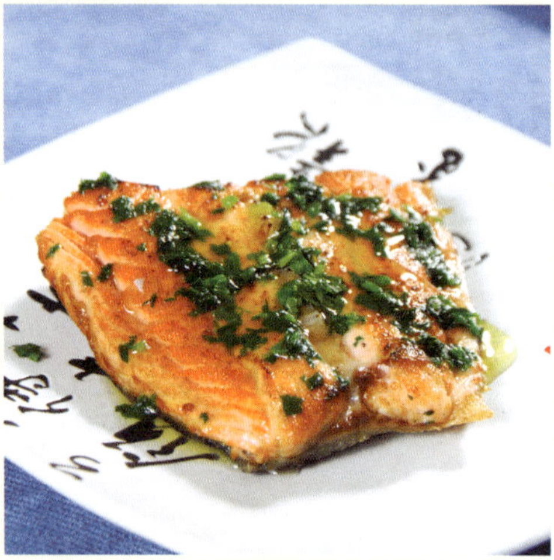

COOKING

烤鲑鱼

材料

鲑鱼1条、九层塔适量。

调料

柠檬汁、盐、白酒、白醋各适量。

做法

1. 鲑鱼洗净，将盐、白酒、白醋均匀涂抹鱼身，腌渍约20分钟使其入味。
2. 九层塔洗净，剁碎，平铺在鱼身上。
3. 放入烤箱中烤至表面呈金黄色，且鱼肉熟透，食用时淋上柠檬汁即可。

温馨小提示

鲑鱼的脂肪酸具有分解胆固醇的功能，与吃肉相比，可以生成较少的皮下脂肪，并且其所含有的维生素E可以防止身体呈酸性。此菜品有助消耗掉产妇在孕期摄入的过多脂肪，可达到瘦身的作用。

COOKING

茄汁墨鱼

材料

墨鱼160克、豌豆荚4片。

调料

葱、姜、蒜、红辣椒各少许，酱油、番茄酱、盐、香油、白糖、料酒、醋、干淀粉、水淀粉、植物油各适量。

做法

1. 墨鱼洗净，切花再切片；葱、姜、蒜分别洗净，切末；红辣椒洗净，去子，切片。
2. 将酱油、番茄酱、盐、香油、白糖、水、料酒、醋、干淀粉调成汁备用；豌豆荚洗净，先放入沸水中焯烫，然后切斜段。
3. 锅倒油加热，炝香葱末、姜末、蒜末、辣椒，加入墨鱼，用大火拌炒，墨鱼变色盛盘。
4. 把混合后的调料煮沸用水淀粉勾芡后，倒入墨鱼、豌豆荚，拌匀即可。

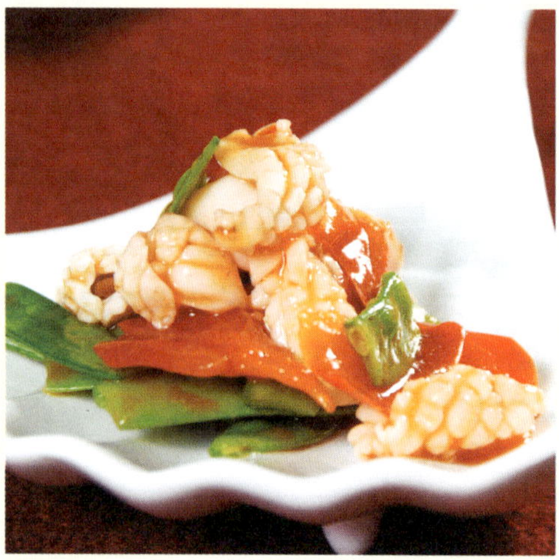

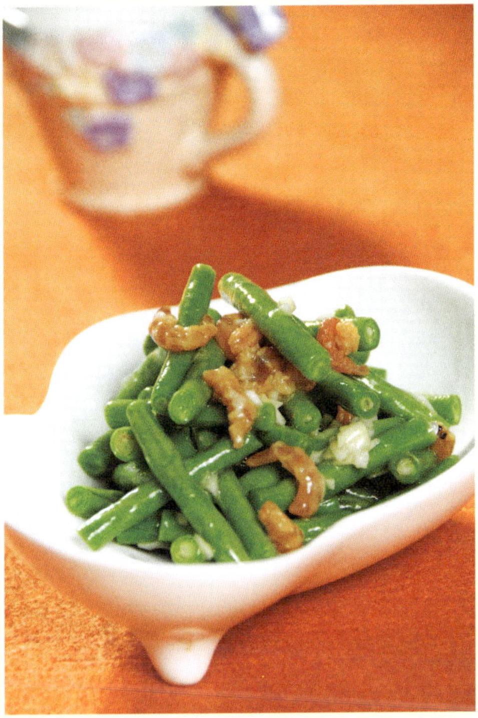

COOKING

脆爽鲜藕片*

材 料

莲藕300克、胡萝卜70克。

调 料

盐、白醋、味精、香油各适量。

做法

1. 莲藕、胡萝卜均洗净，去皮，切片。
2. 将藕片、胡萝卜片放入热水中焯熟，捞出，冲凉，沥水装盘。
3. 加入适量盐、味精、白醋、香油，拌匀即可。

温馨小提示

↘此道菜品可行气消食积，利水气，适合希望瘦身的产妇食用。

COOKING

虾米豇豆*

材 料

豇豆250克、虾米50克。

调 料

蒜末、麻油、盐、味精各适量。

做法

1. 豇豆洗净，切成3厘米左右的段备用。
2. 虾米用沸水泡发。
3. 将豇豆放入沸水中焯至豇豆无生味，捞出盛于盘中。
4. 加虾米、蒜末、麻油、盐、味精拌匀即可。

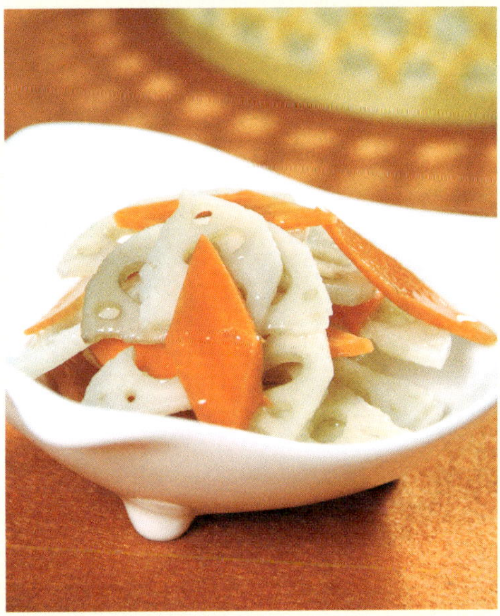

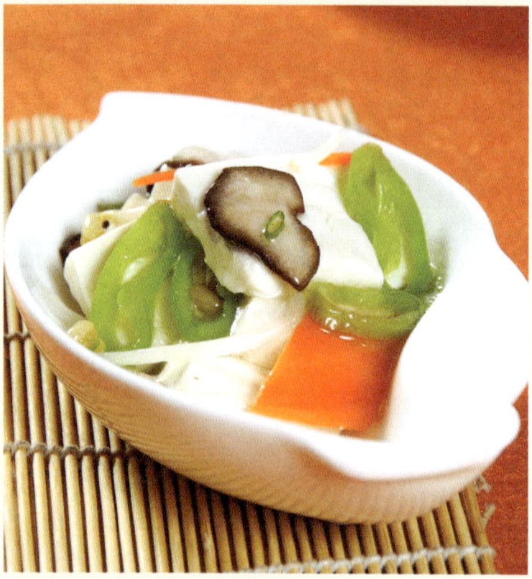

COOKING

什锦蔬菜烩豆腐*

材料

豆腐150克，豆芽菜、胡萝卜各45克，香菇25克，青椒15克。

调料

植物油、高汤、盐、葱末、胡椒粉、味精、香油、料酒、水淀粉各适量。

做法

1. 胡萝卜洗净，去皮，切片；香菇洗净，切片；青椒洗净，切成青椒圈。
2. 豆腐洗净，切块，放入高汤中，加盐，用小火炖约15分钟，捞出装盘。
3. 另起油锅，爆香葱末，再加入香菇、胡萝卜、豆芽菜、青椒翻炒几下。
4. 水淀粉、盐、胡椒粉、味精、料酒调成芡汁后浇于锅中勾芡，翻炒片刻，浇于豆腐上，淋上香油即可。

COOKING

笋尖焖豆腐*

材料

干口蘑5克，干笋尖、干虾米各10克，豆腐200克。

调料

葱花、姜末、植物油、酱油各适量。

做法

1. 先将口蘑、干笋尖、虾米等用温开水泡开，泡好后均切成小丁，虾米、口蘑汤留用。
2. 将油烧热，先煸葱花、姜末，然后将豆腐放入快速翻炒，再将切好的笋丁、口蘑丁等放入，并加入虾米、口蘑汤、酱油，再用大火快炒，炒透即可。

温馨小提示

↘此菜清热消痰，利膈爽胃，并且热能很低，产妇食之，可有助于瘦身。

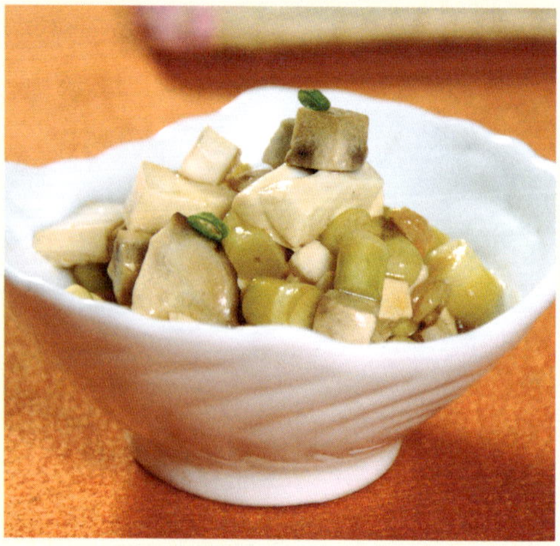

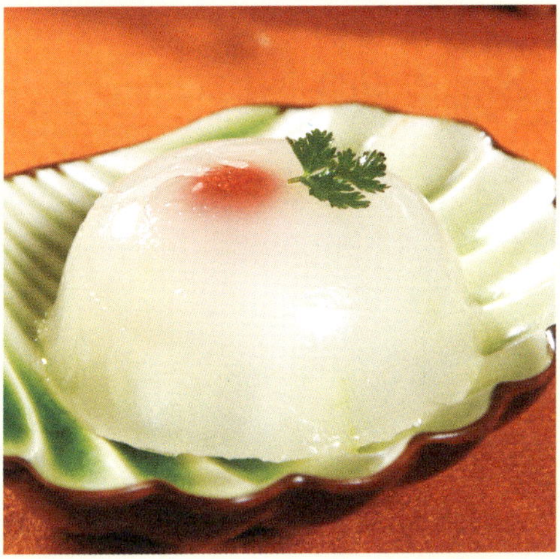

COOKING

水晶冬瓜*

材 料

冬瓜500克、鸡骨架1副、生猪皮100克、红樱桃1粒。

调 料

盐、味精、料酒、香菜叶、葱、姜、花椒各适量。

做法

1. 将冬瓜去皮，去瓤，洗净，切成小块。
2. 生猪皮刮净肥肉和杂质，入沸水锅焯一下，斩成条状；葱、姜分别洗净，用刀面拍松。
3. 锅内加清水、生猪皮、葱、姜、花椒，先用大火烧沸，再转用小火煮至猪皮软糯，捞出斩细末，放入锅中，鸡骨架、冬瓜也放入同煮半小时。
4. 捞出鸡骨架，加盐、味精、料酒调味，倒入汤碗内，待冷却后反扣在盘中，加红樱桃、香菜叶点缀即可。

COOKING

口蘑烧冬瓜*

材 料

冬瓜500克、水发口蘑100克、黄豆芽适量。

调 料

料酒、味精、盐、水淀粉、植物油、高汤各适量。

做法

1. 冬瓜洗净，去皮，去瓤，下入沸水锅焯熟，捞出用凉水浸凉，再切成块；口蘑去杂质，洗净。
2. 炒锅放油烧热，放入黄豆芽、口蘑、冬瓜块、高汤、料酒、盐、味精，大火烧沸后转为小火炖烧，烧至口蘑、冬瓜入味，用水淀粉勾芡即可。

温馨小提示

↘ 口蘑性平、味甘温，有益肠胃、化瘀理气、补肝益肾之功，与冬瓜搭配可补脾利水、降压、减肥。

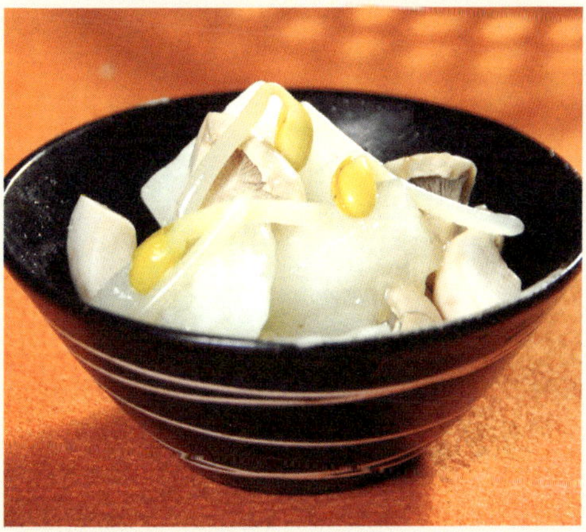

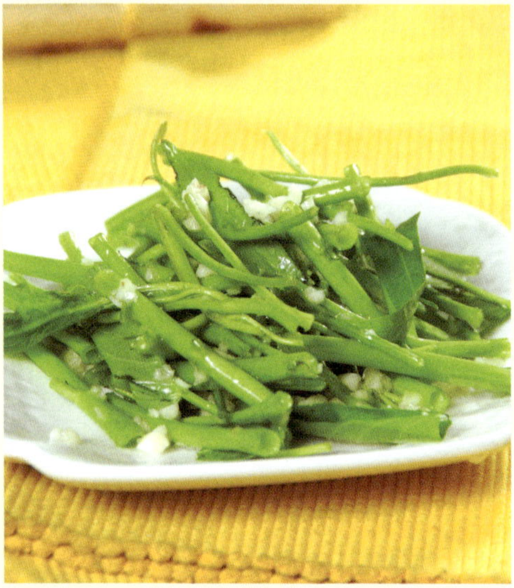

COOKING

蒜蓉空心菜*

材 料

空心菜400克。

调 料

蒜蓉、植物油、盐、味精、醋各适量。

做法

1. 将空心菜择去老叶，切去根后洗净，沥净水分，切成3厘米长的段。

2.锅加油，烧至五成热时，加一半量的蒜蓉炒出香味，加入空心菜。

3.大火炒至八成熟时，加盐、味精、醋以及另一半蒜蓉，翻拌均匀即可。

温馨小提示

↘此菜清热、凉血、解毒、利尿、消肿，味道适口，具有清热解毒、利尿减肥之功效。

COOKING

橙味酸奶*

材 料

橙子半个、低脂原味酸奶1瓶。

做法

1. 将橙子洗净，去皮，去子，剁成泥状。

2. 将酸奶倒入杯中，加入橙肉泥，搅拌均匀即可。

温馨小提示

↘水果与低脂酸奶食品，能提供人体丰富的蛋白质和维生素，并使人有饱腹感，可帮助产妇尽快消耗孕期身体蓄积的多余脂肪。

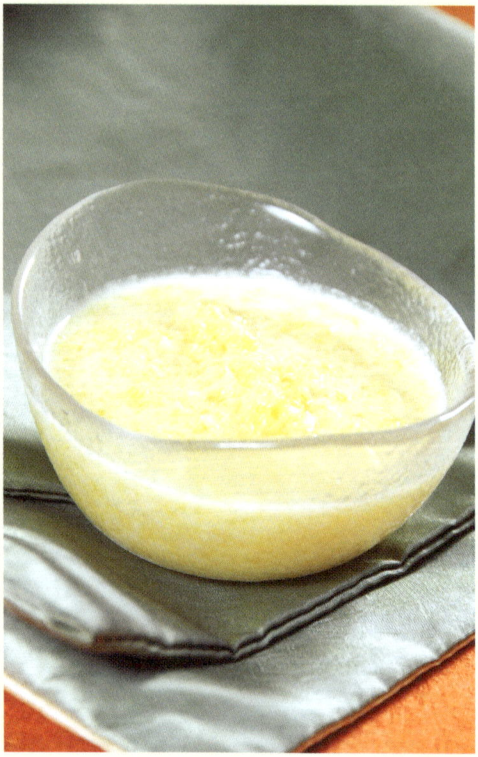

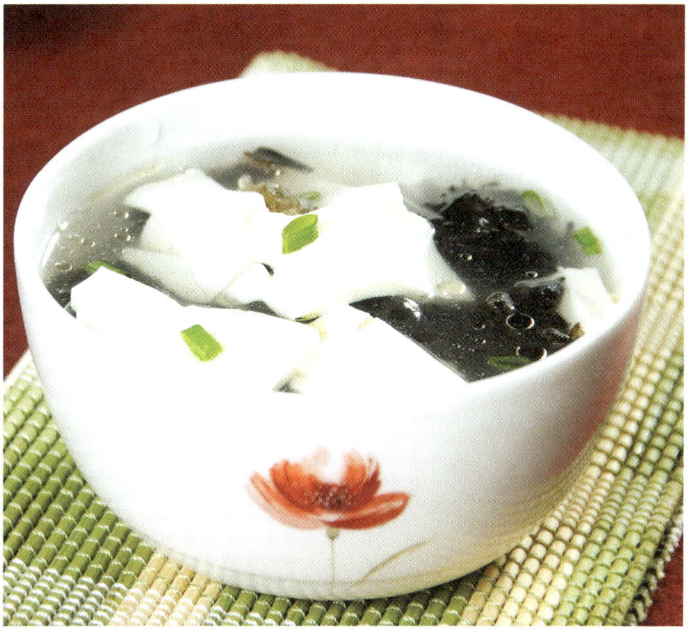

COOKING

黄芪茯苓鸡汤*

材料

鸡腿250克，黄芪、魔芋丝、茯苓、红枣各15克。

调料

盐、料酒各适量。

做法

1. 鸡腿洗净，切块，入沸水中焯烫，捞起沥干。
2. 黄芪、茯苓、红枣洗净。
3. 将上述材料加适量水熬汤，大火煮沸后转小火煮约25分钟，加料酒及盐调味，起锅前加入魔芋丝煮5分钟即可。

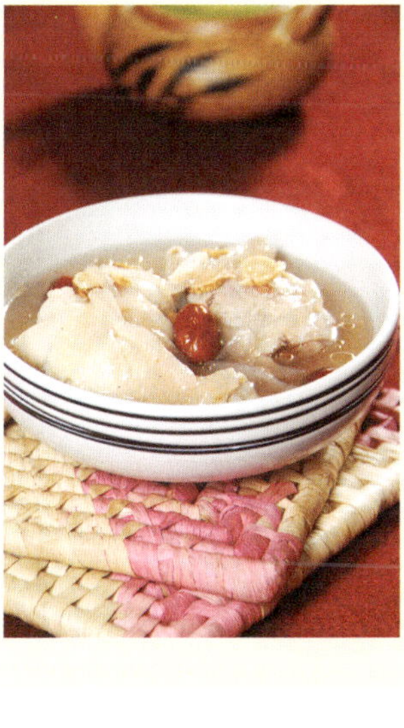

COOKING

木耳豆腐汤*

材料

豆腐200克、水发黑木耳25克。

调料

鸡汤、盐各适量。

做法

1. 水发黑木耳洗净，去杂质，撕小朵；豆腐洗净，切成片。
2. 将豆腐与黑木耳加入鸡汤、盐，同炖10分钟，即可食用。

温馨小提示

↘豆腐是高蛋白、高矿物质、低脂肪的减肥食品，丰富的蛋白质有利于增强体质和增加饱腹感；木耳滋阴润肝、养胃益肠、和血止血；黑木耳及豆腐均为健康食品，可降低胆固醇。此菜品有助产妇尽快恢复体质。

健康大讲堂 | 05

准妈妈黄金饮食法则

- 文字编撰　邱　丰
- 美术编辑　王秋成
- 插图绘制　赵　珍　郑州传易卡通
- 摄　　影　于　笑
- 菜肴制作　陈绪荣　高红利
- 协助拍摄　百年荣记饮食文化发展有限公司

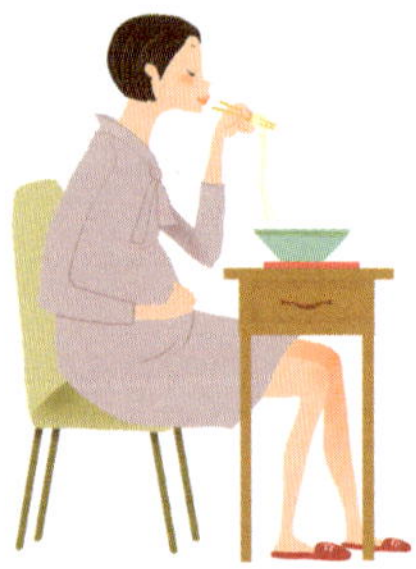